reinhardt

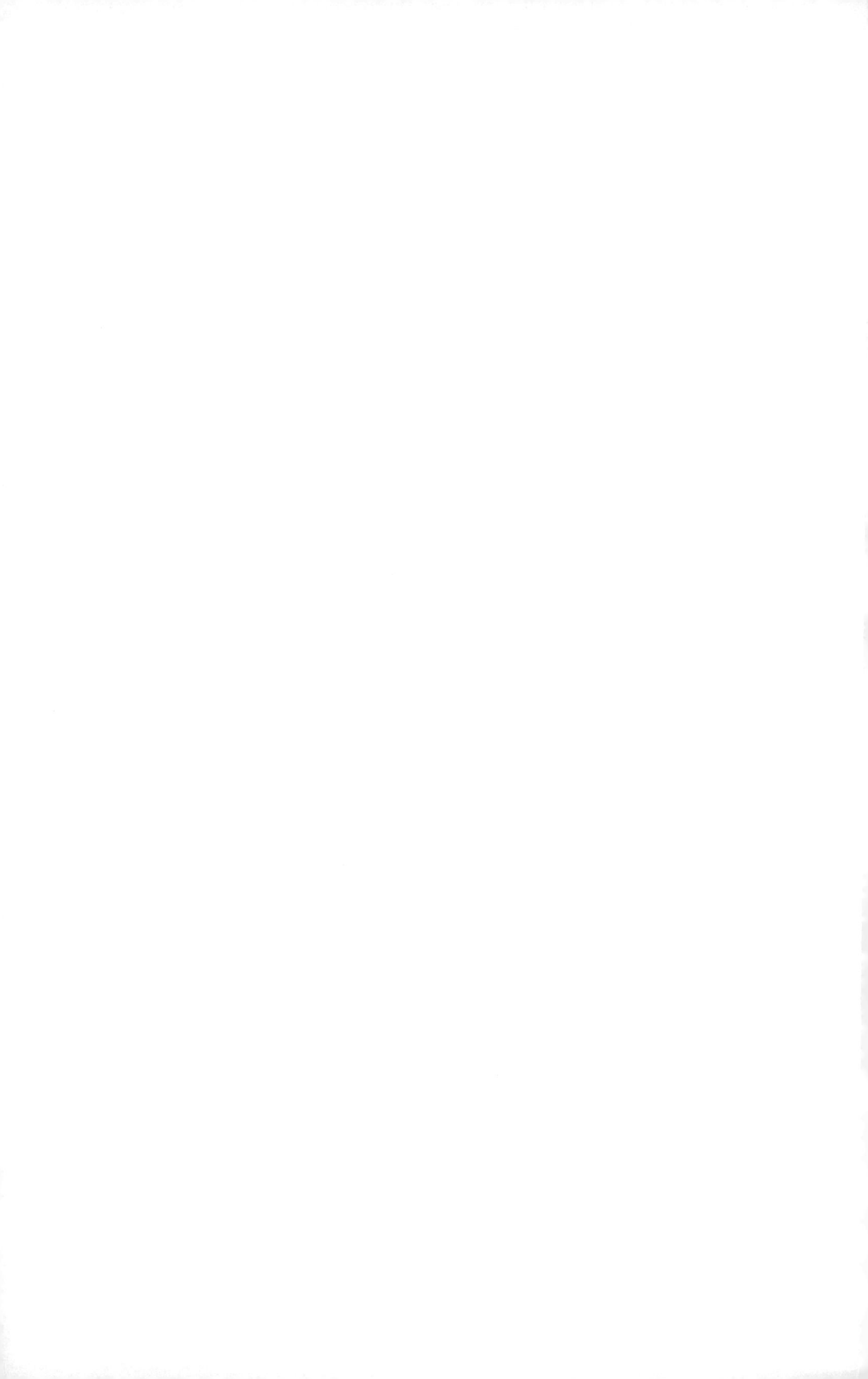

Erich Kasten

Somatopsychologie

Körperliche Ursachen psychischer Störungen von A bis Z

Mit 61 Abbildungen und 17 Tabellen

Ernst Reinhardt Verlag München Basel

Prof. Dr. *Erich Kasten*, Diplom-Psychologe, Neuropsychologe und approbierter Psychotherapeut, lehrt und forscht am Institut für Medizinische Psychologie am Universitätsklinikum Schleswig-Holstein, Lübeck.
Vom Autor außerdem im Ernst Reinhardt Verlag erhältlich: „Die irreale Welt in unserem Kopf. Halluzinationen, Visionen, Träume" (ISBN 978-3-497-01982-3); „Einführung Neuropsychologie" (ISBN 978-3-497-01862-8)); „Body-Modification. Psychologische und medizinische Aspekte von Piercing, Tattoo, Selbstverletzung und anderen Körperveränderungen" (ISBN 978-3-497-01847-5).

Bibliografische Information der Deutschen Nationalbibliothek

Die Deutsche Nationalbibliothek verzeichnet diese Publikation in der Deutschen Nationalbibliografie; detaillierte bibliografische Daten sind im Internet über <http://dnb.d-nb.de> abrufbar.
ISBN 978-3-497-02120-8

Printed in Germany
Reihenkonzeption Umschlag: Oliver Linke, Augsburg
Covermotiv: © R. Naumann/digitalstock.de
Satz: Arnold & Domnick, Leipzig
Druck und Bindung: druckhaus köthen, Köthen

Ernst Reinhardt Verlag, Kemnatenstr. 46, D-80639 München
Net: www.reinhardt-verlag.de E-Mail: info@reinhardt-verlag.de

Inhalt

Vorwort

2009 erschien der lesenswerte Thriller „Der fremde Wille“ des Autors Markus Schulte von Drach, in dem Männer zu Mördern werden, weil ein Virus ihr Gehirn so manipuliert, dass sie phasenweise jede Kontrolle über sich verlieren. Die Idee klingt wie Science-Fiction, ist aber gar nicht so weit hergeholt, denn eine Fülle von Krankheiten verändert tatsächlich unser Erleben und Verhalten bis hin zu psychischen Störungen. Während die Psychosomatik seit Jahrzehnten Lehr- und Prüfungsgebiet ist, hat sich „Somatopsychologie“ – die Sichtweise, dass körperliche Krankheiten psychische Symptome hervorrufen können – bisher kaum als eigenständiges Wissensgebiet etabliert. Das vorliegende Buch soll helfen, hier Abhilfe zu schaffen und dabei insbesondere Behandlern aus dem psychosozialen Bereich als komprimiertes Nachschlagewerk zur Verfügung stehen, um schnell prüfen zu können, welche organischen Faktoren, körperlichen Erkrankungen, Drogen und Medikamenten-Nebenwirkungen möglicherweise an der psychischen Symptomatik des Patienten beteiligt sein können.

Mein besonderer Dank gilt Prof. Dr. Peter Frensch, der mir Gelegenheit gab, im Rahmen einer Gastprofessur am Psychologischen Institut der Humboldt-Universität in Berlin, drei Semester lang Vorlesungen im Fach Somatopsychologie halten zu dürfen.

Bedanken möchte ich mich auch bei Karen Rüger für die hilfreiche Suche nach Krankheitsbildern, bei Katja Goetz für die medizinischen Korrekturen, Christiane Kasten und Jenny Ullrich für die Suche nach Tippfehlern und vor allem bei Ulrike Landersdorfer und den anderen Mitarbeiterinnen des Ernst Reinhardt Verlags, ohne die dieses Buch nicht möglich gewesen wäre.

Lübeck, im Frühjahr 2010
Prof. Dr. Erich Kasten

Einleitung

Körper (Soma) und Geist (Psyche) bilden eine biologische Einheit. Unser Denken und Verhalten beeinflusst körperliche Funktionen, und umgekehrt haben organische Dysfunktionen Einflüsse auf mentale Prozesse. Letztlich beruhen aber alle geistigen Prozesse auf einer körperlichen Basis. Es verwundert daher nicht, dass eine Fülle organischer Erkrankungen erhebliche Auswirkungen auf mentale Störungen hat. Berücksichtigung findet das somatopsychische Modell im Diagnostischen und Statistischen Manual (DSM). Auf der Achse III werden hier Krankheitsfaktoren kodiert, die psychische Störungen zur Folge haben können und von den „primären" psychischen Erkrankungen ohne organische Ätiologie differenziert werden. Die folgenden Texte sind als komprimiertes Nachschlagewerk konzipiert. Im ersten Teil werden die wichtigsten Symptome aufgeführt, deren Ursachen in körperlichen Erkrankungen oder externen Faktoren liegen. Diese Einflüsse wirken meist eher unspezifisch, sie erzeugen z. B. keine Höhenphobie, wohl aber ein unspezifisches Gefühl unruhiger Angst. Die Symptomliste folgt daher keiner gängigen Klassifikation, sondern wurde generiert nach den am häufigsten in der Somatopsychologie vorkommenden Symptomclustern. Zugeordnet werden hierbei die organischen Störungen und alle exogenen Einflüsse, die diese Symptome verursachen können. Im zweiten, lexikalisch aufgebauten Teil findet der Leser dann nähere Informationen zu jeder im ersten Teil genannten Erkrankung, zu Drogen oder Medikamenten. Psychosoziale Aspekte werden nur genannt, wenn sie zum Verständnis unabdingbar sind. Da die Therapie, der hier aufgeführten Erkrankungen, Angelegenheit des Arztes ist, werden Angaben zur Behandlung in der Regel nicht gemacht. Angaben zur Häufigkeit fehlen bewusst, da der gerade behandelte Patient durchaus auch eine seltene Erkrankung haben kann.

TEIL I:

Einteilung nach Symptomgruppen

(Die hinter den Einträgen angegebenen Stichworte beziehen sich jeweils auf eine Erläuterung im alphabetischen Teil).

1 Veränderungen des Aktivitätsniveaus

1.1 Abgeschlagenheit, eingeschränkte Belastbarkeit, Leistungsminderung

(A) Angeboren/genetisch bedingt: Fanconi-Anämie, Kretinismus, Lähmung (periodische), Leukodystrophie, Morbus Gaucher, Morbus Krabbe, Schlaflosigkeit (tödl.).
(B) Endokrin und metabolisch bedingt: Adrenal Fatigue, Blutzucker, Elektrolytentgleisungen, Hashimoto-Thyreoiditis, Histamin-Intoleranz, Hyperkalzämie, Hyperparathyreoidismus, Hyponatrinämie, Hypoparathyreoidismus, Hypothyreose, Kastration, Ketoazidose, Kretinismus, Lipidstoffwechselstörung, Menstruation, Midlife-Crisis, Morbus Niemann-Pick, Nebenniereninsuffizienz, Nebennierenkarzinom, Östrogendominanzsyndrom, Prämenstruelles Syndrom, Schilddrüsenhormone.
(C) Störungen des Gehirns: Borreliose, Enzephalitis, Enzephalopathie, Hashimoto-Enzephalopathie, Herpes-Enzephalitis, Hirnabszess, Hirnatrophie, Hirndruckzeichen, Hirnhautentzündung, Hirnorganisch bedingte psychische Störungen, Hirntumor, Hydrocephalus, Ischämie (cerebrale), Kopfschmerzen, Lewy-Body-Demenz, Marchiafava-Bignami-Krankheit, Migräne, Morbus Binswanger, Multiinfarkt-Demenz, Multiple Sklerose, Narkolepsie, Normdruck-Hydrocephalus, Panenzephalitis, Progressive Paralyse, Parkinsonismus, Pick'sche Atrophie, postenzephalitisches Syndrom, Schädel-Hirn-Trauma, Schlaganfall, Transitorisch ischämische Attacke, Wahrnehmungsstörungen.
(D) Organerkrankungen und Infektionen: Asthenopie, Dialyse-Enzephalopathie, Diarrhoe, Erkältungen, Feiung, Fybromyalgie, Fieber, Funikuläre Myelose, Grippe, Grippaler Infekt, Halswirbelsäule, Hepatitische Enzephalopathie, Hämochromatose, Herzinfarkt, Herzinsuffizienz, HIV, Immunreaktionen, Intensivstation, Juckreiz, Krebserkrankungen, Kryptokokkose, lebensbedrohliche Krankheiten, Leberfunktionsstörungen, Liquorfistel, Lungenerkrankungen, Magen-Darm-Erkrankungen, Mikroangiopathie, Morbus Crohn, Mukoviszidose, Nasennebenhöhlenentzündung, Neurodermitis, Nierenfunktionsstörungen, Periarteriitis nodosa, Perniziöse Anämie, Schwindel, Tollwut, Toxoplasmose, Trypanosomen, Tuberkulose, Urämische Enzephalopathie, Vaskulitis.

(E) Reaktiv- bzw. Sekundärfolge: Herzangst, Operationen, Psychosen, Restless-Leg-Syndrom, Schlaf-Apnoe, Schlafmangel, Schlaf (übermäßiger), Schmerzen, Sehschwäche.
(F) Drogen und Gifte: Chemikalien-Unverträglichkeit, Entzug, Kohlenmonoxidvergiftung, Lösungsmittel, Meth, Opiate, Pestizide, Polytoxikomanie, Poppers, Quecksilber, Schnüffelstoffe, Umweltschadstoffe, Vergiftung.
(G) Medikamente: Glukokortikoide, Hypnotika, Methotexat, Neuroleptika, Schilddrüsenmedikamente, Sedativa, Tranquilizer, Virustatika, Zytostatika.
(H) Ernährungsbedingt: Eisen, Folsäuremangel, Hungern, Hypervitaminose, Hypovitaminose, Knoblauch, Kohlenhydrate, Kupfer, Niacin (Pellagra), Spurenelemente, Thiaminmangel, Vitamin-B-Mangel, Zöliakie.
(I) Sonstiges: Fatigue-Syndrom, Föhn, Hochsensibilität, Höhenkrankheit, Hypersensibilität, Hypoxie, Ozon, Seekrankheit, Sick-Building-Syndrom, Smog, Strahlentherapie, Temperatur, Übertraining, Wetterschwankungen, Winkelfehlsichtigkeit.

1.2 Antriebsmangel, Interesselosigkeit, amotivationales Syndrom, Apathie, Lethargie, Verlangsamung

(A) Angeboren / genetisch bedingt: Bilirubinenzephalopathie, Galaktosämie, Gangliosidose, Intelligenzminderungen, Kretinismus.
(B) Endokrin und metabolisch bedingt: Addison-Krankheit, Adrenal Fatigue, Elektrolytentgleisungen, Hashimoto-Thyreoiditis, Hyperkalzämie, Hyponatrinämie, Hypoparathyreoidismus, Hypothyreose, Kretinismus, Nebenniereninsuffizienz, Nebennierenkarzinom, Östrogendominanzsyndrom, Prämenstruelles Syndrom, Schilddrüsenhormone.
(C) Störungen des Gehirns: Borreliose, Demenz, Dopamin, Frontalhirnschaden, Hirnatrophie, Hirnorganisch bedingte psychische Störungen, Hirntumor, HIV-Enzephalopathie, Hydrocephalus, Ischämie (cerebrale), Korsakow-Syndrom, Normdruck-Hydrocephalus, Panenzephalitis, Parkinsonismus, Pick'sche Atrophie, Schädel-Hirn-Trauma, Schlaganfall, Selbstbelohnungssystem.
(D) Organerkrankungen und Infektionen: Allergien, Anämie, Blutdruck, Fibromyalgie, Funikuläre Myelose, Hepatitische Enzephalopathie, Herzinsuffizienz, HIV, Kreislauf-Dysregulation, Leberfunktionsstörungen, Magen-Darm-Erkrankungen, Urämische Enzephalopathie.
(E) Reaktiv bzw. Sekundärfolge: Hospitalismus, Psychosen, Restless-Leg-Syndrom, Schlaf-Apnoe, Schlafmangel, Schlaf (übermäßiger), Schmerzen.
(F) Drogen und Gifte: Alkohol, Cannabis, Crack, Freebase, Kohlenmonoxidvergiftung, Kokain, Meskalin, Meth, Opiate, Pestizide, Quecksilber, Schnüffelstoffe, Umweltschadstoffe, Vergiftung.
(G) Medikamente: Benzodiazepine, Hypnotika, Methylphenidat, Neuroleptika, Sedativa, Tranquilizer.

(H) Ernährungsbedingt: Eisen, Folsäuremangel, Hypervitaminose, Spurenelemente, Vitamin-B-Mangel.
(I) Sonstiges: Fatigue-Syndrom, Ozon, Seekrankheit, Sick-Building-Syndrom.

1.3 Sozialer Rückzug

(A) Angeboren/genetisch bedingt: –
(B) Endokrin und metabolisch bedingt: Addison-Krankheit, Akromegalie, Nebenniereninsuffizienz, Nebennierenkarzinom.
(C) Störungen des Gehirns: Cluster-Kopfschmerz, Demenz, Frontalhirnschaden, Hirnatrophie, Ischämie (cerebrale), Kopfschmerzen, Lewy-Body-Demenz, Migräne, Schädel-Hirn-Trauma, Schlaganfall, Serotonin.
(D) Organerkrankungen und Infektionen: Allergien, Asthma, Erkältungen, Feiung, Fibromyalgie, Fieber, Herzinfarkt, Immunreaktionen, lebensbedrohliche Krankheiten, Nasennebenhöhlenentzündung, Tuberkulose.
(E) Reaktiv bzw. Sekundärfolge: Altersdepression, Behinderungen, Grippe, Herzangst, HIV, Hörstörungen, Husten, Juckreiz, Kataplexie, körperdysmorphe Störungen, Krebserkrankungen, Magen-Darm-Erkrankungen, Morbus Crohn, Multiple Sklerose, Neurodermitis, Schmerzen, Schmerzüberempfindlichkeit, Sehschwäche, Selbstbelohnungssystem, Somatisierungsstörung, Wahrnehmungsstörungen.
(F) Drogen und Gifte: Opiate, Vergiftung.
(G) Medikamente: –
(H) Ernährungsbedingt: –
(I) Sonstiges: Fatigue-Syndrom, Geräuschüberempfindlichkeit, Hochsensibilität, Hypersensibilität, Seekrankheit, Wetterschwankungen.

1.4 Erhöhte Kontaktbereitschaft

(A) Angeboren/genetisch bedingt: Aufmerksamkeits-Defizit-Hyperaktivitäts-Syndrom, Down-Syndrom, Williams-Beuren-Syndrom.
(B) Endokrin und metabolisch bedingt: Oxitocin, Phenylethylamin (PEA), Pubertät, Vasopressin.
(C) Störungen des Gehirns: –
(D) Organerkrankungen und Infektionen: –
(E) Reaktiv bzw. Sekundärfolge: –
(F) Drogen und Gifte: Absinth, Alkohol, Amphetamin, Crack, Freebase, Frenzy, Liquid Ecstasy, Meth.
(G) Medikamente: Stimulanzien, Tranquilizer.
(H) Ernährungsbedingt: –
(I) Sonstiges: –

1.5 Aktivierungserhöhung, Wachheitssteigerung

(A) Angeboren/genetisch bedingt: Aufmerksamkeits-Defizit-Hyperaktivitäts-Syndrom.

(B) Endokrin und metabolisch bedingt: Adrenalin, Azetylcholin, Neurotransmitter, Östrogene, Phenylethylamin (PEA), Hyperthyreose, Noradrenalin, Schilddrüsenadenom, Schilddrüsenhormone.

(C) Störungen des Gehirns: –

(D) Organerkrankungen und Infektionen: –

(E) Reaktiv bzw. Sekundärfolge: Angststörungen.

(F) Drogen und Gifte: Amphetamin, Crack, Ecstasy, Energizer, Freebase, Frenzy, Kaffee, Kokain, Liquid Ecstasy, Meth, Nikotin, Vergiftung.

(G) Medikamente: Antidementiva, Antidepressiva, Azetylcholinesterasehemmer, Bronchodilatatoren, Ephedrin, Methylphenidat, Parasympathikomimetika, Psychoanaleptika, Schilddrüsenmedikamente, SSRI, Stimulanzien, Sympathomimetika, Theophylin.

(H) Ernährungsbedingt: Lakritze.

(I) Sonstiges: Hochsensibilität, Sport.

2 Emotionale Veränderungen

2.1 Stimmungslabilität

(A) Angeboren/genetisch bedingt: Chorea Huntington, Riley-Syndrom.
(B) Endokrin und metabolisch bedingt: Baby Blues, Basedow, Cushing-Syndrom, Hashimoto-Thyreoiditis, Hyperkalzämie, Hyperparathyreoidismus, Hyperthyreose, Kontrazeptiva, Menstruation, Midlife-Crisis, Östrogendominanzsyndrom, Ovarektomie, Prämenstruelles Syndrom, Pubertät, Schilddrüsenadenom, Schilddrüsenhormone.
(C) Störungen des Gehirns: Creutzfeldt-Jakob, Demenz, Dopamin, Enzephalopathie, Frontalhirnschaden, Hirnorganisch bedingte psychische Störungen, Hirnorganisches Psychosyndrom, HIV-Enzephalopathie, Kopfschmerzen, Korsakow-Syndrom, kortikobasale Degeneration, Morbus Binswanger, Multiple Sklerose, Panenzephalitis, Pick'sche Atrophie, Schädel-Hirn-Trauma, Schlaganfall, Serotonin, Tourette-Syndrom.
(D) Organerkrankungen und Infektionen: Amyotrophe Lateralsklerose, Appetitmangel, Arteriosklerotische Demenz, Dialyse-Enzephalopathie, Fibromyalgie, Hepatitische Enzephalopathie, lebensbedrohliche Krankheiten, Urämische Enzephalopathie.
(E) Reaktiv bzw. Sekundärfolge: HIV, Hospitalismus, Husten, Krebserkrankungen, Schlafmangel, Schmerzen, Schmerzüberempfindlichkeit.
(F) Drogen und Gifte: Alkoholentzug, Alkoholismus, Cannabis, Chemikalien-Unverträglichkeit, drogeninduzierte Psychose, Entzug, Freebase, Kokain, Meth, Nikotin, Psychotischer Drogenverlauf, Quecksilber, Umweltschadstoffe, Vergiftung.
(G) Medikamente: Amantadin, Antidepressiva-Absetzung, Antikonvulsiva, Anti-Parkinsonmittel, Cannabinoid-Rezeptorantagonisten, Glukokortikoide, L-Dopa, Psychoanaleptika, Schilddrüsenmedikamente.
(H) Ernährungsbedingt: Zöliakie.
(I) Sonstiges: Föhn, Smog, Wetterschwankungen.

2.2 Aggressionen, Reizbarkeit, Agitiertheit

(A) Angeboren/genetisch bedingt: Aufmerksamkeits-Defizit-Hyperaktivitäts-Syndrom, Chorea Huntington.
(B) Endokrin und metabolisch bedingt: Addison-Krankheit, Anabolika, Basedow, Hashimoto-Thyreoiditis, Hyperkalzämie, Hypernatriämie, Hyperthyreose, Menstruation, Neurotransmitter, Östrogendominanzsyndrom, Prämenstruelles Syndrom, Pubertät, Schilddrüsenadenom, Schilddrüsenhormone, Schwangerschaft, Testosteron, Wechseljahre.

(C) Störungen des Gehirns: Alzheimer Demenz, Creutzfeldt-Jakob, Frontalhirnschaden, Hirnorganisch bedingte psychische Störungen, Hirnorganisches Psychosyndrom, Hirntumor, Kopfschmerzen, Morbus Binswanger, Normdruck-Hydrocephalus, Panenzephalitis, Pick'sche Atrophie, postenzephalitisches Syndrom, Schädel-Hirn-Trauma, Schlaganfall, Serotonin.

(D) Organerkrankungen und Infektionen: Fibromyalgie, Hämochromatose, Juckreiz, Neurodermitis, Tollwut.

(E) Reaktiv bzw. Sekundärfolge: Hörstörungen, Hungern, Husten, Krebserkrankungen, Psychosen, Schlaf-Apnoe, Schlafmangel, Schmerzen, Wahrnehmungsstörungen.

(F) Drogen und Gifte: Absinth, Abstinenz-Syndrom, Alkohol, Alkoholentzug, Chemikalien-Unverträglichkeit, drogeninduzierte Psychose, Energizer, Engelstrompete, Entzug, Kokain, Liquid Ecstasy, Nikotin, Parasympatholytica, Phenyl-Cyclidin-Piperidin (PCP), psychotischer Drogenverlauf, Quecksilber, Umweltschadstoffe, Vergiftung.

(G) Medikamente: Antidepressiva, Antikonvulsiva, Anti-Parkinsonmittel, Azetylcholinesterasehemmer, Benzodiazepin-Entzug, Bronchodilatatoren, Glutamatrezeptorantagonisten, L-Dopa, Medikamentenabhängigkeit, Narkotika, Parasympatholytica, Psychoanaleptika, Schilddrüsenmedikamente, SSRI, Stimulanzien, Sympathomimetika, Theophylin, Thyreotoxikose.

(H) Ernährungsbedingt: Appetitmangel, Dehydration, Folsäuremangel, Kohlenhydrate, Thiaminmangel.

(I) Sonstiges: Geräuschüberempfindlichkeit, Postkardiotomie-Psychose, Schmerzunempfindlichkeit, Temperatur, Wetterschwankungen.

2.3 Angst, Erregung, Nervosität, Unruhe/Ruhelosigkeit, Panik

(A) Angeboren/genetisch bedingt: Aufmerksamkeits-Defizit-Hyperaktivitäts-Syndrom, Chorea Huntington.

(B) Endokrin und metabolisch bedingt: Adrenalin, Basedow, Cortisol, Cushing-Syndrom, Elektrolytentgleisungen, Hashimoto-Thyreoiditis, Hyperkalzämie, Hyperparathyreoidismus, Hyperthyreose, Hyponatrinämie, Intrauterinpessar, Kontrazeptiva, Menstruation, Nebennierenadenom, Nebennierenkarzinom, Neurotransmitter, Noradrenalin, Östrogendominanzsyndrom, Phäochromozytom, Prämenstruelles Syndrom, Progesteron, Schilddrüsenadenom, Schilddrüsenhormone, Vasopressin, Wechseljahre.

(C) Störungen des Gehirns: Alzheimer Demenz, Amygdala, Cluster-Kopfschmerz, Demenz, Hirnorganisches Psychosyndrom, Migräne, Narkolepsie, Restless-Leg-Syndrom.

(D) Organerkrankungen und Infektionen: AIDS, Allergien, Amyotrophe Lateralsklerose, Anämie, anaphylakt. Schock, Angina pectoris, Asthma, Blutdruck, Blutzucker, Herzinfarkt, Herzinsuffizienz, Intensivstation,

Kreislauf-Dysregulation, lebensbedrohliche Krankheiten, Lungenembolie, Lungenerkrankungen, Magen-Darm-Erkrankungen, Mukoviszidose, Neurodermitis, Periarteriitis nodosa, Schwindel, Sepsis, Tollwut, Urämische Enzephalopathie, Vorhofflimmern, Wolff-Parkinson-White-Syndrom.

(E) Reaktiv bzw. Sekundärfolge: Altersdepression, Angststörungen, Behinderungen, Epilepsie, Herzangst, Herzrasen, Herzrhythmusstörungen, Hörstörungen, Hospitalismus, Kataplexie, körperdysmorphe Störungen, Krebserkrankungen, Locked-In-Syndrom, Psychosen, Schmerzen, Schmerzüberempfindlichkeit, Strahlentherapie, Vertebralis-Basiliarinsuffizienz, Wahrnehmungsstörungen.

(F) Drogen und Gifte: Absinth, Abstinenz-Syndrom, Ätherische Öle, Alkoholentzug, Alkoholpsychose, Amphetamin, Cannabis, China-Restaurant-Syndrom, Crack, DOM, drogeninduzierte Psychose, Ecstasy, Energizer, Entzug, Freebase, Frenzy, Horror-Trip, Kaffee, Kokain, Kohlendioxydvergiftung, Kohlenmonoxidvergiftung, Kokain, Liquid Ecstasy, Meskalin, Meth, Nikotin, Pestizide, Phenyl-Cyclidin-Piperidin (PCP), Psilocybin, Psychotischer Drogenverlauf, Quecksilber, Salvia divinorum, Umweltschadstoffe, Vergiftung.

(G) Medikamente: Amantadin, Anticholinergika, Antidementiva, Antidepressiva, Antidepressiva-Absetzung, Antiemetika, Anti-Parkinsonmittel, Azetylcholinesterasehemmer, Benzodiazepin-Entzug, Bronchodilatatoren, Cannabinoid-Rezeptorantagonisten, Cholinergika, Dopaminergika, Ephedrin, Magen-Darm-Medikamente, MAO-Hemmer, Medikamentenabhängigkeit, Methylphenidat, Parasympathikomimetika, Psychoanaleptika, Raucherentwöhnungsmittel, Schilddrüsenmedikamente, Sedativa, Stimulanzien, Sympathomimetika, Theophylin, Thyreotoxikose, Viagra, Wahrnehmungsstörungen, Wehenhemmer.

(H) Ernährungsbedingt: Eisen, Folsäuremangel, Lakritze.

(I) Sonstiges: Geräuschüberempfindlichkeit, Hochsensibilität, Hypersensibilität, Hyperventilationssyndrom, Hypoxie, Isolation (soziale), Lichtscheu, Operationen, Schock, Urbach-Wiethe-Syndrom, Wetterschwankungen, Zittern.

2.4 Depression, Verzweiflung, Melancholie

(A) Angeboren/genetisch bedingt: Chorea Huntington.

(B) Endokrin und metabolisch bedingt: Addison-Krankheit, Adrenal Fatigue, Akromegalie, Baby Blues, Basedow, Blutzucker, Cortisol, Cushing-Syndrom, Hashimoto-Thyreoiditis, Hepatozerebrale Degeneration, Hyperkalzämie, Hyperparathyreoidismus, Hyperthyreose, Intrauterinpessar, Kastration, Melatonin, Menstruation, Midlife-Crisis, Nebenniereninsuffizienz, Nebennierenkarzinom, Neurotransmitter, Noradrenalin, Östrogendominanzsyndrom, Ovarektomie, Parathormon, Porphyrie,

Prämenstruelles Syndrom, Progesteron, Pubertät, Schilddrüsenadenom, Schwangerschaft, Wechseljahre, Wochenbettdepression.

(C) Störungen des Gehirns: Alzheimer Demenz, Arteriosklerotische Demenz, Body Integrity Identity Disorder, Cluster-Kopfschmerz, Creutzfeldt-Jakob, Demenz, Dopamin, Frontalhirnschaden, Hashimoto-Enzephalopathie, Hirnorganisch bedingte psychische Störungen, Ischämie (cerebrale), kortikobasale Degeneration, Lewy-Body-Demenz, Morbus Binswanger, Panenzephalitis, Serotonin.

(D) Organerkrankungen u. Infektionen: Asthenopie, Angina Pectoris, Appetitmangel, Gebärmutterentfernung, Immunreaktionen, Intensivstation, lebensbedrohliche Krankheiten, Lupus erythematodes, Nasennebenhöhlenentzündung, Neurodermitis, Tollwut, Vorhofflimmern.

(E) Reaktiv bzw. Sekundärfolge: AIDS, Allergien, Altersdepression, Amyotrophe Lateralsklerose, Asthma, Behinderungen, Epilepsie, Dialyse-Enzephalopathie, Erkältungen, Fibromyalgie, Funikuläre Myelose, Halswirbelsäule, Herzinfarkt, Herzinsuffizienz, Hirntumor, HIV, Hörstörungen, Hospitalismus, Hungern, Husten, Hypersensibilität, Impotenz, Isolation (soziale), Juckreiz, körperdysmorphe Störungen, Krebserkrankungen, lebensbedrohliche Krankheiten, Locked-In-Syndrom, Mukoviszidose, Multiple Sklerose, Narkolepsie, Neurodermitis, Parkinsonismus, postenzephalitisches Syndrom, Psychosen, Restless-Leg-Syndrom, Schädel-Hirn-Trauma, Schlaganfall, Schmerzen, Schmerzüberempfindlichkeit, Sehschwäche, Strahlentherapie, Tourette-Syndrom, Transidentität, Wahrnehmungsstörungen.

(F) Drogen und Gifte: Absinth, Alkohol, Amphetamin, Chemikalienunverträglichkeit, drogeninduzierte Psychose, Ecstasy, Entzug, Freebase, Horror-Trip, Kokain, Meth, Pestizide, Psilocybin, Psychotischer Drogenverlauf, Quecksilber, Umweltschadstoffe, Vergiftung.

(G) Medikamente: Alpha-2-Rezeptoragonisten, Antiandrogene, Antidepressiva-Absetzung, Antikonvulsiva, Anti-Parkinsonmittel, Cannabinoid-Rezeptorantagonisten, Cortisol, Glukokortikoide, L-Dopa, MAO-Hemmer, Neuroleptika, Reserpin, Schilddrüsenmedikamente, Sympathomimetika, Zytostatika.

(H) Ernährungsbedingt: Folsäuremangel, Kohlenhydrat, Niacin (Pellagra), Kupfer.

(I) Sonstiges: Fatigue-Syndrom, Seekrankheit, Sick-Building-Syndrom, Übertraining, Wetterschwankungen.

2.5 Euphorie, Stimmungsaufhellung

(A) Angeboren / genetisch bedingt: Down-Syndrom.

(B) Endokrin und metabolisch bedingt: Anabolika, Androgene, Neurotransmitter, Phenylethylamin (PEA), Schwangerschaft, Vasopressin.

(C) Störungen des Gehirns: Frontalhirnschaden, Hirntumor, Klüver-Bucy-Syndrom, Serotonin.
(D) Organerkrankungen und Infektionen: –
(E) Reaktiv bzw. Sekundärfolge: –
(F) Drogen und Gifte: Absinth, Alkohol, Amphetamin, Cannabis, Crack, Ecstasy, Energizer, Freebase, Frenzy, Kaffee, Kokain, Liquid Ecstasy, Lösungsmittel, Nikotin, Opiate, Psychotischer Drogenverlauf, Schnüffelstoffe, Vergiftung.
(G) Medikamente: Anabolika, Analgetika, Androgene, Antidepressiva, Anti-Parkinsonmittel, Cortisol, Ephedrin, Glukokortikoide, Hustenmedikamente, Johanniskraut, Lachgas, L-Dopa, Lithium, Meth, Narkotika, Opioid-Agonisten, SSRI, Stimulanzien, Tranquilizer.
(H) Ernährungsbedingt: Hungern, Kohlenhydrate.
(I) Sonstiges: Hypoxie, Sport, Sterbe-Erlebnisse, Temperatur.

2.6 Distanzlosigkeit, Enthemmung, Manie

(A) Angeboren/genetisch bedingt: Aufmerksamkeits-Defizit-Hyperaktivitäts-Syndrom, Williams-Beuren-Syndrom.
(B) Endokrin und metabolisch bedingt: –
(C) Störungen des Gehirns: Demenz, Frontalhirnschaden, Hirnorganisch bedingte psychische Störungen, Klüver-Bucy-Syndrom, Pick'sche Atrophie, Schädel-Hirn-Trauma, Schlaganfall, Tourette-Syndrom, Transitorisch ischämische Attacke.
(D) Organerkrankungen und Infektionen: –
(E) Reaktiv bzw. Sekundärfolge: Deprivation, Hospitalismus.
(F) Drogen und Gifte: Alkohol, Alkoholismus, Crack, Ecstasy, Kokain, Liquid Ecstasy, Poppers, Schnüffelstoffe.
(G) Medikamente: Stimulanzien, Tranquilizer.
(H) Ernährungsbedingt: –
(I) Sonstiges: –

3 Neuropsychologisches Defizit

3.1 Neuropsychologische Störungen

(A) Angeboren/genetisch bedingt: CADASIL, Chorea Huntington, Fanconi-Anämie, Gerstmann-Sträussler-Scheinker-Syndrom, Hepatozerebrale Degeneration, Homozystinurie, Intelligenzminderungen, Leukodystrophie, MELAS-Syndrom, Schlaflosigkeit (tödliche).

(B) Endokrin und metabolisch bedingt: Blutzucker, Elektrolytentgleisungen, Hashimoto-Thyreoiditis, Hyperkalzämie, Hypernatrinämie, Hyperparathyreoidismus, Hyponatrinämie, Hypoparathyreoidismus, Ketoazidose, Leukodystrophie, Lipidstoffwechselstörung, Morbus Niemann-Pick, Neurotransmitter, Östrogene, Östrogendominanzsyndrom, Porphyrie, Prämenstruelles Syndrom.

(C) Störungen des Gehirns: Akinetischer Mutismus, Alzheimer Demenz, Apallisches Syndrom, Arteriosklerotische Demenz, Borreliose, Cerebrovaskuläre Erkrankungen, Cluster-Kopfschmerz, Contusio cerebri, Creutzfeldt-Jakob, Demenz, Enzephalitis, Enzephalopathie, Frontalhirnschaden, Hashimoto-Enzephalopathie, Herpes-Enzephalitis, Hirnabszess, Hirnatrophie, Hirndruckzeichen, Hirnorganisch bedingte psychische Störungen, Hirnorganisches Psychosyndrom, Hirntumor, HIV-Enzephalopathie, Hydrocephalus, Hypertensive Enzephalopathie, Ischämie (cerebrale), Koma, Kopfschmerzen, Korsakow-Syndrom, kortikobasale Degeneration, Lewy-Body-Demenz, Marchiafava-Bignami-Krankheit, Migräne, Mikrozephalus, Morbus Binswanger, Multiinfarkt-Demenz, Multiple Sklerose, Normdruck-Hydrocephalus, Panenzephalitis, Progres++ophie, postenzephalitisches Syndrom, Schädel-Hirn-Trauma, Schlaganfall, Transitorisch ischämische Attacke, Wernicke-Enzephalopathie.

(D) Organerkrankungen und Infektionen: AIDS, Anämie, Blutdruck, Dialyse-Enzephalopathie, Diarrhoe, Erkältungen, Feiung, Fieber, Funikuläre Myelose, Grippe, Hepatitische Enzephalopathie, Herzinfarkt, Herzinsuffizienz, HIV, Immunreaktionen, Intensivstation, Juckreiz, Krebserkrankungen, Kreislauf-Dysregulation, Kryptokokkose, lebensbedrohliche Krankheiten, Leberfunktionsstörungen, Liquorfistel, Lungenerkrankungen, Magen-Darm-Erkrankungen, Mikroangiopathie, Morbus Crohn, Nasennebenhöhlenentzündung, Neurodermitis, Nierenfunktionsstörungen, Ohnmacht, Periarteriitis nodosa, Perniziöse Anämie, Sepsis, Toxoplasmose, Tuberkulose, Urämische Enzephalopathie, Vaskulitis.

(E) Reaktiv bzw. Sekundärfolge: Angststörungen, Operationen, Psychosen, Restless-Leg-Syndrom, Schlaf-Apnoe, Schlafmangel, Schmerzen, Schmerzüberempfindlichkeit.

(F) Drogen und Gifte: Alkohol, Alkoholentzug, Alkoholismus, Blei-Intoxikation, Cannabis, Chemikalien-Unverträglichkeit, China-Restaurant-

Syndrom, drogeninduzierte Psychose, Engelstrompete, Entzug, Fliegenpilz, Heroin, Kohlenmonoxidvergiftung, Lösungsmittel, Löten, Meth, Methylalkohol, Pestizide, Phenyl-Cyclidin-Piperidin (PCP), Poppers, Psychotischer Drogenverlauf, Quecksilber, Schnüffelstoffe, Umweltschadstoffe, Vergiftung.

(G) Medikamente: Alpha-2-Rezeptoragonisten, Anticholinergika, Antikonvulsiva, Benzodiazepine, Cortisol, Hypnotika, Methotexat, Narkotika, Neuroleptika, Sedativa, Tranquilizer, Zytostatika.

(H) Ernährungsbedingt: Appetitmangel, Dehydration, Eisen, Folsäuremangel, Hungern, Hypervitaminose, Hypovitaminose, Thiaminmangel, Vitamin-B-Mangel.

(I) Sonstiges: Höhenkrankheit, Hyperventilationssyndrom, Hypoxie, Operationen, Postkardiotomie-Psychose, Sick-Building-Syndrom, Schock, Strahlentherapie, Temperatur, Wetterschwankungen.

3.2 Aufmerksamkeits-, Konzentrations-, Vigilanzstörungen

(A) Angeboren/genetisch bedingt: Aufmerksamkeits-Defizit-Hyperaktivitäts-Syndrom, Chorea Huntington, Fanconi-Anämie, Gangliosidose, Gerstmann-Sträussler-Scheinker-Syndrom, Intelligenzminderungen, Leukodystrophie, Schlaflosigkeit (tödliche).

(B) Endokrin und metabolisch bedingt: Addison-Krise, Adrenal Fatigue, Azetylcholin, Blutzucker, Elektrolytentgleisungen, Hashimoto-Thyreoiditis, Histamin-Intoleranz, Hyperkalzämie, Hypernatrinämie, Hyperparathyreoidismus, Hyponatrinämie, Hypothyreose, Ketoazidose, Lipidstoffwechselstörung, Midlife-Crisis, Neurotransmitter, Prämenstruelles Syndrom, Schilddrüsenhormone.

(C) Störungen des Gehirns: Alzheimer Demenz, Apallisches Syndrom, Arteriosklerotische Demenz, Borreliose, Cluster-Kopfschmerz, Contusio cerebri, Creutzfeldt-Jakob, Demenz, Enzephalitis, Enzephalopathie, Frontalhirnschaden, Hashimoto-Enzephalopathie, Herpes-Enzephalitis, Hirnabszess, Hirnatrophie, Hirndruckzeichen, Hirnorganisch bedingte psychische Störungen, Hirnorganisches Psychosyndrom, Hirntumor, HIV-Enzephalopathie, Hydrocephalus, Hypertensive Enzephalopathie, Ischämie (cerebrale), Koma, Kopfschmerzen, kortikobasale Degeneration, Lewy-Body-Demenz, Migräne, Morbus Binswanger, Multiinfarkt-Demenz, Multiple Sklerose, Narkolepsie, Normdruck-Hydrocephalus, Panenzephalitis, Progressive Paralyse, Pick'sche Atrophie, Schädel-Hirn-Trauma, Schlaganfall, Transitorisch ischämische Attacke, Wahrnehmungsstörungen, Wernicke-Enzephalopathie.

(D) Organerkrankungen und Infektionen: Asthenopie, Allergien, Anämie, Blutdruck, Dialyse-Enzephalopathie, Diarrhoe, Erkältungen, Feiung, Fibromyalgie, Funikuläre Myelose, Grippe, Grippaler Infekt, Halswirbelsäule, Hepatitische Enzephalopathie, Herzinfarkt, Herzinsuffizienz, HIV, Immunreaktionen, Intensivstation, Juckreiz, Krebserkrankungen, Kryptokokkose, lebensbedrohliche Krankheiten, Leberfunktionsstörungen, Lungenerkrankungen, Magen-Darm-Erkrankungen, Mikroangiopathie, Morbus Crohn, Nasennebenhöhlenentzündung, Nierenfunktionsstörungen, Ohnmacht, Postkardiotomie-Psychose, Sepsis, Toxoplasmose, Urämische Enzephalopathie, Vaskulitis.

(E) Reaktiv bzw. Sekundärfolge: Angststörungen, KISS-Syndrom, Neurodermitis, Operationen, Psychosen, Restless-Leg-Syndrom, Schlaf-Apnoe, Schlafmangel, Schmerzen, Schmerzüberempfindlichkeit.

(F) Drogen und Gifte: Alkoholismus, Blei-Intoxikation, Cannabis, Chemikalien-Unverträglichkeit, China-Restaurant-Syndrom, drogeninduzierte Psychose, Kohlenmonoxidvergiftung, Lösungsmittel, Meth, Methylalkohol, Pestizide, Phenyl-Cyclidin-Piperidin (PCP), Psychotischer Drogenverlauf, Quecksilber, Schnüffelstoffe, Umweltschadstoffe, Vergiftung.

(G) Medikamente: Analgetika, Anticholinergika, Antikonvulsiva, Benzodiazepine, Hypnotika, Methadon, Methotexat, Narkotika, Neuroleptika, Raucherentwöhnungsmittel, Sedativa, Tranquilizer, Virustatika, Zytostatika.

(H) Ernährungsbedingt: Appetitmangel, Dehydration, Eisen, Folsäuremangel, Hungern, Hypervitaminose, Hypovitaminose, Knoblauch, Kohlenhydrat, Kupfer, Thiaminmangel, Vitamin-B-Mangel, Zöliakie.

(I) Sonstiges: Föhn, Höhenkrankheit, Hypersensibilität, Hypoxie, Ozon, Schock, Sick-Building-Syndrom, Smog, Strahlentherapie, Temperatur, Wetterschwankungen, Winkelfehlsichtigkeit.

3.3 Gedächtnisstörungen, Lernstörungen

(A) Angeboren/genetisch bedingt: Aufmerksamkeits-Defizit-Hyperaktivitäts-Syndrom, Chorea Huntington, Gerstmann-Sträussler-Scheinker-Syndrom, Schlaflosigkeit (tödliche).

(B) Endokrin und metabolisch bedingt: Addison-Krankheit, Azetylcholin, Blutzucker, Hashimoto-Thyreoiditis, Hyperkalzämie, Hypothyreose, Ketoazidose, Morbus Niemann-Pick, Östrogene, Schilddrüsenhormone.

(C) Störungen des Gehirns: Alzheimer Demenz, Arteriosklerotische Demenz, Cerebrovaskuläre Erkrankungen, Cluster-Kopfschmerz, Contusio cerebri, Creutzfeldt-Jakob, Demenz, Enzephalitis, Enzephalopathie, Hippocampus-Schädigung, Hirnatrophie, Hirndruckzeichen, Hirnorganisches Psychosyndrom, Hirnstamm-Insult, Hirntumor, HIV-Enzephalopathie, Hydrocephalus, Hypertensive Enzephalopathie, Ischämie (cerebrale), Koma, Kopfschmerzen, Korsakow-Syndrom, kortikobasale Degeneration, Lewy-Body-Demenz, Mamillarkörper, Migräne, Morbus Binswanger, Multiinfarkt-Demenz, Normdruck-Hydrocephalus, Progressive Paralyse,

Pick'sche Atrophie, postenzephalitisches Syndrom, Schädel-Hirn-Trauma, Schlaganfall, Transitorisch ischämische Attacke, Wahrnehmungsstörungen, Wernicke-Enzephalopathie.

(D) Organerkrankungen und Infektionen: AIDS, Blutdruck, Dialyse-Enzephalopathie, Diarrhoe, Funikuläre Myelose, Hepatitische Enzephalopathie, Herzinfarkt, Herzinsuffizienz, HIV, Intensivstation, lebensbedrohliche Krankheiten, Leberfunktionsstörungen, Lungenerkrankungen, Mikroangiopathie, Urämische Enzephalopathie.

(E) Reaktiv bzw. Sekundärfolge: Psychosen, Schlafmangel, Selbstbelohnungssystem.

(F) Drogen und Gifte: Abstinenz-Syndrom, Alkohol, Alkoholismus, Blackout, Blei-Intoxikation, Engelstrompete, Entzug, Ketamin, Kohlenmonoxidvergiftung, Lösungsmittel, Meth, Pestizide, Quecksilber, Schnüffelstoffe, Scopolamin, Umweltschadstoffe, Vergiftung.

(G) Medikamente: Amantadin, Anticholinergika, Anti-Parkinsonmittel, Benzodiazepine, K.O.-Tropfen, Methotexat, Sedativa, Tranquilizer.

(H) Ernährungsbedingt: Appetitmangel, Dehydration, Hungern, Thiaminmangel, Vitamin-B-Mangel.

(I) Sonstiges: Postkardiotomie-Psychose, Schlaf-Apnoe, Traveler's Amnesia.

3.4 Sprach- und Sprechstörungen

(A) Angeboren/genetisch bedingt: Chorea Huntington, Galaktosämie, Gangliosidose, Gerstmann-Sträussler-Scheinker-Syndrom, Hepatozerebrale Degeneration, Histidinämie, Intelligenzminderungen, Katzenschrei-Syndrom, Leukodystrophie, Riley-Syndrom.

(B) Endokrin und metabolisch bedingt: Blutzucker, Hypothyreose, Ketoazidose, Morbus Niemann-Pick, Pick'sche Atrophie.

(C) Störungen des Gehirns: Akinetischer Mutismus, Alzheimer Demenz, Apallisches Syndrom, Arteriosklerotische Demenz, Cerebrovaskuläre Erkrankungen, Contusio cerebri, Demenz, Frontalhirnschaden, Hashimoto-Enzephalopathie, Herpes-Enzephalitis, Hirnatrophie, Hirndruckzeichen, Ischämie (cerebrale), Koma, Migräne, Multiinfarkt-Demenz, Multiple Sklerose, Multisystematrophie, Panenzephalitis, Schädel-Hirn-Trauma, Schlaganfall, Transitorisch ischämische Attacke.

(D) Organerkrankungen und Infektionen: AIDS, Amyotrophe Lateralsklerose, Dialyse-Enzephalopathie, Fibromyalgie, Hepatitische Enzephalopathie, Intensivstation, Urämische Enzephalopathie.

(E) Reaktiv bzw. Sekundärfolge: –

(F) Drogen u. Gifte: Alkohol, Lösungsmittel, Pestizide, Schnüffelstoffe, Vergiftung.

(G) Medikamente: Antikonvulsiva.

(H) Ernährungsbedingt: Botulismus, Vitamin-B-Mangel.
(I) Sonstiges: Hypersensibilität, Postkardiotomie-Psychose.

3.5 Orientierungsstörungen, Desorientiertheit

(A) Angeboren / genetisch bedingt: Hepatozerebrale Degeneration.
(B) Endokrin und metabolisch bedingt: Hypernatrinämie, Ketoazidose.
(C) Störungen des Gehirns: Alzheimer Demenz, Arteriosklerotische Demenz, Demenz, Hirnorganisches Psychosyndrom, Ischämie (cerebrale), Koma, Korsakow-Syndrom, kortikobasale Degeneration, Morbus Binswanger, Wernicke-Enzephalopathie.
(D) Organerkrankungen und Infektionen: Alzheimer Demenz, Demenz, Dialyse-Enzephalopathie, Enzephalopathie, Hepatitische Enzephalopathie, Herpes-Enzephalitis, Hirnatrophie, Hirndruckzeichen, Intensivstation, Sepsis, Urämische Enzephalopathie.
(E) Reaktiv bzw. Sekundärfolge: Deprivation, Operationen.
(F) Drogen und Gifte: Alkohol, Atropin, DOM, drogeninduzierte Psychose, Fliegenpilz, Heroin, Horror-Trip, Lösungsmittel, Pestizide, Phenyl-Cyclidin-Piperidin (PCP), Psychotischer Drogenverlauf, Salvia divinorum, Umweltschadstoffe, Vergiftung.
(G) Medikamente: Anticholinergika, Hypnotika, Narkotika, Thyreotoxikose, Tranquilizer.
(H) Ernährungsbedingt: –
(I) Sonstiges: Postkardiotomie-Psychose, Sauerstoffvergiftung, Schock.

4 Intelligenzminderung

4.1 Geistige Behinderung

(A) Angeboren/genetisch bedingt: Ahornsirupkrankheit, Bilirubinenzephalopathie, Cerebralparese, Down-Syndrom, Fanconi-Anämie, Galaktosämie, Gangliosidose, Gerstmann-Sträussler-Scheinker-Syndrom, Hirnsklerose, Homozystinurie, Glykokollkrankheit, Intelligenzminderungen, Katzenschrei-Syndrom, Kretinismus, Leukodystrophie, Morbus Gaucher, Morbus Krabbe, Mukolipidosen und Mukopolysaccharidosen, Morbus Niemann-Pick, Phenylketonurie, Sturge-Weber-Syndrom, Williams-Beuren-Syndrom.
(B) Endokrin und metabolisch bedingt: Hyperparathyreoidismus, Kretinismus, Phenylketonurie.
(C) Störungen des Gehirns: Alzheimer Demenz, Apallisches Syndrom, Arteriosklerotische Demenz, Demenz, Frontalhirnschaden, Hydrocephalus, Koma, Mikrozephalus, Progressive Paralyse, Pick'sche Atrophie.
(D) Organerkrankungen und Infektionen: Lues (konnatale), Röteln, Toxoplasmose, Zytomegalie.
(E) Reaktiv bzw. Sekundärfolge: Behinderungen.
(F) Drogen und Gifte: Alkohol-Embryopathie, Kohlenmonoxidvergiftung, Umweltschadstoffe, Vergiftung.
(G) Medikamente: –
(H) Ernährungsbedingt: –
(I) Sonstiges: –

4.2 Entwicklungsverzögerungen, Schulleistungsversagen

(A) Angeboren/genetisch bedingt: Bilirubinenzephalopathie, Cerebralparese, Down-Syndrom, Galaktosämie, Gangliosidose, Gerstmann-Sträussler-Scheinker-Syndrom, Homozystinurie, Glykokollkrankheit, Intelligenzminderungen, Katzenschrei-Syndrom, Kretinismus, Leukodystrophie, Morbus Gaucher, Morbus Krabbe, Mukolipidosen und Mukopolysaccharidosen, Niemann-Pick'sche Krankheit, Sturge-Weber-Syndrom, Williams-Beuren-Syndrom.
(B) Endokrin und metabolisch bedingt: Kretinismus, Morbus Niemann-Pick.
(C) Störungen des Gehirns: Hydrocephalus, Mikrozephalus, Wahrnehmungsstörungen.
(D) Organerkrankungen und Infektionen: Asthenopie, Lues (konnatale), Röteln, Toxoplasmose.
(E) Reaktiv bzw. Sekundärfolge: Hospitalismus, Sehschwäche.
(F) Drogen und Gifte: Alkohol-Embryopathie, Quecksilber, Umweltschadstoffe, Vergiftung.

(G) Medikamente: –
(H) Ernährungsbedingt: –
(I) Sonstiges: Hypersensibilität, Winkelfehlsichtigkeit.

4.3 Lese-, Schreib-, Rechenstörungen

(A) Angeboren/genetisch bedingt: Aufmerksamkeits-Defizit-Hyperaktivitäts-Syndrom, Cerebralparese, Galaktosämie, Intelligenzminderungen, Kretinismus.
(B) Endokrin und metabolisch bedingt: Kretinismus, Morbus Niemann-Pick.
(C) Störungen des Gehirns: akinetischer Mutismus, Alzheimer Demenz, Cerebrovaskuläre Erkrankungen, Demenz, Hirnatrophie, Hirndruckzeichen, Ischämie (cerebrale), Multiinfarkt-Demenz, Multiple Sklerose, Parkinsonismus, Pick'sche Atrophie, Schädel-Hirn-Trauma, Schlaganfall, Transitorisch ischämische Attacke, Wahrnehmungsstörungen.
(D) Organerkrankungen und Infektionen: Asthenopie, Sehschwäche.
(E) Reaktiv bzw. Sekundärfolge: –
(F) Drogen und Gifte: Vergiftung.
(G) Medikamente: –
(H) Ernährungsbedingt: –
(I) Sonstiges: Hypersensibilität, Winkelfehlsichtigkeit.

4.4 Intelligenzverminderung, Denkstörungen

(A) Angeboren/genetisch bedingt: Bilirubinenzephalopathie, Cerebralparese, Chorea Huntington, Down-Syndrom, Fanconi-Anämie, Galaktosämie, Gerstmann-Sträussler-Scheinker-Syndrom, Hartnupsche Krankheit, Hepatozerebrale Degeneration, Homozystinurie, Glykokollkrankheit, Kretinismus, Leukodystrophie, Morbus Gaucher, Morbus Krabbe, Morbus Niemann-Pick, Schlaflosigkeit (tödliche).
(B) Endokrin und metabolisch bedingt: Hashimoto-Thyreoiditis, Hyperkalzämie, Hyperparathyreoidismus, Hyponatrinämie, Hypoparathyreoidismus, Ketoazidose, Kretinismus, Morbus Niemann-Pick.
(C) Störungen des Gehirns: Alzheimer Demenz, Arteriosklerotische Demenz, Creutzfeldt-Jakob, Demenz, Enzephalitis, Enzephalopathie, Frontalhirnschaden, Hashimoto-Enzephalopathie, Hirnatrophie, Hirndruckzeichen, Hirnorganisch bedingte psychische Störungen, Hirnorganisches Psychosyndrom, Hirntumor, HIV-Enzephalopathie, Hydrocephalus, Hypertensive Enzephalopathie, Ischämie (cerebrale), Koma, kortikobasale Degeneration, Lewy-Body-Demenz, Marchiafava-Bignami-Krankheit, Migräne, Mikroangiopathie, Mikrozephalus, Morbus Binswanger, Multiinfarkt-Demenz, Normdruck-Hydrocephalus, Panenzephalitis, Progressive Paralyse,

Parkinsonismus, Pick'sche Atrophie, Schädel-Hirn-Trauma, Schlaganfall, Transitorisch ischämische Attacke, Wernicke-Enzephalopathie.
(D) Organerkrankungen und Infektionen: AIDS, Hepatitische Enzephalopathie, Herzinfarkt, Herzinsuffizienz, HIV, Immunreaktionen, Intensivstation, Kreislauf-Dysregulation, lebensbedrohliche Krankheiten, Leberfunktionsstörungen, Lues (konnatale), Toxoplasmose, Urämische Enzephalopathie.
(E) Reaktiv bzw. Sekundärfolge: Deprivation, Hospitalismus, Psychosen, Schlafmangel, Selbstbelohnungssystem.
(F) Drogen und Gifte: Alkohol-Embryopathie, Alkoholismus, Heroin, Kohlenmonoxidvergiftung, Meth, Pestizide, Phenyl-Cyclidin-Piperidin (PCP), Psychotischer Drogenverlauf, Quecksilber, Schnüffelstoffe, Vergiftung.
(G) Medikamente: Methotexat, Neuroleptika, Sedativa, Tranquilizer.
(H) Ernährungsbedingt: Dehydration, Hungern, Vitamin-B-Mangel.
(I) Sonstiges: Höhenkrankheit, Hypoxie, Postkardiotomie-Psychose, Sauerstoffvergiftung, Schock.

4.5 Demenz

(A) Angeboren/genetisch bedingt: CADASIL, Chorea Huntington, Down-Syndrom, Gangliosidose, Gerstmann-Sträussler-Scheinker-Syndrom, Hartnupsche Krankheit, Hepatozerebrale Degeneration, Schlaflosigkeit (tödliche).
(B) Endokrin und metabolisch bedingt: Azetylcholin, Hyperparathyreoidismus.
(C) Störungen des Gehirns: Alzheimer Demenz, Arteriosklerotische Demenz, Creutzfeldt-Jakob, Demenz, Guam-Parkinson-Demenz-Komplex, Hashimoto-Enzephalopathie, Hirnatrophie, HIV-Enzephalopathie, kortikobasale Degeneration, Lewy-Body-Demenz, Morbus Binswanger, Multiinfarkt-Demenz, Normdruck-Hydrocephalus, Progressive Paralyse, Parkinsonismus, Pick'sche Atrophie.
(D) Organerkrankungen und Infektionen: AIDS, Dialyse-Enzephalopathie, Funikuläre Myelose, Hepatitische Enzephalopathie, HIV, Leberfunktionsstörungen, Mikroangiopathie.
(E) Reaktiv bzw. Sekundärfolge: –
(F) Drogen und Gifte: Alkoholismus, Chemikalien-Unverträglichkeit, Lösungsmittel, Nikotin, Schnüffelstoffe, Umweltschadstoffe, Vergiftung.
(G) Medikamente: Azetylcholinesterasehemmer, Methotexat, Sedativa.
(H) Ernährungsbedingt: Niacin (Pellagra).
(I) Sonstiges: –

5 Bewusstseinsstörungen

5.1 Bewusstseinsstörungen, Benommenheit, Sedierung

(A) Angeboren/genetisch bedingt: Schlaflosigkeit (tödliche).
(B) Endokrin und metabolisch bedingt: Addison-Krise, Blutzucker, Hypernatrinämie, Hyponatrinämie, Insulinom, Ketoazidose, Progesteron.
(C) Störungen des Gehirns: akinetischer Mutismus, Apallisches Syndrom, Cerebrovaskuläre Erkrankungen, Elektrolytentgleisungen, Enzephalitis, Epilepsie, GABA, Herpes-Enzephalitis, Hirnabszess, Hirndruckzeichen, Hirnorganisches Psychosyndrom, Hirntumor, Hydrocephalus, Hypertensive Enzephalopathie, Koma, Marchiafava-Bignami-Krankheit, Normdruck-Hydrocephalus, Panenzephalitis, REM-Schlaf-Verhaltensstörung, Vertebralis-Basiliarinsuffizienz.
(D) Organerkrankungen und Infektionen: Anaphylakt. Schock, Blutdruck, Diarrhoe, Fieber, Hepatitische Enzephalopathie, Immunreaktionen, Intensivstation, Kreislauf-Dysregulation, Kryptokokkose, Leberfunktionsstörungen, Nierenfunktionsstörungen, Ohnmacht, Periarteriitis nodosa, Schwindel, Sepsis, Trypanosomen, Vaskulitis, Wolff-Parkinson-White-Syndrom.
(E) Reaktiv bzw. Sekundärfolge: Angststörungen, Operationen, Schlafmangel.
(F) Drogen und Gifte: Abstinenz-Syndrom, Alkohol, Alkoholintoleranz, Cannabis, Engelstrompete, Ergotismus, Fliegenpilz, Kohlendioxydvergiftung, Kohlenmonoxidvergiftung, Kohlenwasserstoffe, Lachgas, Methylalkohol, Parasympatholytica, Pestizide, Phenyl-Cyclidin-Piperidin (PCP), Polytoxikomanie, Poppers, Psilocybin, Schnüffelstoffe, Scopolamin, Vergiftung.
(G) Medikamente: Aldosteronagonisten, Alpha-2-Rezeptoragonisten, Analgetika, Antiandrogene, Anticholinergika, Antiemetika, Antihistaminika, Antikonvulsiva, Anti-Parkinsonmittel, Dopaminergika, Hustenmedikamente, Hypnotika, K.O.-Tropfen, Lachgas, Narkotika, Neuroleptika, Opioid-Agonisten, Parasympatholytica, Sedativa, SSRI, Thyreotoxikose, Tranquilizer, Virustatika.
(H) Ernährungsbedingt: Dehydration, Vitamin-B-Mangel.
(I) Sonstiges: Höhenkrankheit, Hypoxie, Postkardiotomie-Psychose, Sauerstoffvergiftung, Schock, Smog, Temperatur.

5.2 Müdigkeit, Schläfrigkeit, Somnolenz

(A) Angeboren/genetisch bedingt: Schlaflosigkeit (tödliche).
(B) Endokrin und metabolisch bedingt: Addison-Krankheit, Adrenal Fatigue, Blutzucker, Hashimoto-Thyreoiditis, Histamin, Hyperkalzämie, Hypo-

natrinämie, Hypoparathyreoidismus, Hypothyreose, Ketoazidose, Nebenniereninsuffizienz, Nebennierenkarzinom, Neurotransmitter, Östrogendominanzsyndrom, Progesteron, Schilddrüsenhormone.
(C) Störungen des Gehirns: Borreliose, Enzephalitis lethargica, Epilepsie, GABA, Hirndruckzeichen, Hirnorganisches Psychosyndrom, Migräne, Narkolepsie, Normdruck-Hydrocephalus.
(D) Organerkrankungen und Infektionen: Allergien, Anämie, Blutdruck, Erkältungen, Fibromyalgie, Fieber, Grippe, Hämochromatose, Herzinsuffizienz, HIV, Immunreaktionen, Kreislauf-Dysregulation, Leberfunktionsstörungen, Perniziöse Anämie, Trypanosomen.
(E) Reaktiv bzw. Sekundärfolge: Husten, Juckreiz, Restless-Leg-Syndrom, Schlaf-Apnoe, Schlafmangel, Schlaf (übermäßiger), Schmerzen, Schmerzüberempfindlichkeit.
(F) Drogen und Gifte: Cannabis, Chemikalien-Unverträglichkeit, Kohlenmonoxidvergiftung, Kohlenwasserstoffe, Lösungsmittel, Opiate, Pestizide, Quecksilber, Scopolamin, Umweltschadstoffe, Vergiftung.
(G) Medikamente: Alpha-2-Rezeptoragonisten, Analgetika, Antidepressiva-Absetzung, Antiemetika, Antihistaminika, Antikonvulsiva, Antimykotika, Benzodiazepine, Betablocker, Dopaminergika, Hustenmedikamente, Hypnotika, K.O.-Tropfen, Narkotika, Neuroleptika, Sedativa, Tranquilizer, Virustatika, Zytostatika.
(H) Ernährungsbedingt: Eisen, Folsäuremangel, Hypovitaminose, Hypoxie, Knoblauch, Spurenelemente, Thiaminmangel, Vitamin-B-Mangel.
(I) Sonstiges: Fatigue-Syndrom, Föhn, Höhenkrankheit, Operationen, Postkardiotomie-Psychose, Sauerstoffvergiftung, Temperatur, Wetterschwankungen.

5.3 Albträume

(A) Angeboren / genetisch bedingt: Schlaflosigkeit (tödliche).
(B) Endokrin und metabolisch bedingt: Hyperthyreose, Noradrenalin, Schilddrüsenadenom.
(C) Störungen des Gehirns: Narkolepsie, REM-Schlaf-Verhaltensstörung, Restless-Leg-Syndrom.
(D) Organerkrankungen und Infektionen: Fieber, Grippe, Intensivstation, Schlaf-Apnoe.
(E) Reaktiv bzw. Sekundärfolge: Juckreiz, Operationen, Schlaf (übermäßiger), Schmerzen.
(F) Drogen: Engelstrompete, Fliegenpilz, Horror-Trip, Kaffee, Lösungsmittel, Meskalin, Opiate, Pestizide, Salvia divinorum.
(G) Medikamente: Amantadin, Antidepressiva-Absetzung, Ketamin, L-Dopa, Raucherentwöhnungsmittel, Schilddrüsenmedikamente, Stimulanzien, Sympathomimetika, Theophylin.

(H) Ernährungsbedingt: Folsäuremangel.
(I) Sonstiges: Postkardiotomie-Psychose.

5.4 Verwirrtheit, Delir

(A) Angeboren / genetisch bedingt: –
(B) Endokrin und metabolisch bedingt: Blutzucker, Hyperkalzämie, Hypernatrinämie, Hyperparathyreoidismus, Hyponatrinämie, Hypoparathyreoidismus.
(C) Störungen des Gehirns: Alzheimer Demenz, Arteriosklerotische Demenz, Creutzfeldt-Jakob, Demenz, Enzephalitis, Enzephalitis lethargica, Herpes-Enzephalitis, Hirnabszess, Hirnatrophie, Hirndruckzeichen, Hirnorganisches Psychosyndrom, Hypertensive Enzephalopathie, Koma, Marchiafava-Bignami-Krankheit, Morbus Binswanger, Parkinsonismus.
(D) Organerkrankungen und Infektionen: Dialyse-Enzephalopathie, Diarrhoe, Fieber, Hepatitische Enzephalopathie, Leberfunktionsstörungen, Masern, Nierenfunktionsstörungen, Periarteriitis nodosa, Sepsis, Urämische Enzephalopathie.
(E) Reaktiv bzw. Sekundärfolge: Operationen.
(F) Drogen, Gifte: Alkohol, Alkoholentzug, Atropin, Engelstrompete, Fliegenpilz, Horror-Trip, Kohlenmonoxidvergiftung, Lösungsmittel, Parasympatholytica, Phenyl-Cyclidin-Piperidin (PCP), Psychotischer Drogenverlauf, Salvia divinorum, Scopolamin, Umweltschadstoffe, Vergiftung.
(G) Medikamente: Aldosteronagonisten, Amantadin, Anticholinergika, Antidementiva, Antidepressiva, Anti-Parkinsonmittel, Cholinergika, Digitalisglykoside, Dopaminergika, Ephedrin, Glukokortikoide, Glutamatrezeptorantagonisten, Hypnotika, Lachgas, L-Dopa, MAO-Hemmer, Parasympatholytica, Thyreotoxikose, Tranquilizer.
(H) Ernährungsbedingt: Dehydration, Hypovitaminose, Hypoxie, Thiaminmangel.
(I) Sonstiges: Höhenkrankheit, Postkardiotomie-Psychose, Sauerstoffvergiftung, Schock.

6 Psychoseähnliche Symptome

6.1 Psychosen, psychotische Episoden, schizophrenieähnliche Störungen

(A) Angeboren / genetisch bedingt: Hepatozerebrale Degeneration, Homozystinurie, Psychosen.
(B) Endokrin und metabolisch bedingt: Adrenalin, Cortisol, Hyperkalzämie, Hypoparathyreoidismus, Hypothyreose, Neurotransmitter, Porphyrie, Psychosen, Wochenbettpsychose.
(C) Störungen des Gehirns: Demenz, Dopamin, Frontalhirnschaden, Hashimoto-Enzephalopathie, Herpes-Enzephalitis, Hirnorganisch bedingte psychische Störungen, Hirnorganisches Psychosyndrom, Psychosen, Wernicke-Enzephalopathie.
(D) Organerkrankungen und Infektionen: Dialyse-Enzephalopathie, Funikuläre Myelose, Urämische Enzephalopathie.
(E) Reaktiv bzw. Sekundärfolge: Deprivation, Isolation (soziale), Schlafmangel.
(F) Drogen und Gifte: Amphetamin, Cannabis, Crack, drogeninduzierte Psychose, Ecstasy, Ergotismus, Freebase, Horror-Trip, Kokain, LSD, Meskalin, Parasympatholytica, Pestizide, Phenyl-Cyclidin-Piperidin (PCP), Psilocybin, Psychotischer Drogenverlauf, Salvia divinorum, Stechapfel, Umweltschadstoffe, Vergiftung.
(G) Medikamente: Amantadin, Anticholinergika, Antikonvulsiva, Anti-Parkinsonmittel, Cortisol, Dopaminergika, Glutamatrezeptorantagonisten, L-Dopa, MAO-Hemmer, Meth, Parasympatholytica, Psychoanaleptika, Stimulanzien, Sympathomimetika, Thyreotoxikose, Tranquilizer.
(H) Ernährungsbedingt: Vitamin-B-Mangel.
(I) Sonstiges: Postkardiotomie-Psychose.

6.2 Wahn

(A) Angeboren / genetisch bedingt: Chorea Huntington.
(B) Endokrin und metabolisch bedingt: Wochenbettpsychose.
(C) Störungen des Gehirns: Alzheimer Demenz, Creutzfeldt-Jakob, Demenz, Frontalhirnschaden, Hirnatrophie, Hirnorganisch bedingte psychische Störungen, Hirnorganisches Psychosyndrom, Lewy-Body-Demenz, Wernicke-Enzephalopathie.
(D) Organerkrankungen und Infektionen: Intensivstation, Urämische Enzephalopathie.
(E) Reaktiv bzw. Sekundärfolge: Hörstörungen, Isolation (soziale), Psychosen, Schlafmangel.

(F) Drogen und Gifte: Alkoholentzug, Alkoholpsychose, Amphetamin, Crack, drogeninduzierte Psychose, Ergotismus, Horror-Trip, Kokain, Psychotischer Drogenverlauf, Stimulanzien, Umweltschadstoffe, Vergiftung.
(G) Medikamente: Amantadin, Dopaminergika, L-Dopa, Stimulanzien, Tranquilizer.
(H) Ernährungsbedingt: Vitamin-B-Mangel.
(I) Sonstiges: –

6.3 Halluzinationen, Sinnestäuschungen

(A) Angeboren/genetisch bedingt: Schlaflosigkeit (tödliche).
(B) Endokrin und metabolisch bedingt: Adrenalin, Hypoparathyreoidismus, Noradrenalin, Wochenbettpsychose.
(C) Störungen des Gehirns: Alzheimer Demenz, Creutzfeldt-Jakob, Epilepsie, Gesichtsfelddefekte, Hashimoto-Enzephalopathie, Hirnorganisches Psychosyndrom, Hyponatrinämie, Lewy-Body-Demenz, Migräne, Narkolepsie, Wernicke-Enzephalopathie.
(D) Organerkrankungen und Infektionen: Charles-Bonnet-Syndrom, Demenz, Fieber, Hörstörungen, Intensivstation, Mouches volantes, Urämische Enzephalopathie, Wernicke-Enzephalopathie.
(E) Reaktiv bzw. Sekundärfolge: Deprivation, Isolation (soziale), Schlafmangel.
(F) Drogen und Gifte: Absinth, Abstinenz-Syndrom, Ätherische Öle, Alkoholentzug, Alkoholpsychose, Atropin, Cannabis, DOM, drogeninduzierte Psychose, Ecstasy, Engelstrompete, Entzug, Ergotismus, Fliegenpilz, Horror-Trip, Liquid Ecstasy, Meskalin, LSD, Meth, Opiate, Parasympatholytica, Pestizide, Phenyl-Cyclidin-Piperidin (PCP), Psilocybin, Psychotischer Drogenverlauf, Salvia divinorum, Schnüffelstoffe, Scopolamin, Stechapfel, Stimulanzien, Tollkirsche, Vergiftung.
(G) Medikamente: Alpha-2-Rezeptoragonisten, Amantadin, Anticholinergika, Antidementiva, Antidepressiva, Antimykotika, Anti-Parkinsonmittel, Azetylcholinesterasehemmer, Dopaminergika, Ephedrin, Glukokortikoide, Glutamatrezeptorantagonisten, Ketamin, Lachgas, L-Dopa, Narkotika, Sympathomimetika, Thyreotoxikose, Tranquilizer.
(H) Ernährungsbedingt: Vitamin-B-Mangel.
(I) Sonstiges: Gesichtsfelderscheinungen, Höhenkrankheit, Operationen, Postkardiotomie-Psychose, Sterbe-Erlebnisse, Strahlentherapie, Temperatur.

6.4 Zoenästhesien, Körperhalluzinationen, Parästhesien

(A) Angeboren/genetisch bedingt: –
(B) Endokrin und metabolisch bedingt: Hypophysentumor.
(C) Störungen des Gehirns: Alien Limb Syndrom, Epilepsie.

(D) Organerkrankungen und Infektionen: Funikuläre Myelose, Schwindel.
(E) Reaktiv bzw. Sekundärfolge: Herzangst, Psychosen.
(F) Drogen und Gifte: Alkoholpsychose, Ciguatera-Vergiftung, drogeninduzierte Psychose, Ecstasy, Entzug, Ergotismus, Horror-Trip, Lösungsmittel, Meskalin, Phenyl-Cyclidin-Piperidin (PCP), Psychotischer Drogenverlauf, Salvia divinorum, Scopolamin, Umweltschadstoffe, Vergiftung.
(G) Medikamente: Antikonvulsiva, Ketamin, Sympathomimetika.
(H) Ernährungsbedingt: –
(I) Sonstiges: Strahlentherapie.

7 Sexuelle Abweichungen

7.1 Libidoanstieg

(A) Angeboren/genetisch bedingt: Adrenogenitales Syndrom.
(B) Endokrin und metabolisch bedingt: DHEA, Neurotransmitter, Phenylethylamin (PEA), Pubertät, Testosteron.
(C) Störungen des Gehirns: Frontalhirnschaden, Hirnorganisch bedingte psychische Störungen, Klüver-Bucy-Syndrom, Pick'sche Atrophie.
(D) Organerkrankungen und Infektionen: –
(E) Reaktiv bzw. Sekundärfolge: –
(F) Drogen und Gifte: Alkohol, Amphetamin, Crack, Freebase, Kokain, Liquid Ecstasy, Meth, Poppers.
(G) Medikamente: Androgene, Stimulanzien, Viagra.
(H) Ernährungsbedingt: –
(I) Sonstiges: Sport.

7.2 Libidoverlust, Impotenz

(A) Angeboren/genetisch bedingt: –
(B) Endokrin und metabolisch bedingt: Addison-Krankheit, Adrenal Fatigue, Akromegalie, Hashimoto-Thyreoiditis, Hyperkalzämie, Hypophysentumor, Hypothyreose, Kastration, Kontrazeptiva, Midlife-Crisis, Nebennierenadenom, Nebennierenkarzinom, Neurotransmitter, Östrogene, Östrogendominanzsyndrom, Ovarektomie, Schilddrüsenhormone, Testosteron.
(C) Störungen des Gehirns: Hirnorganisch bedingte psychische Störungen, Hyperprolaktinämie.
(D) Organerkrankungen und Infektionen: Fibromyalgie, Hämochromatose, Leberfunktionsstörungen.
(E) Reaktiv bzw. Sekundärfolge: Depression (larvierte), Schmerzen, Schmerzüberempfindlichkeit.
(F) Drogen und Gifte: Absinth, Alkoholismus, drogeninduzierte Psychose, Kokain, Nikotin, Pestizide, Umweltschadstoffe, Vergiftung.
(G) Medikamente: Alpha-2-Rezeptoragonisten, Antiandrogene, Antidepressiva, Antikonvulsiva, Betablocker, Methadon, Neuroleptika, SSRI, Tranquilizer.
(H) Ernährungsbedingt: Hungern.
(I) Sonstiges: Übertraining.

8 Veränderungen der Persönlichkeit und der Identität

8.1 Persönlichkeitsveränderungen

(A) Angeboren/genetisch bedingt: Chorea Huntington.
(B) Endokrin und metabolisch bedingt: Blutzucker, Hyperkalzämie, Nebenniereninsuffizienz, Nebennierenkarzinom.
(C) Störungen des Gehirns: Alzheimer Demenz, Arteriosklerotische Demenz, Borreliose, Creutzfeldt-Jakob, Demenz, Enzephalitis, Enzephalopathie, Frontalhirnschaden, Hirnatrophie, Hirnorganisch bedingte psychische Störungen, Hirntumor, HIV-Enzephalopathie, Ischämie (cerebrale), Kopfschmerzen, Lewy-Body-Demenz, Marchiafava-Bignami-Krankheit, Morbus Binswanger, Multiinfarkt-Demenz, Multiple Sklerose, Normdruck-Hydrocephalus, Pick'sche Atrophie, postenzephalitisches Syndrom, Schädel-Hirn-Trauma, Schlaganfall, Transitorisch ischämische Attacke, Urbach-Wiethe-Syndrom.
(D) Organerkrankungen und Infektionen: AIDS, Asthma, Dialyse-Enzephalopathie, Leberfunktionsstörungen, Mikroangiopathie, Toxoplasmose.
(E) Reaktiv bzw. Sekundärfolge: Behinderungen, Krebserkrankungen, Psychosen, Schmerzen, Schmerzüberempfindlichkeit, Sehschwäche, Selbstbelohnungssystem.
(F) Drogen und Gifte: Alkoholismus, Blei-Intoxikation, Cannabis, Crack, drogeninduzierte Psychose, Ecstasy, Heroin, Kokain, Meth, Opiate, Psychotischer Drogenverlauf, Salvia divinorum, Schnüffelstoffe, Umweltschadstoffe, Vergiftung.
(G) Medikamente: Sympathomimetika.
(H) Ernährungsbedingt: –
(I) Sonstiges: –

8.2 Identitätsstörungen

(A) Angeboren/genetisch bedingt: Adrenogenitales Syndrom, Intersexualität, Transidentität.
(B) Endokrin und metabolisch bedingt: Intersexualität, Pubertät, Testosteron.
(C) Störungen des Gehirns: Alien Limb Syndrom, Body Integrity Identity Disorder.
(D) Organerkrankungen und Infektionen: –
(E) Reaktiv bzw. Sekundärfolge: Körperdysmorphe Störungen.
(F) Drogen und Gifte: Horror-Trip, LSD, Mescaline, Salvia divinorum.
(G) Medikamente: – **(H) Ernährungsbedingt:** – **(I) Sonstiges:** –

9 Schmerzen, Schwindel, Wahrnehmungs- und Schlafstörungen

9.1 Kopfschmerzen

(A) Angeboren/genetisch bedingt: CADASIL/CARASIL, MELAS-Syndrom.
(B) Endokrin und metabolisch bedingt: Adrenalin, Akromegalie, Blutzucker, Cortisol, Elektrolytentgleisungen, Histamin, Hyponatriämie, Hypoparathyreoidismus, Menstruation, Nebennierenadenom, Neurotransmitter, Östrogene, Östrogendominanzsyndrom, Phäochromozytom, Prämenstruelles Syndrom, Progesteron, Serotonin, Vasopressin, Wochenbettdepression.
(C) Störungen des Gehirns: Cerebrovaskuläre Erkrankungen, Cluster-Kopfschmerz, Commotio cerebri, Enzephalitis, Hirndruckzeichen, Hirnhautentzündung, Hirnorganisch bedingte psychische Störungen, Hirntumore, Hydrocephalus, Hypertensive Enzephalopathie, Hypophysentumor, Kopfschmerzen, Migräne, Normdruck-Hydrocephalus, Restless-Leg-Syndrom, Schlafapnoe, Urämische Enzephalopathie, Vertebralis-Basiliarinsuffizienz.
(D) Organerkrankungen und Infektionen: Allergien, Anämie, Anaphylaktischer Schock, Asthenopie, Blutdruck, Borreliose, Diarrhoe, Grippe, grippaler Infekt, Halswirbelsäule, Herpes-Enzephalitis, Immunreaktionen, KISS-Syndrom, Kryptokokkose, lebensbedrohliche Krankheiten, Lungenerkrankungen, Masern, Nasennebenhöhlenentzündung, Nierenfunktionsstörungen, Periarteriitis nodosa, Schock, Sehschwäche, Toxoplasmose, Vaskulitis.
(E) Reaktiv bzw. Sekundärfolge: Altersdepression, Angststörungen, Hyperventilationssyndrom.
(F) Drogen und Gifte: Abstinenz-Syndrom, Ätherische Öle, Alkoholintoleranz, Amalgam, Blei-Intoxikation, Chemikalien-Unverträglichkeit, Energizer, Frenzy, Kohlendioxidvergiftung, Kohlenmonoxidvergiftung, Kohlenwasserstoffe, Kokain, Lachgas, Lösungsmittel, Löten, Methylalkohol, Nikotin, Pestizide, Poppers, Psychotischer Drogenverlauf, Quecksilber, Schnüffelstoffe, Umweltschadstoffe, Vergiftung.
(G) Medikamente: Aldosteronagonisten, Alpha-2-Rezeptoragonisten, Amantadin, Androgene, Antiandrogene, Antidementiva, Antidepressiva, Antikonvulsiva, Anti-Parkinsonmittel, Cannabinoid-Rezeptorantagonisten, Cortison, Dopaminergika, Ephedrin, Hypnotika, Lachgas, Magen-Darm-Medikamente, MAO-Hemmer, Medikamentenabhängigkeit, Methylphenidat, Narkotika, Parasympatholytica, Parasympathikomimetika, Psychoanaleptika, Raucherentwöhnungsmittel, SSRI, Sympathomimetika, Tranquilizer, Viagra, Virustatika, Wehenhemmer, Zytostatika.
(H) Ernährungsbedingt: Chili, China-Restaurant-Syndrom, Dehydration, Eisen, Hypervitaminose, Hypovitaminose, Thiaminmangel, Vitamin-B-Mangel.
(I) Sonstiges: Föhn, Geräuschüberempfindlichkeit, Höhenkrankheit, Hypersensibilität, Lichtscheu, Ozon, Seekrankheit, Sick-Building-Syndrom,

Smog, Strahlentherapie, Temperatur, Wetterschwankungen, Winkelfehlsichtigkeit.

9.2 Bewegungsstörungen, Koordination

(A) Angeboren/genetisch bedingt: Aufmerksamkeits-Defizit-Hyperaktivitäts-Syndrom, Chorea Huntington, Galaktosämie, Gangliosidose, Gerstmann-Sträussler-Scheinker-Syndrom, Hepatozerebrale Degeneration, Homozystinurie, Leukodystrophie, Morbus Niemann-Pick, Schlaflosigkeit (tödliche).
(B) Endokrin und metabolisch bedingt: Elektrolytentgleisungen, Hashimoto-Thyreoiditis, Hypernatrinämie, Hyperparathyreoidismus, Hyponatrinämie, Hypoparathyreoidismus, Neurotransmitter.
(C) Störungen des Gehirns: Alzheimer Demenz, Apallisches Syndrom, Creutzfeldt-Jakob, Demenz, Enzephalopathie, Hashimoto-Enzephalopathie, Hirnatrophie, Hirndruckzeichen, Hirntumor, HIV-Enzephalopathie, Ischämie (cerebrale), Koma, kortikobasale Degeneration, Lewy-Body-Demenz, Morbus Binswanger, Multiinfarkt-Demenz, Multiple Sklerose, Multisystematrophie, Panenzephalitis, Pick'sche Atrophie, Restless-Leg-Syndrom, Schädel-Hirn-Trauma, Schlaganfall, Transitorisch ischämische Attacke.
(D) Organerkrankungen und Infektionen: Asthenopie, Dialyse-Enzephalopathie, Fibromyalgie, Funikuläre Myelose, Halswirbelsäule, Hepatitische Enzephalopathie, HIV, Intensivstation, Schwindel.
(E) Reaktiv bzw. Sekundärfolge: Schmerzen.
(F) Drogen und Gifte: Alkohol, Ketamin, Lösungsmittel, Methylalkohol, Salvia divinorum, Umweltschadstoffe, Vergiftung.
(G) Medikamente: Antikonvulsiva, Dopaminergika, Neuroleptika, Thyreotoxikose.
(H) Ernährungsbedingt: –
(I) Sonstiges: Winkelfehlsichtigkeit.

9.3 Schwindel, Gleichgewichtsstörungen

(A) Angeboren/genetisch bedingt: Schlaflosigkeit (tödliche).
(B) Endokrin und metabolisch bedingt: Adrenal Fatigue, Blutzucker, Glukokortikoide, Östrogendominanzsyndrom, Cortisol, Histamin-Intoleranz, Insulinom, Menstruation, Östrogendominanzsyndrom, Parathormon, Phenylethylamin, Wechseljahre.
(C) Störungen des Gehirns: Commotio cerebri, Creutzfeldt-Jakob-Erkrankung, Hirnorganisch bedingte psychische Störungen, Normdruck-Hydrocephalus, Hirnstamm-Insult, Kopfschmerzen, Schädel-Hirn-Trauma, Vertebralis-Basiliarinsuffizienz.

(D) Organerkrankungen und Infektionen: Anaphylaktischer Schock, Asthenopie, Blutdruck, Borreliose, Diarrhoe, Fieber, Halswirbelsäule, Herzinsuffizienz, Herzrasen, Herzrhythmusstörungen, Kreislauf-Dysregulation, Menière-Krankheit, Ohnmacht, Schmerzen, Schock, Schwindel, Vorhofflimmern, Vaskulitis, Wolff-Parkinson-White-Syndrom.

(E) Reaktiv bzw. Sekundärfolge: Angststörungen, Herzangst, Hyperventilationssyndrom, Sehschwäche.

(F) Drogen und Gifte: Absinth, Ätherische Öle, Alkohol, Antikonvulsiva, Blei-Intoxikation, Cannabis, Chemikalien-Unverträglichkeit, Entzug, Kohlenmonoxidvergiftung, Lachgas, Liquid Ecstasy, Lösungsmittel, Meth, Methylalkohol, Pestizide, Poppers, Psilocybin, Quecksilber, Umweltschadstoffe, Vergiftung.

(G) Medikamente: Alpha-2-Rezeptoragonisten, Amantadin, Antiandrogene, Antidementiva, Antidepressiva, Antidepressiva-Absetzung, Antiemetika, Antikonvulsiva, Antimykotika, Anti-Parkinsonmittel, Cannabinoid-Rezeptorantagonisten, Cortison, Dopaminergika, Hustenmedikamente, Hypnotika, Magen-Darm-Medikamente, MAO-Hemmer, Narkotika, Psychoanaleptika, Raucherentwöhnungsmittel, Sympathomimetika, Tranquilizer, Viagra, Virustatika.

(H) Ernährungsbedingt: Dehydration, Folsäuremangel, Hungern, Hyperventilationssyndrom, Hypervitaminose, Hypovitaminose, Knoblauch, Lakritze, Niacin, Vitamin-B-Mangel.

(I) Sonstiges: Föhn, Höhenkrankheit, Hypoxie, Sauerstoffvergiftung, Seekrankheit, Sick-Building-Syndrom, Smog, Temperatur, Wetterschwankungen, Winkelfehlsichtigkeit.

9.4 Seh-, Hör- und andere Wahrnehmungsstörungen

(A) Angeboren / genetisch bedingt: Gangliosidose, Homozystinurie.

(B) Endokrin und metabolisch bedingt: Blutzucker, Hyperkalzämie, Hyperparathyreoidismus.

(C) Störungen des Gehirns: Borreliose, Cerebrovaskuläre Erkrankungen, Hirndruckzeichen, Ischämie (cerebrale), Migräne, Multiinfarkt-Demenz, Multiple Sklerose, Normdruck-Hydrocephalus, Vertebralis-Basiliarinsuffizienz, Vaskulitis, Wahrnehmungsstörungen.

(D) Organerkrankungen u. Infektionen: Asthenopie, Leberfunktionsstörungen, Mikroangiopathie, Nasennebenhöhlenentzündung.

(E) Reaktiv bzw. Sekundärfolge: –

(F) Drogen u. Gifte: Alkohol, Kohlenmonoxidvergiftung, Methylalkohol, Nikotin, Pestizide, Vergiftung.

(G) Medikamente: Amantadin, Antidepressiva-Absetzung, Anti-Parkinsonmittel, Digitalisglykoside.

(H) Ernährungsbedingt: Botulismus, Hypovitaminose.

(I) Sonstiges: Geräuschüberempfindlichkeit, Hochsensibilität, Höhenkrankheit, Hypersensibilität, Sauerstoffvergiftung, Winkelfehlsichtigkeit.

9.5 Veränderungen des Wach-Schlaf-Rhythmus, Schlafstörungen, Unfähigkeit zu schlafen, übermäßiges Schlafbedürfnis

(A) Angeboren/genetisch bedingt: Schlaflosigkeit (tödliche), Williams-Beuren-Syndrom.
(B) Endokrin und metabolisch bedingt: Adrenal Fatigue, Basedow-Krankheit, Elektrolytentgleisungen, Hashimoto-Thyreoiditis, Histamin, Hormone, Hyperparathyreoidismus, Hyperthyreose, Kretinismus, Midlife-Crisis, Morbus Niemann Pick, Östrogendominanzsyndrom, Prämenstruelles Syndrom, Progesteron, Schilddrüsenadenom, Wechseljahre, Wochenbettdepression, Wochenbettpsychosen.
(C) Störungen des Gehirns: Enzephalitis, Enzephalitis lethargica, Epilepsie, GABA, Hashimoto-Enzephalopathie, Hirnorganisch bedingte psychische Störungen, Lewy-Body-Demenz, Multisystematrophie, Narkolepsie, Neurotransmitter, Restless-Leg-Syndrom, Serotonin, Urämische Enzephalopathie.
(D) Organerkrankungen u. Infektionen: Angina Pectoris, Blutdruck, Fibromyalgie, Fieber, Grippe, Hepatitische Enzephalopathie, Herzrasen, Immunreaktionen, KISS-Syndrom, lebensbedrohliche Krankheiten, Multiple Sklerose, Postkardiotomie-Psychose, Schlafapnoe, Trypanosomen.
(E) Reaktiv bzw. Sekundärfolge: Angststörungen, Depression, Herzangst, Husten, Juckreiz, Lungenerkrankungen, Neurodermitis, Nierenfunktionsstörungen, Operationen, Psychose, Schmerzen, Schmerzüberempfindlichkeit.
(F) Drogen u. Gifte: Absinth, Abstinenz-Syndrom, Alkoholentzug, Amphetamin, drogeninduzierte Psychose, Energizer, Entzug, Freebase, Kaffee, Kokain, Liquid Ecstasy, Lösungsmittel, Meth, Opiate, Psychotrope Substanzen, Quecksilber, Vergiftung.
(G) Medikamente: Aldosteronagonisten, Amantadin, Antiandrogene, Anticholinergika, Antidepressiva, Antikonvulsiva, Anti-Parkinsonmittel, Azetylcholinesterasehemmer, Benzodiazepine, Betablocker, Bronchodilatatoren, Cortison, Dopaminergika, Ephedrin, Hypnotika, Intrauterinpessare, L-Dopa, MAO-Hemmer, Methadon, Methylphenidat, Narkotika, Neuroleptika, Psychoanaleptika, Raucherentwöhnungsmittel, Sedativa, SSRI, Stimulanzien, Sympathomimetika, Theophylin, Tranquilizer, Virustatika.
(H) Ernährungsbedingt: Folsäuremangel, Hungern.
(I) Sonstiges: Altersdepression, Föhn, Mondphasen, Schlafmangel, Schlaf (übermäßiger), Sick-Building-Syndrom, Sport, Wetterschwankungen.

TEIL II:

Körperliche Ursachen psychischer Symptome von A bis Z

Im folgenden, alphabetisch gegliederten Teil werden sämtliche körperlichen Erkrankungen, Drogen, Medikamente und andere externe Faktoren aufgelistet, die psychische Veränderungen nach sich ziehen können. Aus Platzgründen ist eine vollständige Auflistung aller in Frage kommenden Krankheitszeichen in der Regel nicht möglich. Zu beachten ist andererseits, dass von den hier aufgelisteten Hauptsymptomen nicht alle vorkommen müssen. Insbesondere die erwähnten Nebenwirkungen bei Medikamenten sind nur als potenzielle Möglichkeiten anzusehen, die in der Regel nur bei einem Bruchteil der Patienten wirklich auftreten. Soweit möglich und sinnvoll folgt eine Hierarchie der aufgelisteten Symptome nach ansteigender Krankheitsschwere, beginnend mit den anfangs auftretenden leichten Symptomen bis hin zu Koma oder Tod bei unbehandeltem Verlauf.

A

Absinth: Absinth ist ein hochprozentiger Kräuterlikör (50–70 Vol. %), der Wermut und z. T. das psychoaktive Nervengift Thujon enthält. Nachdem Absinth einige Zeit verboten war, ist es heute mit nur geringem Thujongehalt wieder auf dem Markt. *Somat.*: Appetitanregend, verdauungsfördernd. Thujon in hoher Dosierung verursacht: Appetitlosigkeit, Haarausfall, Sehschäden, Schlaflosigkeit, Schwindel, Taubheit, epileptische Krämpfe. *Psy.*: → Alkohol. Thujon in hoher Dosierung verursacht: Intensivierung von Sinneseindrücken, Halluzinationen, verändertes Zeitgefühl. Bei chronischer Einnahme: Depressionen, aggressives Verhalten, Angstgefühl, Verlust der Libido.

Abführmittel (Laxantien) werden gegen Verstopfung (Obstipation) eingesetzt. *Mögl. somat. Nebenwirkg.*: → Elektrolytentgleisung, Blähungen, Völlegefühl, allergische Reaktionen. *Mögl. psy. Nebenwirkg.*: → Elektrolytentgleisung.

Abmagerungsmittel: → Cannabinoid-Rezeptorantagonisten, → Sympathomimetika. Siehe auch: → Amphetamin.

Abstinenz-Syndrom (Entzugssyndrom): Bei völliger Abstinenz von einer Droge mit hohem Suchtpotential (z. B. → Opiate, → Alkohol) entstehen Entzugserscheinungen, deren Stärke abhängig von der Art der Droge, Dauer und Häufigkeit des Gebrauchs und Allgemeinzustand des Betroffenen sind. Weiteres: → Alkohol, → Alkoholentzug, → Entzug → Opiate, → Nikotin. *Somat.*: Kopfschmerzen, Hitzewallungen, Schwitzen, Kreislauf-, Bewegungs-, Schlaf-, Magen-Darm-Störungen, Erbrechen, → Zittern, epileptische Anfälle, u. a. *Psy.*: Unruhe, Angst, Reizbarkeit, → Neuropsycholog. Störungen, Sinnestäuschungen, Bewusstseinsstörungen, u. a.

Acetylcholin (ACh): → Azetylcholin.

Aceton ist ein → Lösungsmittel (z.B. → Nagellackentferner), das aber auch als Stoffwechselprodukt entsteht und den Körper vergiften kann, wenn es nicht abgebaut wird (→ Blutzucker). *Somat.*: Acetonvergiftung führt zu Kopfschmerzen, Benommenheit, Übelkeit, Erbrechen, Atemstörungen, Koma, Tod. *Psy.*: → Neuropsycholog. Störungen, Apathie. Weiteres siehe: → Ketoazidose, → Schnüffelstoffe.

Acetylsalizylsäure (ASS, z.B. Aspirin) ist ein Schmerzmittel, das auch zur „Blutverdünnung" als Schlaganfall-Prophylaxe benutzt wird (vermindert Bildung von Blutgerinseln). *Mögl. somat. Nebenwirkg.*: Blutungsneigung, Übelkeit, Erbrechen. Bei zu hoher Dosierung: Schwindel, Schweißausbrüche, Ohrensausen, Hyperventilation, Blutübersäuerung (Azidose), Nierenversagen, Koma, Atem- u. Kreislaufversagen. Bei Dauergebrauch: Risiko für Nierenschäden. *Mögl. psy. Nebenwirkg.*: Erregungszustände. Bei Überdosierung: Verwirrtheit.

Addison-Krankheit (Morbus Addison, primäre Nebenniereninsuffizienz, Hypo-Cortisolismus, Bronzehautkrankheit): Allmähliche Zerstörung der Nebennierenrinde, die Steroidhormone (Glukokortikoide, Mineralokortikoide und Sexualhormone) produziert. Es entsteht ein Hormon-Mangel vor allem an → Cortisol und Aldosteron (→ Hormone). Kompensatorisch (Feedback zu niedriger Hormonwerte) kommt es zur gesteigerten Sekretion des Hypophysenhormons ACTH, hierdurch wird auch die Ausschüttung von Melanotropin gesteigert (MSH, → Hormone) und es entsteht eine Hyperpigmentation („Bronzehaut"). Die Patienten sehen aus, als kämen sie gerade aus dem Urlaub, selbst die Schleimhäute sind gebräunt. *Somat.*: Der Aldosteron-Mangel (→ Hormone) führt zu → Hyponatriämie (Kochsalzmangel durch fehlendes Zurückfiltern in der Niere), Überschuss an Kalium und Magnesium, es kommt zur Blut-Übersäuerung (Azidose). Folgen sind: Herz-Erregungsstörungen, Blutdruckabfall, Rückbildung der Muskulatur, Schwächegefühl, Gelenk- und Muskelschmerzen, bei Frauen Verlust der Körperbehaarung (Androgenmangel), Ausbleiben der Regelblutung. Durch Unterzuckerung (→ Blutzucker) entstehen Gewichtsverlust, erhöhter Puls und Schwitzen. Außerdem verminderte Salzsäuresekretion, Unterbauchbeschwerden, Blähungen, Übelkeit, Erbrechen, Appetitlosigkeit, Durchfall und Blutzellbildungsstörungen (→ Anämie). *Psy.*: Erhebliche Leistungsminderung, schnelle Erschöpfbarkeit, Lustlosigkeit, Rückgang der Libido, Müdigkeit, Apathie, Reizbarkeit, Depressionen, Gedächtnisstörungen und sozialer Rückzug.

Addison-Krise: Akute und oft lebensbedrohliche Form der Addison-Erkrankung bei plötzlichem Funktionsverlust der Nebenniere (z.B. Verschluss zuführender Blutgefäße, Verletzung, Infektion, Endphase einer chron. Addison-Krankheit). *Somat.*: Austrocknung (→ Dehydration), → Fieber, Unterzuckerung (→ Blutzucker), extreme Schwäche, Durchfall, Natriummangel (Hyponatriämie), Kaliumüberschuss (Hyperkaliämie,

→ Herzrhythmusstörungen), gestörte Blutdruckregulation (Blutdruckabfall und kompensator. Pulserhöhung), lebensbedrohlicher → Schock. *Psy.*: Zusätzlich zu den Symptomen der → Addison-Krankheit kommt es zu Aufmerksamkeits-, Wachheits- und Bewusstseinsstörungen.

Adenom ist eine gutartige Geschwulst aus Schleimhaut oder Drüsengewebe. Es kommt z. B. im Magen-Darm-Trakt (Polyp), in der Schilddrüse, in den Nebennieren, den Eierstöcken oder in den Milchdrüsen vor (Fibroadenom). Weiteres: → Nebennierenadenom, → Schilddrüsenadenom.

Adipositas (Fettsucht) kann entstehen durch: Falsche Ernährung, Bewegungsmangel, Stress (Essen zwecks Frustrations-Kompensation, → Kohlenhydrate), genetische Disposition, Krankheiten (z. B. Hypophysenstörung, Schilddrüsenunterfunktion, Cushing-Syndrom), Medikamenten-Nebenwirkungen (z. B. Antidepressiva, Antidiabetika). *Somat.*: Geringere Belastbarkeit, schnelle Ermüdung, Kurzatmigkeit bei Belastung, Risiko für → Schlafapnoe, orthopädische Probleme (z. B. Kreuzschmerzen, frühzeitige Bandscheiben- u. Knieabnutzung), Herz-Kreislauf-Probleme, verstärktes Schwitzen, erhöhtes Sterblichkeitsrisiko an Herzinfarkt u. Schlaganfall. *Psy.*: Oft erniedrigtes Selbstwertgefühl u. Depressionen durch geringere Akzeptanz von „Dicken". Fettzellen bilden Östrogen; bei Männern durch erhöhten Östrogenspiegel Verminderung der sexuellen Lust. Daten einer kanadischen Studie belegen außerdem kognitive Verlangsamung und Gedächtnisstörungen bei Übergewichtigen; Ursachen sind möglicherweise Hirn-Durchblutungsstörungen.

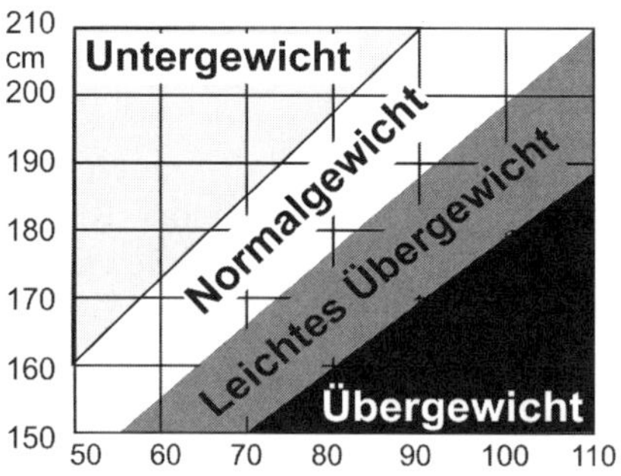

Abb. 1: Adipositas

ADHS: → Aufmerksamkeits-Defizit-Hyperaktivitäts-Syndrom, siehe auch: → Psychoanaleptika, → Methylphenidat.

Adrenalin (Epinephrin) ist ein schnell wirkendes Stress-Hormon, das im Nebennierenmark gebildet wird. Im ZNS kommen Adrenalin und → Noradrenalin als monoaminerge → Neurotransmitter vor. Synthetisches Adrenalin wird als Medikament gegeben z.B. bei Herzstillstand, Kreislaufschock (→ Schock), → Asthma bronchiale, Pseudo-Krupp. *Somat.*: Herzfrequenz- und Blutdrucksteigerung, Risiko von Herzrhythmusstörungen, Erweiterung der Bronchien, Bereitstellung von Energiereserven (Risiko der Überzuckerung), verbesserte Muskeldurchblutung bei verminderter Durchblutung des Verdauungssystems, Speichelfluss, Schwitzen, Harndrang, Übelkeit, Erbrechen, Kopfschmerzen, Krämpfe. *Psy.*: Ruhelosigkeit, Nervosität, Angst, selten auch Halluzinationen, Psychosen.

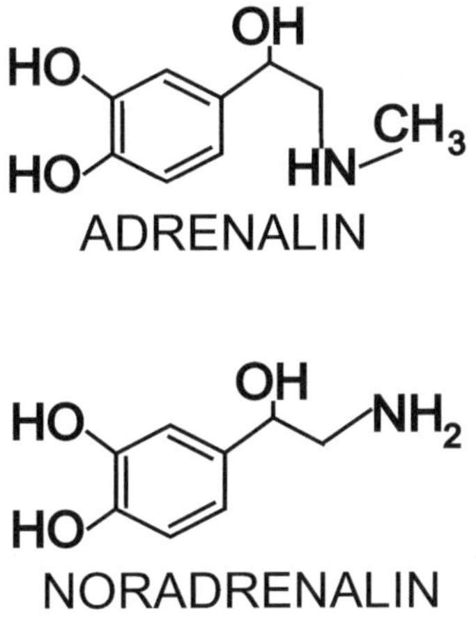

ADRENALIN

NORADRENALIN

Abb. 2: Chemische Formeln von Adrenalin und Noradrenalin

Adrenale Neoplasie: Nebennierenkarzinom, → Cushing-Syndrom.

Adrenal Fatigue bezeichnet eine subklinische Schwäche der → Nebennieren als Folge von chronischem beruflichem, privatem, familiärem oder krankheitsbedingtem Stress. Als Anpassung an bedrohliche Situationen produziert die Nebenniere vermehrt → Adrenalin und → Cortisol, aber weniger Sexualhormone (→ DHEA, → Testosteron). Zunächst passt sich der Körper, durch erhöhte Produktion dieser Stresshormone, an die Belastungen an, es kommt zur Vergrößerung der Nebennieren. Nach Jahrzehnten chronischen Stresses bricht das System jedoch zusammen, die Hormonproduktion der Nebennieren vermindert sich zusehends. *Somat.*: Schlafstörungen, Müdigkeit, Probleme morgens aufzuwachen, Gelenkschmerzen, Schwindel, Unterzuckerung (Hypoglykämie), Potenzschwierigkeiten. *Psy.*: Burnout-Symptomatik, Erschöpfung, Konzentrationsdefizite, Leistungsversagen, Depressionen, Libidoverlust.

Adrenogenitales Syndrom (Steroid-21-Hydroxylase-Mangel) ist ein autosomal-rezessiv vererbtes Stoffwechselproblem durch Mangel des

Enzyms 21-Hydroxylase mit Hormonsynthesestörung in der Nebennierenrinde. Hierdurch liegt ein Mangel an Cortison und Aldosteron vor. Durch kompensatorische Stimulierung der Nebenniere kommt es zur Größenzunahme der Nebennierenrinde (NNR-Hyperplasie) und somit zu einer vermehrten Synthese von bestimmten → Hormonen (Steroide, Anstieg des Androgenspiegels). *Somat.*: Während der Embryonalentwicklung entsteht bei Mädchen → Intersexualität (Hermaphroditismus). Bei *Late-onset*-Fällen kommt es erst in der → Pubertät zu einer Vermännlichung mit starker Bart- u. Körperbehaarung, Glatzenbildung, Stimmbruch, unproportionierte Klitorisvergrößerung, Ausbleiben der Regelblutung (Amenorrhö), Erhöhung von: Muskelwachstum, Knochenmasse, Hautdicke, Talgproduktion (Akne). Bei Jungen frühes Einsetzen der Pubertät. *Psy.*: Reaktive psychische Probleme der Geschlechtsidentität bei betroffenen Mädchen und Frauen. Anstieg der Libido und eher jungenhaft-aggressives Verhalten.

Adrenale noduläre Hyperplasie: knotenartiges Wachstum der Nebennierenrinde → Cushing-Syndrom.

Adynamia: Leistungsschwäche. Adynamia episodica hereditaria: siehe → Lähmung, periodische.

Ahornsirupkrankheit (Leucinose, MSUD, Verzweigtkettenkrankheit): autosomal-rezessiv vererbter Gendefekt des Eiweißstoffwechsels. Die verzweigtkettigen Aminosäuren Leucin, Isoleucin und Valin können durch Defekt eines Dehydrogenase-Komplexes nicht vollständig abgebaut werden; sie und ihre Zwischen- und Abbauprodukte sammeln sich im Blut an und werden mit dem Harn ausgeschieden (Uringeruch wie Ahornsirup bzw. „Maggi"). Durch frühe lebenslange Diät lassen sich Dauerschäden vermeiden, unbehandelt kommt es in den ersten Lebenswochen zum Tod. *Somat.*: Zentralnervöse Schäden, Trinkschwäche, häufiges Erbrechen, Muskelhypotonie, neurologische Ausfälle, → Epilepsie, Atemnot, Koma, Tod. *Psy.*: Apathie. Bei zu spätem Erkennen: geistige Behinderung, bleibende Intelligenzmängel.

AIDS (*acquired immune deficiency syndrome*): Erworbene Immunschwäche ausgelöst durch das Humane Immundefizienz Virus (→ HIV). Das Virus wird durch Sexualverkehr, Blut zu Blut Kontakt (intravenöser Drogenkonsum, Bluttransfusion) und von der Mutter auf das Kind (intrauterin, perinatal) übertragen. Angriffspunkt sind Lymphozyten (weiße Blutkörperchen). Ca. 2–8 Wochen nach Infektion kommt es zur akuten Phase mit grippeähnlichen Symptomen. Danach folgt eine symptomlose Latenzphase von Monaten bis Jahrzehnten, in der sich der Betroffene gesund fühlt, das Virus sich aber vermehrt. Das nächste Stadium ist durch Lymphknotenschwellungen gekennzeichnet (Lymphadenopathiesyndrom). Da das HI-Virus vordringlich das Immunsystem besiedelt und zerstört, kommt es schließlich zu der erworbenen Immunschwäche, die AIDS den Namen gab. *Somat.*: Ständige Infektionserkrankungen,

Fieber, Nachtschweiß, Atemnot, Husten, Brustschmerzen, Mundbrennen, Schluckbeschwerden, Durchfälle, Gewichtsverlust, Haut- und Schleimhautveränderungen, rot-violett bis bräunl. Tumorknoten (Kaposi-Sarkom), Seh-, Bewegungs- u. neurolog. Störungen, Taubheitsgefühle, Muskelschwäche, → Zittern, im Endstadium oft Krebs (z.B. Hirntumor). *Psy.*: Nach Ansteckung reaktive Depression, Angst, posttraumatische Belastungsstörung, z.T. auch Reizbarkeit und Aggressivität. In der Endphase zunehmende → neuropsycholog. Störungen, hirnorganisch bedingte Wesensveränderungen, Intelligenzdefizite (sog. HIV-Demenz).

Akinetischer Mutismus entsteht durch schwere beidseitige Schädigung in mittleren Hirnteilen (insbes. Thalamus oder mittelliniennahes Frontalhirn) z.B. infolge → Schädel-Hirn-Trauma oder → Schlaganfall. *Somat.*: Die Patienten liegen in regloser Haltung, verfolgen aber bewegte Objekte mit den Augen. Mangelnde Spontanbewegungen, viele Reflexe (z.B. Greifreflex) und Handlungsautomatismen (z.B. Ball fangen, Hand geben) gelingen noch. *Psy.*: Die Patienten sind wach, können aber auf Umweltreize nicht adäquat reagieren. Sie sind an ihrer Umwelt interessiert, können die Eindrücke aber nicht angemessen verarbeiten; erhebliche → neuropsycholog. Störungen; meist fehlende Spontansprache, einfache Antworten können mitunter noch gegeben werden; höhere intellektuelle Fähigkeiten (Lesen, Schreiben, Rechnen) sind weitgehend unmöglich, häufige Verletzung sozialer Konventionen.

Akromegalie entsteht durch ein gutartiges Geschwulst der Hypophyse, die dadurch zuviel Wachstumshormone (Somatotropin, Somatotropin-Releasing-Hormon) produziert. Der Tumor drückt oft auf den darunterliegenden Sehnerv, was Sehstörungen (→ Gesichtsfelddefekte) verursacht. Bei Kindern kommt es zu überproportionalem Längenwachstum (Gigantismus); bei Erwachsenen entstehen nur Vergrößerungen einzelner Teile. Indirekt kann der Tumor die Funktion der gesamten Hypophyse stören, so dass es zu Auswirkungen auf andere → Hormone kommen kann. *Somat.*: Vorwölbung der Stirn, grobe Gesichtszüge (vergrößerte Nase, Unterkiefer, Lippen und Zunge, Auseinanderwachsen der Zähne), Vergrößerung von Händen, Füßen, Schilddrüse, Herz, Leber, Nebennieren, außerdem Gelenkbeschwerden, Kopfschmerzen, übermäßiges Schwitzen, Taubheitsgefühle und Kribbelparästhesien der Gliedmaßen. Bei Beeinflussung anderer Hormonsysteme, z.B. abfallender Testosteronspiegel (Impotenz), Funktionsstörungen der Eierstöcke, Menstruationsstörungen. *Psy.*: Häufig reaktive Depressionen durch die Entstellung der Gesichtszüge. Ggf. Symptome einer Schilddrüsenfunktionsstörung mit Verminderung der Libido.

Aldosteronagonisten: Medikament gegen → Herzinsuffizienz und Überproduktion des Hormons Aldosteron (Hyperaldosteronismus, →

Nebennierenadenom). Wirkung über Blockade der Rezeptoren für Aldosteron (→ Hormone). *Mögl. somat. Nebenwirkg.*: Flüssigkeitsverlust (→ Dehydration), Schlaflosigkeit, Kopfschmerz, Herz-Vorhofflimmern, niedriger Blutdruck, Durchfall, Übelkeit, Blähungen, Erbrechen, Juckreiz, Schwitzen, Beinkrämpfe, Rückenschmerzen, Nierenfunktionsstörungen, Kraftlosigkeit, Impotenz, Vermännlichung bei Frauen (fehlende Regelblutung, übermäßige Körperbehaarung, Stimmveränderung). *Mögl. psy. Nebenwirkg.*: Unwohlsein, Benommenheit, selten auch Verwirrtheit.

Alien Limb Syndrome (Fremdes Gliedmaß) oder „*alien-hand-syndrome*" (Fremde-Hand-Syndrom): Der Patient hat das Gefühl, ein Gliedmaß (meist Hand, Arm, selten beidseitig) sei kein Teil des eigenen Körpers. Ursachen sind vordringlich Schäden des Corpus Callosums („Balken" im Gehirn), daneben Degeneration im unteren Hirnbereich (kortikobasal; asymmetrisches Parkinsonsyndrom mit frontotemporaler Atrophie), Thalamusdefekte und Schäden des Frontal- und/oder Parietallappens durch → Schlaganfall oder → Schädel-Hirn-Trauma. *Somat./Psy.*: Ohne visuelle Rückmeldung können die Betroffenen nicht sagen, ob sie die eigene oder eine fremde Hand berühren. In Addition zu oder statt einer geplanten Handlung werden komplexe Bewegungen ausgeführt. Der Patient ist sich bewusst, die Bewegung auszuführen, kann sie aber nicht kontrollieren. Oft versucht er mit der intakten Hand die andere festzuhalten. Typisch sind unwillkürliches Ergreifen, unbemerktes Armheben. Selten versucht die „fremde" Hand den Patienten zu schlagen oder zu würgen.

Alkaloide sind von Pflanzen hergestellte Gifte, die in geringerer Konzentration starke Effekte auf das ZNS haben (z.B. Bilsenkraut, → Fliegenpilz, Goldregen, → Kaffee, Koka-Strauch, Mate, Mutterkornpilz, Pfeffer, Schlafmohn, Stechapfel, Tabak, → Tollkirsche). Hierzu gehören z.B. → Atropin, Chinin, Ephedrin, Morphin, Muscarin, Nikotin. Je nach Substanz wirken sie stimulierend (Agonisten) oder hemmend (Antagonisten) auf Rezeptoren im Gehirn. *Somat./Psy.*: Ein Teil der alkaloidhaltigen Pflanzen verursacht halluzinogene Effekte und wird als Rauschdroge benutzt (z.B. → LSD, → Mescalin, → Opiate, → Psilocybin).

Alkohol (Ethanol) ist derzeit in Deutschland die einzige legal zugelassene Rauschdroge. *Somat.*: Die folgenden Angaben sind zwangsläufig ungenau, da rasch eine Gewöhnung mit Dosissteigerung eintritt.

Tab. 1: Somatische und psychische Wirkung von Alkohol im Blut

Promille	Somatisch:	Psychisch:
0,2 ‰	Wärmegefühl	Leichte Euphorie, geringfügige Persönlichkeitsveränderungen, Wunsch mehr zu trinken, steigende Risikobereitschaft, dezente Verschlechterung des Auffassungsvermögens
0,4 ‰	Erste leichte Probleme der Bewegungskoordination	Wachsende Geselligkeit mit Euphorisierung, Rededrang, Enthemmung, gesteigertes Leistungsgefühl bei objektiv verringertem Leistungsvermögen, nachlassender Selbstkritik, vermindertem Urteilsvermögen, steigende Reizbarkeit, Fehler bei der Abschätzung von Entfernungen und Geschwindigkeiten.
0,6 ‰	Beginnende Verminderung von Seh- und Hörleistungen.	Zunehmende Enthemmung, Selbstüberschätzung, erste Gefühlsausbrüche, nachlassende Konzentration.
0,7 ‰	Nachlassendes Zusammenspiel komplexer Bewegungen.	Verminderte Aufnahmefähigkeit.
0,8 ‰	Schwierigkeiten beim Fixieren von Gegenständen.	Stetige Verschlechterung der Reaktionsfähigkeit, Störungen des Sehens und Gleichgewichtssinns.
1,0 ‰	Gleichgewichtsstörungen, Probleme beim Gehen.	Stadium des Rausches: Sprachstörungen, Verlust der Selbstkontrolle, z. T. massive Gefühlsausbrüche mit Selbstmitleid, Depression, emotionale Überreaktionen bei nichtigem Anlass und aggressive Handlungen, lallende Sprache, Gangstörungen.
2,0 ‰	Erschlaffung der Muskeln, Atmungsschwierigkeiten, Erbrechen.	Betäubungsstadium / Narkose: Verwirrung, schwere Urteils-, Verständnis- und Auffassungsschwierigkeiten, Bewusstseins- und Gedächtnisstörungen (Black-out).
3,0 ‰	Flacher Atem, Unterkühlung, drohende Atemlähmung und Tod ab 4–7 ‰.	Alkoholintoxikation: Bewusstseinsverlust bis zum komatösen Zustand.

Alkohol-Embryopathie: Schädigung eines ungeborenen Kindes durch Alkoholismus der Mutter. *Somat.*: Kleinwuchs, körperliche Entwicklungsverzögerungen, z.T. zu kleines Gehirn (→ Mikrozephalus), oft typisches Aussehen mit kurzer Nase und schmalen Lippen (faziale Dysmorphie). *Psy.*: Entwicklungsverzögerungen, geistige Retardierung, Intelligenzdefizite.

Alkoholentzug: Das Gehirn passt sich relativ rasch an die stetige Zuführung von Alkohol an und reagiert bei Alkoholabhängigen mit schweren Entzugssymptomen, sobald die Blutalkoholkonzentration absinkt (→ Entzug). *Somat.*: → Zittern, motorische Unruhe, starkes Schwitzen, Pulsanstieg (Tachykardie), Blutdruck (meist Anstieg, seltener Abfall), Schlaflosigkeit, Krampfanfälle, Delir. *Psy.*: Starkes Verlangen nach Alkohol (Craving), Einengen des Denkens auf Alkoholbeschaffung, Konzentrationsdefizite, Auffassungsschwierigkeiten, Fahrigkeit, Nervosität, innere Unruhe, Reizbarkeit, Angst, depressive oder stark schwankende Stimmung, Verwirrtheit, z.T. akustische oder optische Halluzinationen, wahnhaftes Denken (→ Alkoholpsychose).

Alkoholintoleranz: Einige Menschen können aufgrund ihrer genetischen Veranlagung Azetaldehyd, ein Abbauprodukt des Alkohols, nicht schnell genug abbauen. Es kommt schon nach geringen Alkoholmengen zu einem schweren „Kater". Das Syndrom ist häufig bei Asiaten und relativ selten bei Europäern. *Somat.*: Herz-Kreislaufbeschwerden, Übelkeit, allergieartige Symptome, migräneartige Kopfschmerzen. *Psy.*: Vorübergehende Denk- u. Bewusstseinsstörungen.

Alkoholismus: Alkoholkonsum führt rasch zu Habituation (Gewöhnung), Missbrauch („Koma-Saufen") oder Abhängigkeit. Hierbei zeigen unterschiedliche Typen des Alkoholikers unterschiedliche Verhaltensweisen.

Tab. 2: Einteilung des Alkoholismus nach Jellinek:

Alpha	Problemtrinker, Erleichterungstrinker, Konflikttrinker
Beta	Gelegenheitstrinker, weder psychisch noch körperlich abhängig, aber gesundheitliche Folgen.
Gamma	süchtiger Trinker, Rauschtrinker, erhöhte Toleranz, Kontrollverlust.
Delta	Gewohnheitstrinker, Unfähigkeit zur Abstinenz, aber kein Kontrollverlust.
Epsilon	„Quartalssäufer", monatelange Abstinenz, dann Trinkphasen mit Kontrollverlust.

Aufgrund genetischer Disposition entwickeln manche Menschen leichter eine Sucht als andere. Chronisch hohe Alkoholmengen schädigen das Gehirn mit der Folge kognitiver Beeinträchtigungen. *Somat.*: Schäden von Magen, Bauchspeicheldrüse, Herz, Blutgefäßen, Leber, Gehirn und Nerven. Hohes Risiko für Krebs, Schlaganfall und Herzinfarkt. *Psy.*: Im Zentrum des Denkens steht die Alkoholbeschaffung; fehlende realistische Zukunftspläne, oft leiden Angehörige mehr als der Alkoholkranke selbst. Vermindertes Durchhaltevermögen, Konzentrationsmängel, Unzuverlässigkeit, Kritik- und Urteilsschwäche, sowie soziale Unangepasstheit führen zu beruflichen Schwierigkeiten. Typisch ist Leugnung oder Bagatellisierung der Sucht; um das Ausmaß des Alkoholkonsums zu verheimlichen bzw. die Sucht zu finanzieren besteht Unehrlichkeit. Bei der „alkoholtoxischen Wesensveränderung" kommt es zu Stimmungslabilität, Interessenverarmung, Zusammenbruch von Motivation und Antrieb. Im weiteren Verlauf zunehmende → neuropsycholog. Störungen und distanzloses Verhalten auch im nüchternen Zustand. Es entstehen massive Gedächtnisschwierigkeiten (alkoholbedingtes amnestisches Syndrom, → Korsakow-Syndrom, → Wernicke Enzephalopathie) bis hin zur Alkoholdemenz. Siehe auch: → Methylalkohol.

Alkoholpsychose: Hierzu gehören Delirium tremens, Alkoholhalluzinose und alkoholischer Eifersuchtswahn. Zur Alkoholpsychose kann es während des aktuellen Substanzgebrauchs kommen, aber auch im Entzug. *Somat.*: Psychomotorische Störungen (Erregung oder bewegungsloser Stupor), z.T. körperliche Halluzinationen. *Psy.*: Optische oder akustische Halluzinationen (oft beschimpfende Stimmen), Wahnideen (z.B. Eifersuchts-, Beziehungs- oder Verfolgungsideen), abnorme Affekte (intensive Angst bis Ekstase), Bewusstseinseinschränkungen, jedoch keine ausgeprägte Verwirrtheit, Bewusstseinsstörungen oder Desorientiertheit.

Allergien: Krankheitsbild, das durch Überempfindlichkeit des Immunsystems gegen ein Allergen ausgelöst wird. Auf Basis einer genetischen Veranlagung wird die Allergie im Rahmen einer klassischen Konditionierung erlernt und generalisiert dann leicht auf ähnliche Substanzen. Beim Erstkontakt (z.B. Wespenstich) werden lokal Immunglobuline (Ig-Antikörper) gebildet (Sensitivierung). Bei Folgekontakten erkennen die Immunglobuline das Allergen wieder, es kommt zur Ausschüttung von Entzündungsmediatoren (→ Histamin). Man unterscheidet: Typ-I (Überempfindlichkeit vom Soforttyp, IgE) z.B. Asthma, Heuschnupfen, Nesselsucht, Nahrungsmittel-, Insektenstichallergie. Typ-II (zytotoxischer Typ) wird vermittelt durch IgG, IgM und das Komplementsystem, z.B. bei Agranulozytose (Verminderung weißer Blutkörperchen), hämolytischer Anämie (Beschleunigter Abbau von Blutkörperchen), Blutgruppenunverträglichkeit bei Transfusion. Typ-III wird vermittelt durch IgG. Hier bilden sich Allergen-Antikörper-Immunkomplexe und lagern sich in Gefäßen und im Gewebe an, z.B. an

Nieren, Gelenken, Blutgefäßen (→ Vaskulitis allergica), → Lupus erythematodes. Typ-IV (Überempfindlichkeit vom verzögerten Typ) wird vermittelt über T-Zellen. Erst nach 48–72 Stunden treten Symptome auf (z. B. Kontaktekzeme, Hautausschläge, Organabstoßung nach Transplantation). Immun- und Nervensystem benutzen zum Teil dieselben Botenstoffe (Immunpeptide bzw. Neuropeptide), daher besteht eine enge Interaktion. Ruhe fördert das Immunsystem; Stress und Depressionen hemmen es. Nach langen Stressphasen kommt es in der ersten Ruhephase zur Überfunktion des unterdrückten Immunsystems (cholinerger Gegenschlag) mit Ansteigen allerg. Reaktionen. *Somat.*: Allergieauslösende Substanzen lassen sich einteilen in: (1) Inhalationsallergene (Blütenpollen, Hausstaub) führen z. B. zu Heuschnupfen, Bindehautentzündung und → Asthma. (2) Kontaktallergene (z. B. Nickel, Latex) führen zu Hautreizungen, Ekzemen, Juckreiz. (3) Lebensmittelallergene (z. B. gegen Erdnüsse) verursachen Rachen-, Magen- und Darmbeschwerden. Hinzu kommen stets allgemeine Symptome einer Immunreaktion wie z. B. Kopfschmerzen, Schwächegefühle, erhöhte Körpertemperatur, Leistungsabfall. Selten kann es zum → anaphylaktischen Schock mit lebensbedrohlichem Kreislaufzusammenbruch kommen. *Psy.*: Durch die → Immunreaktion allg. Unwohlsein, Unlust, Antriebslosigkeit, Konzentrations- und Denkstörungen. Chronische allergische Erkrankungen (Heuschnupfen, → Asthma, → Neurodermitis) können reaktiv zu Depressionen, Ängsten, Selbstunsicherheit, sozialem Rückzug führen. Langzeitfolgen sind oft ständige Müdigkeit (z. B. nächtlicher Juckreiz bei Neurodermitis). Atemnot und Erstickungsgefühle bei Asthma wie auch der allergische → Schock lösen Panikgefühle aus.

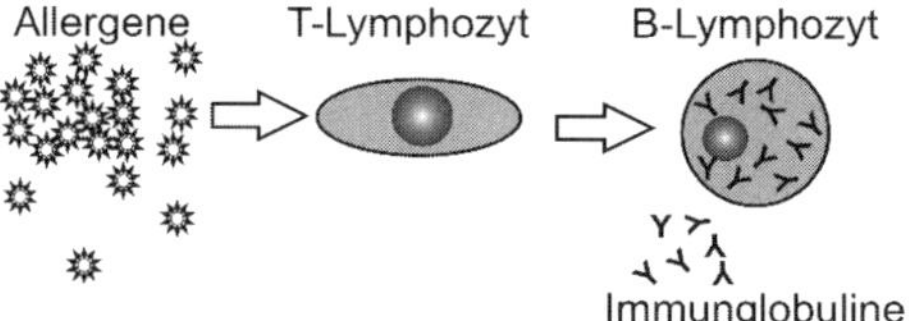

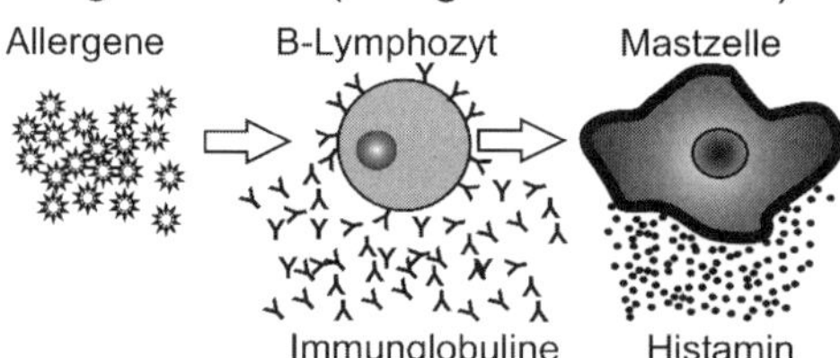

Abb. 3: Entstehung von Allergien

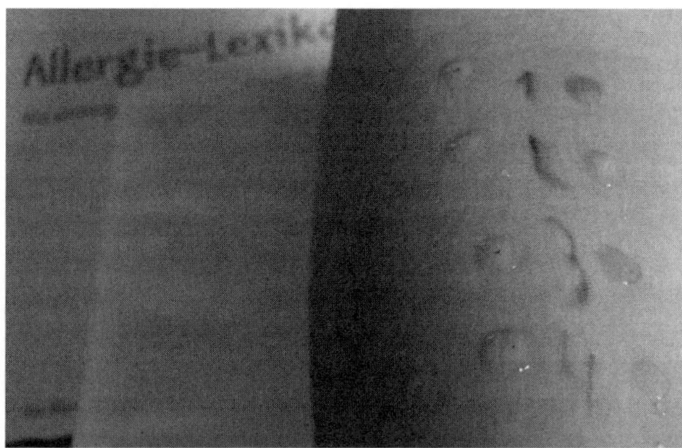

Abb. 4: Allergietestung

Alpha-2-Rezeptoragonisten: Medikamente gegen Bluthochdruck. Durch Stimulation von Nervenzellen mit Rezeptoren vom Alpha-2-Typus kommt es über einen negativen Feedback-Mechanismus zur Hemmung des sympathischen Teils des vegetativen Nervensystems (Sympatholytika). *Mögl. somat. Nebenwirkg.*: Müdigkeit, Schwindel, Mundtrockenheit, Ödeme (Wasseransammlungen), Kopfschmerzen, Potenzstörungen, Schwäche, Übelkeit, Verstopfung. *Mögl. psy. Nebenwirkg.*: Konzentrations- und Denkstörungen, Sedierung, Benommenheit, Depressionen, Störungen der Libido, selten Halluzinationen.

Altern ist ein unausweichlicher biologischer Prozess (Reparaturmechanismen der DNA erschöpfen sich, Telomerverkürzung) und hat neben körperlichen auch psychische Veränderungen zur Folge. *Somat.*: Mit steigendem Alter Zunahme chronischer Krankheiten, insbesondere kardiovaskuläre Erkrankungen (Bluthochdruck, Herzinfarkt, Schlaganfall), Krebs, Diabetes, orthopädische Gebrechen (Bandscheiben, Hüfte, Knie), Hirnatrophien, dementielle Prozesse. *Psy.*: Bei lange Zeit noch intaktem Altwissen und guter Menschenkenntnis meist zunehmende Inflexibilität, Zuspitzung vorhandener Charaktereigenschaften, Schwierigkeiten sich auf Veränderungen umzustellen, Hilflosigkeit infolge chron. Krankheiten. Chronische Schmerzen führen anfänglich zu Reizbarkeit, langfristig zu Depression, Anklammern und Lebensunlust. Zunehmende → neuropsychologische Störungen bis zur Demenz.

Altersdepression: Durch chronische Krankheiten, Schmerzen, nachlassende Sinnesfunktionen, Bewegungseinschränkungen, Verlust von Lebenspartner und Freunden, Einsamkeit, Funktionslosigkeit, Abhängigkeit, Hilflosigkeit, z. T. auch durch erniedrigende Lebensumstände kommt es im Alter häufig zu Depressionen; die Rate an erfolgreich vollendeten Suiziden ist deutlich höher als bei jüngeren Menschen.

Somat.: Ältere Menschen klagen häufiger über körperliche Symptome einer Depression als über psychische. Typisch sind unspezifische Beschwerden ohne organischen Befund wie z.B. Unwohlsein, Schlafstörungen, Kopfschmerzen, Atemprobleme, Magen-Darm-Beschwerden, Gewichtsverlust usw. *Psy.*: Grübeleien, Morgentief, Gefühle von Wertlosigkeit und innerer Leere, Suizidgedanken, eher selten offenkundige Traurigkeit. Hinzu kommen Ängste, Aufgabe bisheriger Tätigkeiten und sozialer Rückzug.

Alzheimer-Demenz (Morbus Alzheimer): Nach Alois Alzheimer benannte degenerative Hirnerkrankung, häufigste Ursache für Demenz. Im Gehirn Betroffener findet man deutlich mehr Veränderungen als in Gehirnen gleichaltriger Gesunder (amyloide Plaques, fibrilläre Ablagerungen). Innerhalb der Nervenzellen findet sich eine Funktionsstörung der Mitochondrien mit übermäßiger Freisetzung von freien Radikalen, die die Zelle schädigen. Beides korrespondiert mit dem Absterben von Neuronen. Es kommt zu einem fortschreitenden Verlust von Hirngewebe (→ Hirnatrophie). Entsprechend liegen Mängel diverser → Neurotransmitter vor, insbesondere des → Azetylcholins, das ausschlaggebend für Bewusstsein und geistige Leistungen ist. *Somat.*: Im Frühstadium kaum körperliche Auffälligkeiten. Im moderaten Stadium beginnende Defizite der Feinmotorik (z.B. Knöpfe schließen). Im schweren Stadium zunehmende neurologische Defizite, Bewegungsstörungen, Einnässen (Inkontinenz), Bettlägerigkeit, fehlende Reaktionen. Tod 5–20 Jahre nach Diagnosestellung. *Psy.*: Im Frühstadium, bei ansonsten weitgehender Selbständigkeit, häufige Vergesslichkeit, Merk- und Lernstörungen, gelegentliche zeitliche oder räumliche Orientierungsschwierigkeiten. Das moderate Stadium zeigt bei eingeschränkter Selbständigkeit einen zunehmenden Verlust der kognitiven Leistungsfähigkeit, auffällige Vergesslichkeit, Rechenschwierigkeiten, stark verringerte Problemlösungsfähigkeit. Stetige Zunahme der Symptomatik über Jahre hinweg, schließlich schwere Erkennungsstörungen, Phasen der Desorientierung, zunehmende → neuropsycholog. Störungen. In bestimmten Phasen auch Depressionen, Wahn (insbes. Bestehlungswahn), Halluzinationen, Unruhezustände und Weglauftendenzen (Gefühl, man sei nicht in der eigenen Wohnung). Schließlich Sprachverständnisprobleme, Vernachlässigung der Hygiene. Im schweren Stadium völlige Pflegeabhängigkeit, totaler Gedächtniszerfall für Aktuelles, auch das Langzeitgedächtnis ist nun betroffen (z.B. nächste Verwandte werden nicht mehr erkannt), keine persönliche Orientierung mehr.

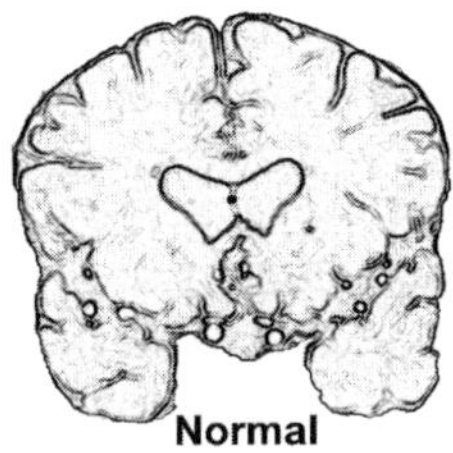

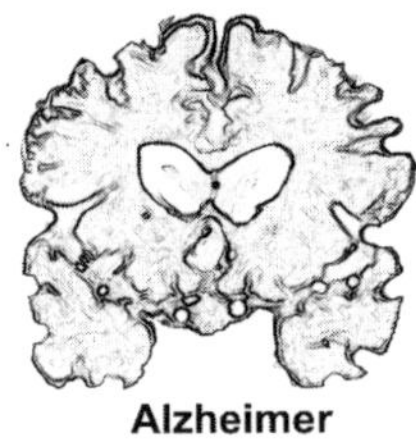

Abb. 5: Veränderungen des Gehirns bei Alzheimer-Demenz

Amalgam ist eine Legierung aus → Quecksilber und anderen Metallen, es wird als Zahnfüllung benutzt. Umstritten ist, ob und in welchem Ausmaß es hierdurch zu Symptomen einer Quecksilbervergiftung kommen kann und ob sich durch metallhaltige Zahnfüllungen, elektrische Ströme im Mund bilden, die dann chronische Beschwerden (z. B. Kopfschmerzen) auslösen. Weiteres → Quecksilber.

Amantadin ist ein Medikament (ein → Glutamat-Rezeptor-Antagonist, → Neurotransmitter), das (1) die Virusvermehrung hemmt (Virustatikum, z. B. zur Grippeprophylaxe) und (2) ein → Anti-Parkinsonmittel ist. *Mögl. somat. Nebenwirkg.*: Übelkeit, Brechreiz, Durchfall, Appetitlosigkeit, Kopfschmerzen, Schwindel, Mundtrockenheit, Kreislaufstörungen, Verschwommensehen, Schlafstörungen, Harnverhaltung, marmorierte Haut (Livedo reticularis), Wasseransammlungen (z. B. Knöchelödeme). Selten Herzrhythmusstörungen, Muskelzuckungen, gesteigerte Lichtempfindlichkeit. *Mögl. psy. Nebenwirkg.*: Unruhe, Nervosität, Gedächtnis- und Konzentrationsdefizite, Schlafstörungen. Selten Stimmungsveränderungen, Albträume, Wahn leichten Grades, Verwirrtheit. Bei älteren Parkinson-Patienten können wahnhafte Psychosen und optische Halluzinationen auftreten.

Amaurotische Idiotie: → Gangliosidose.

Amphetamin (*speed*, Alpha-Methylphenethylamin) ist eine synthetische Droge (indirektes Sympathomimetikum), die chemisch verwandt ist z. B. mit → Ephedrin (adrenalinähnlich erregende Wirkung) und → Ecstasy. Amphetamin führt zur Ausschüttung der Neurotransmitter → Dopamin und → Noradrenalin und hemmt deren Wiederaufnahme. In wissenschaftl. Studien wurden Amphetamine zur Erzeugung einer Modell-Psychose benutzt (künstliche Schizophrenie). Verbreitung als Aufputschmittel, Appetitzügler und Partydroge (hohes Missbrauchspotential). *Somat.*: Mobilisierung aller Kraftreserven, verringertes Schlafbedürfnis u. Hungergefühl, Bewegungsdrang. Nachwirkungen: Kaum körperliche Entzugserscheinungen, aber massive Erschöpfungszustände. *Psy.*: Aktivierung, hohe Wachheit, verbesserte Konzentration, Arbeitssucht, gesteigertes sexuelles Verlangen, leichte Euphorie, Steigerung von Mitteilungsbedürfnis („Laber-*flash*") und Selbstbewusstsein, erhöhte Risikobereitschaft, Narzissmus bis zum Größenwahn, Gefühl, alles bewege sich schneller („*rush*-Effekt"). Überdosierung: Unruhe, Nervosität, Fahrigkeit, Angst. Gefahr der Auslösung einer Amphetamin-Psychose (schizophrenieähnliche Symptome), die meist nach einigen Tagen abklingt. Bei häufigem Konsum erhebl. Risiko einer bleibenden → drogeninduzierten Psychose. Nachwirkungen: Depressive Zustände.

Amygdala (Mandelkern) ist ein Teil des Limbischen Systems im mittleren Teil des Schläfenlappens im Gehirn; sie ist wesentlich an der Entstehung von Angst beteiligt, eingehende Wahrnehmungen werden hier auf Bedrohlichkeit geprüft. Die beiden Mandelkerne verknüpfen Gefühle mit aktuellen Situationen und speichern diese Information im Gedächtnis ab. Die Amygdala hat daher eine katalysierende Funktion, um Informationen aus den Kurzzeit- in die Langzeitspeicher zu übertragen. *Somat.*: Einleitung vegetativer Reaktionen auf bedrohliche Reize (Atemfrequenz-, Herzschlag-, Blutdruck-Erhöhung usw.). Aktivierung von Hypothalamus, Formatio reticularis und Sympathikus. Erhöhung von → Azetylcholin-, → Dopamin- und → Adrenalinausschüttung. *Psy.*: Entstehung von Angst, sehr rasche, oft vorbewusste Bewertung einer Situation auf Bedrohlichkeit bzw. schnelles Wiedererkennen gefährlicher Reize. Erhöhung von Aufmerksamkeit und Wachheit (Vigilanz). Dieses oft kaum bewusste „Körpergedächtnis" ist leicht konditionierbar und verlernt die Reiz-Reaktions-Verbindung nur zögernd. Eine Überfunktion der Amygdala spielt eine entscheidende Rolle bei Angst-, Zwangs- und posttraumatischen Belastungsstörungen. Läsionen der Amygdala führen zum Verlust von Angstgefühlen. Bei beidseitiger Zerstörung der Amygdala vollständiger Zusammenbruch des längerfristigen Behaltens und Unfähigkeit, emotionale Situationen richtig einzuschätzen (→ Urbach-Wiethe-Syndrom)

Amyotrophe Lateralsklerose (ALS, Amyotrophie = Muskelschwund) ist eine Erkrankung der motorischen Neurone im ZNS. Sie kann genetisch bedingt oder später erworben sein. Betroffen sind überwiegend Männer über 50 Jahre; mittlere Überlebenszeit ab Symptombeginn ca. 3–5 Jahre. *Somat.*: Frühsymptome sind asymmetrische Schwächen beim Armheben, Aufstehen und Zugreifen, vermehrtes Stolpern, Muskelkrämpfe im Bein, Schmerzen, spastische Lähmungen, gesteigerte Reflexe. Im Verlauf zunehmender Muskelschwund, Schwäche von Lippen-, Zunge-, Gaumen-, Kehlkopfmuskulatur, Atemstörungen (Schwäche der Atemmuskulatur), Tod. *Psy.*: Sprachstörungen durch Lähmung der Sprechmuskulatur, emotionale Labilität, pathologisches Weinen oder Lachen. Später zunehmende Angst zu ersticken. Depressive Reaktionen, da die Patienten bei wachem Verstand zunehmend bewegungsunfähig werden (→ Locked-in-Syndrom).

Anabolika sind Medikamente, die muskelaufbauend wirken. Sie gehören zu den → Androgenen / Steroidhormonen (→ Hormone) und gelten als Dopingmittel. Ihr chemischer Aufbau gleicht → Testosteron. *Somat.*: Vergrößerung von Muskelmasse bei Verringerung des Körperfettanteils, vermännlichende Wirkung, Abbruch des Größenwachstums bei Jugendlichen, Verstärkung von Akne, Risiko für Leberfunktionsstörungen, Leber- und Prostatakrebs, Veränderung der Blutfettwerte mit erhöhtem Herzinfarktrisiko, Blutdruckerhöhung, erhöhte Wassereinlagerung (auch in den Muskeln, d.h. wenig Kraft bei praller Muskelmasse), hohes Risiko für Bänder- und Sehnenrisse. Durch langzeitige Einnahme von Anabolika stellt der Körper die eigene Testosteronproduktion zunehmend mehr ein (Schrumpfung der Hoden, Verminderung der Spermienproduktion), was bei Absetzen der Anabolika zu Impotenz führt. Bei Frauen: Vermännlichung (tiefe Stimme, verstärkte Körperbehaarung, Rückbildung der Brüste, Menstruationsstörungen). *Psy.*: Euphorie, Selbstüberschätzung, erhöhte Aggressivität.

Analgesie: → Schmerzunempfindlichkeit.

Analgetika sind Medikamente gegen Schmerzen. In der Regel haben sie keine psychischen Nebenwirkungen; lediglich Opioid-Analgetika (z.B. Codein, → Opioide) sind hier auffällig. *Mögl. somat. Nebenwirkg.*: Verschlechterung der Atemfunktion, Kreislaufstörungen, Schwitzen, Verstopfung, Blasenentleerungsstörungen, Krampfanfälle, Gefahr der Suchtentwicklung. Bei dauerhaftem Missbrauch: Niereninsuffizienz. *Mögl. psy. Nebenwirkg.*: Leichte Euphorie, Müdigkeit, Konzentrationsstörungen, Sedierung.

Anämie ist eine Verminderung der Anzahl der roten Blutkörperchen (Erythrozyten) oder der Sauerstoff-Transportkapazität des Blutes (Hämoglobin-Mangel). Folge ist die Minderversorgung des Körpers mit Sauerstoff (→ Hypoxie), die sich zunächst oft nur bei körperlicher oder geistiger Anstrengung bemerkbar macht. Ursachen sind z.B. Störungen der Blutbildung im Knochenmark, vermehrter Abbau von Blutzellen, starke Menstruation, Krebs, Stoffwechselstörungen, Blutverlust durch Unfälle oder Operationen, Blutverteilungsstörungen (z.B. vergrößerte Milz). *Somat.*: Beschleunigte Atmung und erhöhter Herzschlag zur Kompensation des Sauerstoffdefizits. Leistungsabfall, schnelle Ermüdbarkeit, Haut- und Schleimhautblässe, Brüchigkeit der Nägel, Haarausfall, Einreißen der Mundwinkel, trockene Haut, Juckreiz, häufige Kopfschmerzen, Ohrgeräusche (Tinnitus), Übelkeit, Neigung zu → Ohnmachten, Sehstörungen, Schmerzen im Herzbereich (→ Angina

Pectoris). *Psy.*: Verminderte Belastbarkeit, Konzentrations- und andere → neuropsycholog. Störungen. Durch Herzrasen Gefühl innerer Unruhe. Siehe auch: → perniziöse Anämie.

Anaphylaktischer Schock ist eine oft lebensbedrohliche allergische Reaktion (→ Allergie, → Schock). Auslöser bei Personen mit entsprechender Disposition können z.B. sein: Insektenstiche, Lebensmittelallergien, Arzneimittel und Zusatzstoffe. *Somat.*: Schweregrade nach Heftigkeit: (0) Lokal begrenzte Reaktion ohne klinische Bedeutung. (1) Haut- und Schleimhautreaktionen (Hautrötung, Brennen, Juckreiz, Quaddelbildung, Niesreiz, bei Nahrungsmittelallergien auch taubes Gefühl im Mundraum), sowie Allgemeinsymptome (Kopfschmerzen, Schwindel, Angst). (2) Kreislaufsymptome (Blutdruckabfall, Herzfrequenzanstieg), Magen-Darm-Symptome (Übelkeit, Erbrechen, Durchfall). (3) Schockzeichen, Bronchospastik (Engstellung der Bronchien) mit schwerer Atemnot. (4) Atem- und Kreislaufstillstand, Tod. *Psy.*: Unruhe, zunehmende Angst, Panik, später Bewusstseinsstörungen bis zum Bewusstseinsverlust. Allergiker mit dem Erlebnis eines Schockzustandes werden leicht phobisch und entwickeln zwanghaftes Vermeidungsverhalten.

Androgene sind Sexualhormone, die zur Vermännlichung führen (→ Testosteron, → Hormone). Androgene werden bei Testosteronmangel (z.B. Unterfunktion der Hoden bzw. Nebennieren) als Medikamente verabreicht (s.a. → Anabolika, → Antiandrogene). *Mögl. körperl. Nebenwirkg.*: Hemmung der Spermienbildung, unwillkürliche Dauer-Erektionen, Ödeme, Gewichtszunahme, Kopfschmerzen, Prostataschmerzen, Vermännlichung bei Frauen. *Mögl. psy. Nebenwirkg.*: Steigerung der Libido.

Aneurysma ist eine meist sackförmige Gefäßausbuchtung, eine Sonderform sind **Angiome** (Blutschwämme), bei denen oft ein arterio-venöser Kurzschluss vorliegt. Insbesondere bei Bluthochdruck können beide Gefäßmissbildungen, wenn sie Hirngefäße betreffen, je nach Lage zu Kopfschmerzen und zu neurologischen oder → neuropsychologischen Symptomen führen. Darüber hinaus droht der Riss (Ruptur) mit Einblutung in das Gehirn. Weiteres → Schlaganfall, → Cerebrovaskuläre Erkrankungen.

Androgenitales Syndrom: → Intersexualität.

Anenzephalus: → Mikrozephalus.

Angel Dust: → Phenyl-Cyclidin-Piperidin.

Angiom: → Aneurysma.

Angststörungen zeigen psychische wie auch körperliche Symptome. Man unterscheidet: (1) Primäre Angststörungen (z.B. Phobien, Panikattacken); (2) Ängste als Haupt- (z.B. Zwangsstörung) oder Begleitsyndrom (z.B. Schizophrenie) anderer psych. Störungen; (3) Ängste als direkte Folge organischer Störungen (z.B. → Hyperthyreose); (4) als reaktive Folge körperlicher Erkrankungen (Unfälle, Krebs); (5) als Folge von stimulierenden Drogen und Medikamenten (z. B. → Amphetamin) bzw. Medikamenten- und Drogenentzug (z. B. → Benzodiazepine). Über das Hypophysenhormon ACTH erhöht Angst den Spiegel von → Cortisol und wirkt unterdrückend auf das Immunsystem mit erhöhter Infektanfälligkeit bei verzögerter Heilung. *Somat.*: Bluthochdruck, erhöhte Herzfrequenz, z. T. Druckgefühl in Brust oder Kopf, Kopfschmerzen, Schwitzen, allgemeines Schwächegefühl, → Zittern, Schwindel. Bei Panikattacken: Herzrasen, Atemnot, → Hyperventilation, Kloßgefühl im Hals, Magenkrämpfe, Durchfall. Bei dauerhafter Angst: Allg. Krankheitsgefühl, muskuläre Verspannungen, Menstruationsstörungen, z. T. rheumaähnliche Weichteilschmerzen. *Psy.*: Innere Unruhe, Anspannung, Nervosität, z. T. Fahrigkeit, anfangs erhöhte Aufmerksamkeit, bei dauerhaftem u. hohem Angstniveau → neuropsycholog. Störungen. Bei chronischer Angst durch Schlafdefizite: Benommenheit, Verwirrtheit.

Anfälle, epileptische: → Epilepsie.

Angina Pectoris bezeichnet eine vorübergehend mangelhafte Versorgung des Herzmuskels mit Sauerstoff, in der Regel durch Verengung der Herzkranzgefäße (→ Stenose). *Somat.*: (1) Stabile Form: Herzschmerzen, Engegefühl im Brustkorb vorwiegend bei körperlicher Belastung, Stress und Nahrungsaufnahme. Meist schnelle Symptomrückbildung (Nitro-Spray). (2) Instabile Form (Primärinfarktsyndrom): Dauer und Häufigkeit der Symptome nehmen schnell zu, hohes Risiko eines Herzinfarkts. (3) Sonderformen: Prinzmetal-Angina: Krampf der Herzkranzgefäße (Koronarspasmus) unabhängig von einer Belastung. „*Walking-through*-Angina": Symptome nur zu Beginn einer Belastung, die dann verschwinden, weil gefäßerweiternde Substanzen ausgeschüttet werden. Angina nocturna: Nachts aus dem Schlaf heraus auftretende Angina Pectoris mit Atemnot (Dyspnoe). *Psy.*: Lebensangst bis zur Panik (der Angina-Pectoris-Anfall lässt sich für den Laien nicht vom Herzinfarkt unterscheiden). Teilweise depressive Reaktionen, da die Erkrankung die Leistungsfähigkeit stark mindern kann.

Anoxie: → Hypoxie.

Antiandrogene: Medikamente, welche die Wirkung von Androgenen (→ Testosteron) direkt oder indirekt blockieren (Hemmung der Freisetzung des Gonadotropin-Releasing-Hormons durch Gn-RH-Antagonisten). Gegen übermäßigen Sexualdrang (bei Triebtätern) und Vermännlichungserscheinungen (Virilisierung) bei Frauen. *Mögl. somat. Nebenwirkg.*: Impotenz, Übelkeit, Erbrechen, Brustwachstum (Gynäkomastie), Risiko für Leberfunktionsstörungen. Bei Gn-RH-Antagonisten zusätzlich: Muskelschwäche / -schmerz, Brustdrüsenschwellung / -schmerz, Hitzewallungen, Schwindel, Kopfschmerzen, Sensibilitätsstörungen, Bauchschmerzen, Verstopfung oder Durchfall,

Gewichtszunahme oder -verlust, Schlafstörungen, Haarausfall, Hodenschmerzen, Atemnot, Juckreiz. *Mögl. psy. Nebenwirkg.*: Libidoverminderung. Bei Gn-RH-Antagonisten außerdem: Depressionen, Schläfrigkeit (Somnolenz).

Anticholinergika: sind Medikamente zur Hemmung des Botenstoffs → Azetylcholin. In der Körperperipherie wirken sie als → Parasympatholytica und werden z. B. gegen Asthma und Magenschleimhautentzündung eingesetzt. Anticholinergika kommen als Pflanzengifte in Nachtschattengewächsen vor (Alraune, Bilsenkraut, → Engelstrompete, → Stechapfel), sie enthalten → Alkaloide, die auch als Drogen benutzt werden (z. B. → Atropin aus der → Tollkirsche). Zentral wirksam werden sie gegen → Parkinsonismus eingesetzt (→ Anti-Parkinsonmittel). *Mögl. somat. Nebenwirkg.*: Erweiterung der Bronchien u. Pupillen (Belladonna-Schönheitsideal), Sekretionsabnahme (z. B. Schweiß, Magensaft, Speichel), erhöhter Herzschlag, Engstellung von Gefäßen, Abnahme der Magen-Darm-Peristaltik, Lösung von Verkrampfungen, Senkung des Harnblasentonus. Bei Überdosis: → Zittern, Temperaturanstieg, epilept. Anfälle, Tod. Zentral wirksame Anticholinergika: Sehstörungen. *Mögl. psy. Nebenwirkg.*: Unruhe, Nervosität, Schlafprobleme, → neuropsycholog. Störungen. Überdosierung (meist Drogen): Bewusstseinstrübung, psychotische Symptome, Halluzinationen, Verwirrtheit.

Antidementiva (Nootropika) sind Medikamente, die vorwiegend altersbedingte Hirnleistungsstörungen (Gedächtnis- und Konzentrationsschwierigkeiten) vermindern sollen. Sie bewirken z. B. eine bessere Hirndurchblutung oder erhöhen den Spiegel von Neurotransmittern. Beispiele: Cholinesterase-Hemmstoffe (z. B. Rivastigmin, Tacrin) zur Erhöhung des → Azetylcholinspiegels, NMDA-Antagonisten (z. B. Memantine), durchblutungsfördernde Mittel (z. B. Ginkgo), Kalziumkanalblocker (z. B. Cinnarizin, Nimodipin) erhöhen gleichfalls die Gehirndurchblutung, Mutterkornalkaloide (z. B. Nicergolin, → Alkaloide), Stoffwechselförderer (Piracetam) oder Nervenschutzstoffe (z. B. Vinpocetin). Je nach Präparat und Ursache der Hirnleistungsstörung entfalten einige gute Wirkungen bei älteren Menschen; bei schwerer Demenz haben sie meist wenig Wirkung bzw. erzielen z. T. gegenteilige Effekte. *Mögl. somat. Nebenwirkg.*: Je nach Substanz, z. B. Azetylcholinesterase-Hemmer: Durchfall, Übelkeit, Erbrechen, Muskelkrämpfe, z. T. Herzschlagverlangsamung. Bei NMDA-Antagonisten, z. B. Schwindel, Kopfschmerzen, Müdigkeit. *Mögl. psy. Nebenwirkg.*: Je nach Substanz, z. B. bei Azetylcholinesterasehemmer und NMDA-Antagonisten: Angst, Unruhe, Halluzinationen, Verwirrtheit.

Antidepressiva (Thymoleptika) sind Medikamente zur Behandlung von Depressionen, sie werden heute aber auch eingesetzt bei: Angst-, Zwangs-, Schlaf-, Ess- und posttraumatischen Belastungsstörungen, chronischen Schmerzen, Entzugssyndrom, Antriebslosigkeit, prämenstruell-dysphorischem Syndrom. Grundlage ist die Erhöhung der → Neurotransmitter → Serotonin und z. T. auch → Noradrenalin und → Dopamin im Gehirn. Die Wirkung wird bei den Wiederaufnahmehemmern dadurch erreicht, dass die Resorption ausgeschütteter Botenstoffe („re-uptake") durch die Senderzellen erschwert wird und dadurch mehr Botenstoff im Extrazellulärraum vorhanden ist. Man trennt: Ältere Tri- und Tetrazyklische Antidepressiva von Noradrenalin-, Noradrenalin-und-Serotonin-, Serotonin- und selektiven-Serotonin-Wiederaufnahmehemmern (→ SSRI). Außerdem gibt es MAO-Hemmer, diese bremsen die Mono-Amino-Oxydase, welche überschüssige monoaminerge → Neurotransmitter im Extrazellulärraum abbaut. Antidepressiva benötigen ca. 14 Tage bis zum Wirkungseintritt, man vermutet Veränderungen auf Rezeptorebene, die Zeit benötigen. Effekte sind nur bei psych. Kranken zu beobachten, als euphorisierende Droge eignen sie sich nicht. Die bei den älteren trizyklischen Antidepressiva nach dem Wirkspektrum entwickelte Einteilung wird noch heute für andere Antidepressiva benutzt:

Tab. 3: Trizyklisch wirkende Antidepressiva

Typ	Wirkung	Ziel
Amitriptylin-Typ	Beruhigend, psychomotorisch dämpfend	Agitiert-ängstliche Depression mit akutem Suzidrisiko, Erregtheit und ängstlicher Unruhe
Imipramin-Typ	Stimmungsaufhellend, depressionslösend	Vital depressive Verstimmung
Desipramin-Typ	Wachmachend, stimmungsaufhellend, antriebssteigernd, psychomotorisch aktivierend	Gehemmt-depressive Depression mit Apathie u. Antriebsschwäche

Da die aktivierende Wirkung eher als die antidepressive auftritt, können Suizidabsichten in der Anfangsphase verstärkt werden. *Mögl. somat. Nebenwirkg.*: (1) Trizyklische Antidepressiva: Gewichtszunahme, Schlaf-, Seh-, Potenz- u. Herzrhythmusstörungen, Blutdruckabfall, Sedierung, Übelkeit, Kopf- u. Magenschmerzen, Verstopfung, Schwindel, Mundtrockenheit, Hitzewallungen, Schwitzen, Frieren. (2) Selektive Wiederaufnahmehemmer: Übelkeit, Erbrechen, Durchfall, Appetitlosigkeit, Schwitzen, Schlaf- u. sexuelle Funktionsstörungen. Selten: allergische Reaktionen, Krampfanfälle, Atemnot, Nierenfunktionsstörungen. (3) MAO-Hemmer: Blutdruckschwankungen, Potenz- u. Schlafstörungen, Schwindel, Kopfschmerzen. Selten: allergische Reaktionen. Bei Einnahme der ersten Generation von MAO-Hemmern muss wegen des Risikos von Kreislaufkomplikationen eine thyraminarme Diät eingehalten werden (z. B. kein Rotwein, Salami, Matjes, Käse). *Mögl. psy. Nebenwirkg.*: Risiko für manisch-überdrehtes Verhalten, bei älteren Menschen delirante Zustände. Einige antriebssteigernde Präparate führen hochdosiert zu Halluzinationen. (1) Trizyklische Antidepressiva: Innere Unruhe, Müdigkeit, Libidoverlust. (2) Selektive Wiederaufnahmehemmer: Agitation, Libidoverlust. (3) MAO-Hemmer: z. T. Angstzustände, Unruhe, Agitation, Verwirrtheit.

Antidepressiva-Absetzung: Antidepressiva machen nicht körperlich abhängig, bei abruptem Weglassen kommt es aber zu einer Absetzungssymptomatik, sie sollten daher nur ausschleichend reduziert werden. *Somat.*: Schwindel, Sehstörungen, Hitzewallungen, Übelkeit, selten → Kataplexie. *Psy.*: Stimmungslabilität, Wiederauftreten der Depressionen, diffuse Ängste, Albträume, z. T. Müdigkeit, Wahrnehmungsstörungen, Fahrigkeit.

Antidiuretisches Hormon: → Vasopressin, → Hormone.

Antiemetika sind Medikamente, die gegen Übelkeit, Erbrechen, Reisekrankheit und → Schwindelanfälle (z. B. Morbus Menière) eingesetzt werden. *Mögl. somat. Nebenwirkg.*: Appetitlosigkeit, Verstopfung oder Durchfall, Kopfdruck oder -schmerzen, Herzklopfen, Verschwommensehen. *Mögl. psy. Nebenwirkg.*: Je nach Medikament, z. B. Müdigkeit, Benommenheit, Sedierung, z. T. aber auch Unruhe, Nervosität.

Antiepileptika: → Antikonvulsiva.

Antihistaminika (Histamin-Rezeptorblocker, H1-Rezeptor-Antagonisten) blockieren die Rezeptoren des Botenstoffes → Histamin, der u. a. für allergische Reaktionen verantwortlich ist. Man differenziert verschiedene Histaminrezeptoren (H1 bis H4), bislang besitzen nur H1- und H2-Antihistaminika therapeutische Bedeutung. *Somat.*: Verminderung der Symptome von Allergien, Reisekrankheiten (→ Antiemetika) und Magenschleimhautentzündungen. *Psy.*: H1-Rezeptorblocker können die Blut-Hirnschranke überwinden und besitzen eine hemmende Wirkung an → Dopamin-, → Serotonin- und Muskarin-Rezeptoren (→ Anticholinergika). Wirkung: Beruhigend, sedierend, müde machend. Nicht orale H1-Verabreichung (Salben, Nasensprays, Augentropfen) und neuere H2-Antihistaminika entfalten nur periphere Wirkungen gegen allergische Reaktionen ohne ZNS-Beeinflussung.

Antikonvulsiva (Antiepileptika) sollen epileptische Anfälle verhindern (→ Epilepsie). Die Medikamente dämpfen Gehirnfunktionen, um einen Krampfanfall zu verhindern. Je häufiger ein Patient Anfälle hatte, umso höher ist die Wahrscheinlichkeit, dass er wieder einen bekommt. Je länger er keinen mehr hatte, umso geringer wird die Wahrscheinlichkeit. Man dosiert zunächst schrittweise hoch, um weitere Anfälle sicher zu unterdrücken; dies hat gerade am Anfang oft beträchtliche Auswirkungen auf die kognitive Leistungsfähigkeit. Überdosierung einiger Antiepileptika kann Vergiftungserscheinungen bewirken.

Tab. 4: Somatische und psychische Nebenwirkungen verschiedener Antikonvulsiva

Mittel	Mögl. somat. Nebenwirkg.	Mögl. psy. Nebenwirkg.
Benzodiazepine (→ Benzodiazepine, → Tranquilizer)	Muskelentspannend, sedativ-schlafanstoßend	Benommenheit, Levitationsphänomene (Gefühl zu schweben), Libidoverlust Missbrauchspotential, Müdigkeit, Sedierung, Toleranzentwicklung
Carbamazepin	Akne, allergische Reaktionen (z. B. Hautausschlag), Blutarmut (→ Anämie) durch Knochenmarkschädigung, Bewegungsstörungen (Ataxie), Haarausfall, Herzrhythmusstörungen, Natriummangel (→ Hyponatriämie), Kopfschmerzen, Müdigkeit, Verstopfung, Schwindel, Sehstörungen (z. B. Doppelbilder, Augenzittern), Verminderung der Thrombozyten u. weißer Blutkörperchen	Depressive Verstimmungen
Ethosuximid	Allergische Hautreaktionen, Bewegungsstörungen (Ataxie), Blutbildveränderungen, Kopfschmerzen, Magen-Darm-Beschwerden, Mangel an weißen Blutkörperchen, Schlafstörungen, Sehstörungen	Aktivierung bestehender Psychosen, Depressionen, kognitive Beeinträchtigungen
Gabapentin	Bewegungskoordinationsstörungen, Doppelbilder, Kopfschmerzen, Magen-Darm-Störungen, Müdigkeit, Schwächegefühl, Schwindel, Zittern	Benommenheit
Lamotrigin	Allergische Hautausschläge, Bewegungskoordinationsstörungen, Kopfschmerzen, Schwindel, Schlafstörungen, Zittern	–
Levetiracetam	Schwächegefühl, Schwindel	Benommenheit
Oxcarbazepin	Natriummangel (→ Hyponatriämie), ansonsten ähnlich Carbamazepin, nur seltener	ähnlich Carbamazepin

Mittel	Mögl. somat. Nebenwirkg.	Mögl. psy. Nebenwirkg.
Phenobarbital u. Primidon	Akne, Allergie, Blutarmut (Anämie), Bindegewebsvermehrung (Fibrosen), Müdigkeit, Verstopfung, Knochenveränderungen (Osteopathie)	Agitiertheit, Depression, Irritabilität, psychomotorische Verlangsamung, Sedierung, Wesensänderung
Phenytoin	Akne, allergische Hautausschläge, Bewegungskoordinationsstörungen (Ataxie), Kleinhirnatrophie, Kopfschmerzen, Sehstörungen, Osteopathie, starke Körperbehaarung, Störungen der Blutbildung, Zittern, Vergröberung der Gesichtszüge, Vermännlichung b. Frauen	Benommenheit
Pregabalin	Gewichtszunahme, Wasseransammlungen im Gewebe, Schläfrigkeit, Schwindel, Verdauungsstörungen, verschwommenes Sehen, Zittern	Benommenheit, Konzentrationsstörungen, Sprechstörungen, Stimmungsschwankungen, Verringerung des sexuellen Interesses
Tiagabin	Kopfschmerzen, Müdigkeit, Schwindel, Zittern	Benommenheit, Konzentrationsstörungen, Nervosität
Topiramat	Gewichtsabnahme, Müdigkeit, Kribbeln u. Taubheit der Haut, Schwindel, selten Nierensteinbildung	Benommenheit, Parästhesien, kognitive Beeinträchtigung (Denk- und Sprachstörungen)
Valproinsäure	Blutgerinnungsstörungen, Gewichtszunahme, Haarausfall, Magen-Darm-Probleme, Störungen d. Bauspeicheldrüse, Zittern	Aggressivität, Verhaltensstörungen, kaum Sedierung
Zonisamid	Bewegungskoordinationsstörungen, Blutbildveränderungen, Durchfälle, Gewichtsverlust, Magen-Darm-Probleme, Übersäuerung des Blutes (Azidose), Nierensteine, Störungen d. Bauspeicheldrüse, (Pankreatitis), Schläfrigkeit, Schwindel	Aufmerksamkeitsdefizite, Depressionen, Reizbarkeit

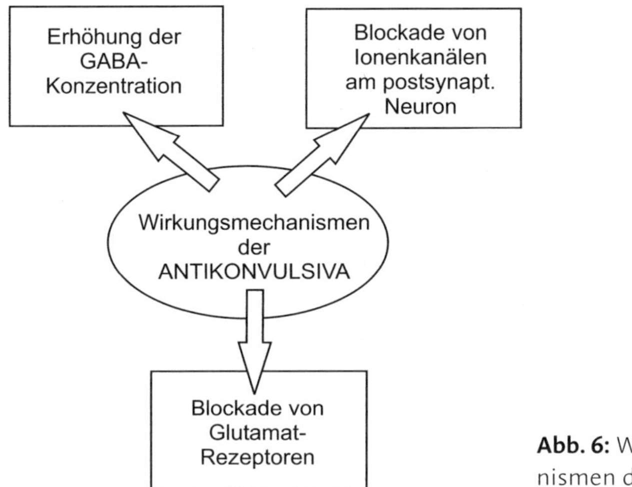

Abb. 6: Wirkungsmechanismen der Antikonvulsiva

Antimanika sind Medikamente gegen die manische Phase einer bipolaren Psychose bzw. gegen die Manie. Sie werden oft auch als Phasenprophylaktika gegeben, d. h. sie wirken gegen die Extremformen der Stimmung von Patienten mit affektiven Störungen. Überwiegend handelt es sich um → Lithium-Präparate. *Mögl. somat. Nebenwirkg.*: Durst, häufiger Harndrang, Verdauungsbeschwerden, → Zittern, Schilddrüsenunterfunktion, Nierenschäden. *Psy.*: Stimmungsstabilisierend (nur bei Langzeit-Medikation).

Antimykotika sind Medikamente gegen Pilzerkrankungen (Mykosen), z. B. Salben gegen Hautpilze. Einige Pilze (z. B. Aspergillus, Candida, Trichosporon, Dermatophyten, Blastomyces) dringen auch ins Körperinnere ein, Antimykotika müssen dann in Form systemischer Anwendung eingenommen werden. *Mögl. somat. Nebenwirkg.*: Appetitverlust, Bauchschmerzen, Übelkeit, Erbrechen, Durchfall, Hautveränderungen (z. T. mit taktilen Sinnestäuschungen), Kopfschmerzen, Schwindel, Hitzewallungen, Schlaf-, Nieren- u. Sehstörungen, erhöhte Leberwerte. *Mögl. psy. Nebenwirkg.*: Schläfrigkeit (Somnolenz), Halluzinationen.

Anti-Parkinsonmittel sind Medikamente gegen → Parkinsonismus. Die Patienten bilden in der Substantia nigra des Gehirns zu wenig Dopamin. Dies führt zu Akinese (Bewegungsarmut), Rigor (Steifheit durch erhöhten Muskeltonus), → Zittern und in der Endphase zur Bradyphrenie (Verlangsamung von Denkprozessen). Substanzklassen: (1) L-Dopa (Levodopa) ist eine Vorstufe, die im Gehirn zu Dopamin umgewandelt wird, oft in Kombination mit Decarboxylasehemmern (Dosierung kann damit niedriger gehalten werden). Aufgrund der fortschreitenden Degeneration wirkt L-Dopa nach 5–10 Jahren Behandlungsdauer kaum noch, bzw. kann wegen unerwünschter Nebenwirkungen nicht weiter erhöht werden. (2) Dopaminagonisten stimulieren Dopamin-Rezeptoren. (3) MAO-B-Hemmstoffe: MAO-B (Monoaminooxydase) baut im ZNS Monoamine ab (→ Neurotransmitter). Eine Hemmung der MAO erhöht also den Dopaminspiegel. (4) COMT-Hemmstoffe: COMT (Catechol-O-Methyltransferase) baut L-Dopa ab, COMT-Hemmung bewirkt also ein Ansteigen der Dopaminkonzentration. Als alleiniges Medikament kaum Effekte, nur in Kombination sinnvoll. Diese vier Mittel erhöhen letztlich alle den Dopaminspiegel, sie wirken gut gegen die Bewegungsstörungen, aber schwach auf das Zittern. (5) NMDA-Antagonisten schwächen die Überaktivität glutaminerger striataler Interneurone durch Hemmung des N-Methyl-D-Aspartat-Rezeptors im → Glutamat-System ab. NMDA-Antagonisten (→ Amantadin) wirken gut gegen die Bewegungshemmung, schwach gegen Rigor (Muskelsteifheit) und Zittern (Tremor). (6) Anticholinergika, muskarinerge Cholinrezeptorantagonisten blockieren Azetylcholin-Rezeptoren und können das Ungleichgewicht zwischen Dopamin und Azetylcholin durch Balance auf niedrigerem Niveau verbessern. Das Medikament wirkt gut gegen Tremor, schlechter gegen Muskelsteifheit.

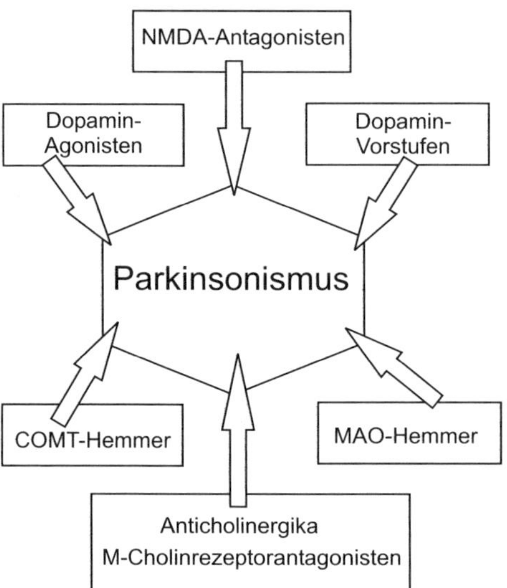

Abb. 7: Zusammenwirkung von verschiedenen Anti-Parkinsonmitteln

Tab. 5: Somatische und psychische Nebenwirkungen verschiedener Anti-Parkinsonmittel

Medikament	Mögl. somat. Nebenwirkungen	Mögl. psych. Nebenwirkungen
L-Dopa	Erhöhte Bewegungsintention, Magen-Darm-Beschwerden, Herzrhythmusstörungen, Blutdrucksenkung, Schlaflosigkeit	Amphetaminähnliche Wirkung, Stimmungslabilität (Angst, Aggression oder Euphorie), Depressionen, Somnolenz, psychoseähnliche Zustände mit visuellen Halluzinationen, Paranoia
Dopamin-antagonisten	Wie L-Dopa, plus: Tagesmüdigkeit, Verdickungen (Fibrosen) von Herzbeutel, Pleura (Lunge u. Brustkorb) und des hinteren Bauchraums (Retroperitoneum), periphere Ödeme	Wie L-Dopa
MAO-B-Hemmer	Magen-Darm-Beschwerden, Kopfschmerz, Schwindel, Schlafstörung	Unruhe, Angst, Erregung, Benommenheit, Verwirrtheit, eingeschränkte Wahrnehmung
COMT-Hemmer	Wie L-Dopa	Wie L-Dopa, allerdings stärker ausgeprägt
NMDA-Antagonisten	Hautrötung, Magen-Darm-Beschwerden, Durchfall, epileptische Anfälle, schneller Puls, periphere Ödeme	Kognitive Störungen, Depression
Anticholinergika, M-Cholinrezeptorantagonisten	Mundtrockenheit, Magen-Darm-Peristaltikstörungen, Akkomodationsstörungen der Augen, Pulsfrequenzerhöhung, Harnverhalt	Gedächtnisstörungen, Verwirrtheit, Agitation

Anxiolytika: Angstlösende Medikamente, → Benzodiazepine, → Tranquilizer.

Apallisches Syndrom bezeichnet ein Zustandsbild nach schwerer Hirnschädigung. Das Koma geht hier in den Dauerzustand des apallischen Syndroms über. Siehe auch: → Koma, → Akinetischer Mutismus, → Locked-in-Syndrom. *Somat.*: Kaum spontane Bewegungen, Primitivreflexe bestehen noch (z.B. Saug- und Greifreflexe), die Patienten haben aber die Augen geöffnet und verfolgen bewegte Reize reflektorisch mit den Augen, was den falschen Anschein des Bewusstseins vermittelt. *Psy.*: Keine bewussten Handlungen erkennbar; schwerste und in der Regel bleibende → neuropsycholog. Störungen u. geistige Behinderung.

Apnoe: → Schlafapnoe.

Appetitmangel: Zu (1) vorübergehenden Phasen der Appetitlosigkeit kommt es z.B. infolge von akuten Magen-Darm-Störungen, Infektionserkrankungen, übermäßigem Alkoholgenuss, Zink- oder Vitamin-B12-Mangel, See- oder Reisekrankheit, hochgradigem Stress, belastenden Lebenssituationen. (2) Dauerhafter Appetitmangel durch andere somat. Erkrankungen: z.B. chronische Erkrankungen von Magen-Darm, Leber und Herz (z.B. Herzinsuffizienz), Krebs, Diabetes mellitus (→ Blutzucker), → Addisonkrankheit, → Schilddrüsen- und Nebenschilddrüsenerkrankungen, Nierenschwäche und neurologische Krankheiten (z.B. Demenz). Außerdem durch psychische Störungen, wie z.B. Depressionen, Angststörungen oder Psychosen und infolge Alkohol- und Drogenabhängigkeit. Zum Teil ist die Appetitlosigkeit auch erwünscht (z.B. Magersucht) und wird bewusst herbeigeführt (Appetitzügler, → Amphetamine, Speed). Etliche Medikamente können zum verringerten Appetit führen, z.B. Antibiotika (gegen Bakterien), → Digitalis-Präparate (gegen Herzinsuffizienz) und → Zytostatika (Krebs-Medikamente). Ältere Menschen verlieren mitunter das Gefühl für Hunger und Durst; oft essen sie zu wenig, weil sie Probleme beim Kauen oder Schlucken haben. *Somat.*: Unterernährung, Schwäche, → Anämie, Leistungsabfall, Haarausfall, erhöhte Infektanfälligkeit, Blutdrucksenkung, Abfall der Körpertemperatur, Knochenschäden (Osteoporose), Pseudohirnatrophie, Aussetzen der Regelblutung (Amenorrhoe). *Psy.*: Mangelnde Belastbarkeit, Antriebsschwäche, Stimmungsschwankungen (Reizbarkeit bis Depression), Konzentrationsstörungen, Lern- und Gedächtnisdefizite.

Appetitzügler: → Cannabinoid-Rezeptorantagonisten, → Sympathomimetika, siehe auch: → Amphetamine.

Arteriosklerotische Demenz (vaskuläre Demenz) beruht auf einer Verschlechterung der Hirndurchblutung. Die Erkrankung zeigt meist einen eher stufenhaften Verlauf. Im Vorfeld besteht eine arteriosklerotisch verhärtende Verengung von kleinen Blutgefäßen (→ Mikroangiopathie), den das Herz-Kreislaufsystem mit Erhöhung des Blutdrucks auszugleichen versucht. Der hohe Blutdruck schädigt aber die Gefäßwände, es kommt zu Mikrorissen und dadurch zu Gefäßverstopfung, die Gefäße werden zerstört (fibrinoide Nekrose der Arteriolen) im Hirn werden umliegende Nervenzellen durch Mangel an Sauerstoff und Nahrung (arteriosklerotische → Enzephalopathie) geschädigt. Infolge von Verstopfung kleiner Hirngefäße (thrombembolischer Mikroinfarkte) findet man

Lücken (Lakunen) in den Stammganglien, im Marklager und im ventralen Hirnstamm. Siehe → Morbus Binswanger. Im Vorfeld häufige → transitorisch-ischämische Attacken (TIA, kurzzeitige Durchblutungsstörungen). Die Einzelschäden summieren sich schließlich, so dass ein dementieller Zustand entsteht. *Somat.*: Schleichend zunehmende neurolog. Symptome, z.B. Sensibilitätsverminderung, Seh- u. Bewegungsstörungen, Zittern, Lähmungen, Harninkontinenz. *Psy.*: Schleichend zunehmende → neuropsycholog. Störungen, Persönlichkeitsveränderungen, Affektlabilität, depressive Verstimmung, z.T. paranoid-wahnhafte Phasen, Halluzinationen. In der Endphase Verwirrung, schwerste Intelligenz- und Gedächtnismängel.

Asthenopie: Nicht oder schlecht korrigierte → Sehschwächen, z.B. Weit- oder Kurzsichtigkeit, Fusionsschwäche, minimale Schielwinkel (→ Winkelfehlsichtigkeit) können zu globalen Beeinträchtigungen führen, da die Betroffenen sich ungeschickt verhalten und in Schule, Ausbildung und Beruf versagen siehe: → Wahrnehmungsstörungen. Typisch ist die Zunahme der Symptome im Tagesverlauf und bei Anstrengung. *Somat.*: Sehstörungen, häufige Kopfschmerzen, Schwindel, schnelle Ermüdbarkeit. *Psy.*: Selbstunsicherheit, Minderwertigkeitsgefühle, Depressionen.

Asthma bronchiale ist eine allergisch bedingte, chronisch-entzündliche Erkrankung der Atemwege mit anfallsweiser Atemnot. Allergisches Asthma beruht auf einer genetischen Veranlagung, es beginnt mit Überempfindlichkeit gegen ein Allergen und generalisiert im Lauf der Jahre meist auf eine Vielzahl von Reizen (bronchiale Hyperreagibilität), darunter oft auch psychosoziale. Immunologisch handelt es sich um eine Soforttyp-Reaktion (Typ-I, → Allergien). Daneben kann es nach 6–12 Stunden zu einer Spätreaktion kommen, die über IgG-Immunglobuline ausgelöst wird, weniger dramatisch verläuft, aber länger andauert. Das immunologische Gedächtnis verlernt die konditionierte Reaktion kaum, allerdings ist oft eine Desensibilisierung (stufenweise Gewöhnung) möglich. Meist wird der Anfall nicht durch das Allergen alleine ausgelöst, sondern erst durch die Addition mehrerer Risikofaktoren (z.B. Anstrengung, Stress, starke Emotionen, Infekte, Alkohol/Drogen, Wetterveränderungen, Gerüche usw.). Neben der allergischen Form gibt es das nicht-allergische Asthma, das z.B. durch Atemwegsinfekte, Medikamentenunverträglichkeiten (z.B. Analgetika-Asthma), Einwirkung von giftigen (z.B. Lösungsmittel) oder Atemwege reizenden Stoffen (eiskalte Luft), übermäßige körperliche Anstrengung, Herzschwäche (Asthma cardiale, → Herzinsuffizienz) oder Refluxerkrankung (Inhalation rückgeflossener Magensäure) verursacht wird. *Somat.*: Massive Luftnot durch anfallsweise Verkrampfung der Bronchialmuskulatur, Anschwellung und vermehrte Sekretion der Bronchialschleimhaut. *Psy.*: Im akuten Asthma-Anfall massive Lebensangst, Panik. Langfristig oft Depressionen, Gefühle der Hilflosigkeit. Zwanghafte Verhaltensweisen und Einengung durch die stetige Suche nach Auslösern und z. T. übersteigertes Vermeidungsverhalten.

Ataraktika: → Tranquilizer.

Ätherische Öle (z. B. Eukalyptus-, Pfefferminz- u. Duftöle, Menthol u. a.) können bei übermäßiger Inhalation, oder aber wenn sie versehentlich getrunken wurden, Vergiftungen hervorrufen. Inhalierte Ätherische Öle sammeln sich in der Lunge an. *Somat.*: Bei Inhalation: Atembeschwerden, asthmaähnliche Symptome, Kopfschmerzen, Schwindel. Bei Trinken: Schleimhautreizung, Übelkeit, Erbrechen, Durchfall. Bei Überdosis: Neurologische Symptome (z. B. Zittern, Sehstörungen, epilept. Anfälle), Herz-Kreislaufprobleme, Herzinsuffizienz, Nierenversagen, Koma. *Psy.*: Bei Überdosis: Unruhe, Rauschzustände, Halluzinationen.

Atmosphere Related Syndrome: → Wetterschwankungen.

Atopisches Ekezem / atop. Dermatitis: → Neurodermitis.

Atropin ist ein giftiges → Alkaloid, das in Nachtschattengewächsen wie z. B. Alraune, → Engelstrompete, → Stechapfel, → Tollkirsche oder Bilsenkraut vorkommt. Atropin vermindert die Wirkung des Parasympathikus (parasympatholytisch), indem es Azetylcholin von den muskarinergen Rezeptoren verdrängt. Medizinischer Einsatz, z. B. gegen Asthma, in der Notfallmedizin und in der Augenheilkunde zur Pupillenerweiterung. *Somat.*: Hautrötung, Steigerung der Herzfrequenz, Erweiterung der Bronchien. Überdosierung: Bewusstlosigkeit, Atemlähmung, Tod. *Psy.*: Bei Benutzung als Droge: Halluzinationen. Überdosierung: Verwirrtheit, Bewusstseinsverlust.

Aufmerksamkeits-Defizit-Hyperaktivitäts-Syndrom: (Hyperkinetische Störung, Attention Deficit Disorder) ist eine im Kindesalter beginnende Störung der Aufmerksamkeit und Impulsivität. Jungen sind häufiger betroffen. Die Symptome verringern sich mitunter in der → Pubertät, können aber auch im Erwachsenenalter fortbestehen. Als Ursachen werden erbliche Komponenten und Fehlfunktionen im striatofrontalen Hirn vermutet. Hinzu kommen Erziehungsfehler und soziale Probleme bei schwierigen, unruhigen Kindern, die ein extremes Ausmaß an Bewegung brauchen. Risikofaktoren sind Schwangerschafts- und Geburtskomplikationen, niedriges Geburtsgewicht, Infektionen und Kontakt mit giftigen Substanzen (auch Drogen-, Tabak- u. Alkoholkonsum d. Mutter) zu einem frühen Zeitpunkt der ZNS-Entwicklung. Umstritten ist die medikamentöse Langzeitbehandlung mit → Methylphenidat oder → Antidepressiva. *Somat.*: Übermäßiger Drang nach körperl. Bewegung, ständige motorische Unruhe (Rennen, Hüpfen, Wippen, mit dem Stuhl schaukeln usw.), ausgeprägte Zappeligkeit bei Beschäftigungen, die Stillsitzen verlangen (z. B. Mahlzeiten). Verbote sich zu bewegen, führen zu Aggressivität und emotionalen Störungen.

Psy.: Erhebliche Probleme von Konzentration und Daueraufmerksamkeit, ständiger Wechsel von Handlungen, hohe Ablenkbarkeit u. unzählige Flüchtigkeitsfehler bei schulischen Aufgaben, Probleme der Selbstmotivation u. des Bedürfnisaufschubs, Mängel der Impulskontrolle, häufiges Vergessen von Aufgaben, Verlieren von Gegenständen, ständiges Stören von anderen, z. T. starker Rededrang. Die psychosozialen Folgen (Konflikte mit Gleichaltrigen, Eltern, Lehrern, Vorgesetzten) verstärken die Symptomatik und führen z. T. zu Außenseitertum.

Außerkörperliche Erfahrungen: → Sterbe-Erlebnisse.

Avitaminose: → Hypovitaminose.

Azetylcholin (ACh) ist ein Botenstoff, es kommt als → Neurotransmitter und als → Hormon vor. In der Körperperipherie vermittelt es die Reizweiterleitung vom Nerv zum Muskel. Im vegetativen Nervensystem ist es sowohl für den Sympathikus wie auch für den Parasympathikus aktiv. Im Gehirn sind viele kognitive Prozesse von Azetylcholin abhängig. Man unterscheidet den Muskarin- (m-ACh) und den Nikotin-Rezeptor (n-ACh). Letzterer wird auch durch Rauchen stimuliert. Nikotinerge Rezeptoren sind in vegetativen Ganglienzellen des ZNS und an den Muskeln, muskarinerge Rezeptoren in Herzmuskel, glatter Muskulatur und an parasympathischen Nervenendigungen zu finden. *Somat.*: Azetylcholin sensibilisiert Schmerzrezeptoren, steuert motorische Zentren und moduliert den Wach-Schlafrhythmus. Als Hormon hat es eine gefäßerweiternde, blutdrucksenkende Wirkung und führt zur Verlangsamung des Herzschlags, Beschleunigung der Peristaltik, Zusammenziehen von Bronchien u. Pupillen, Zunahme der Drüsensekretion. *Psy.*: Azetylcholin bewirkt Wachheit und Aufmerksamkeit und vermittelt das Abspeichern von Informationen im Gedächtnis. Alzheimer Demenz beruht u. a. auf dem Mangel an ACh. Siehe auch → Azetylcholinesterasehemmer.

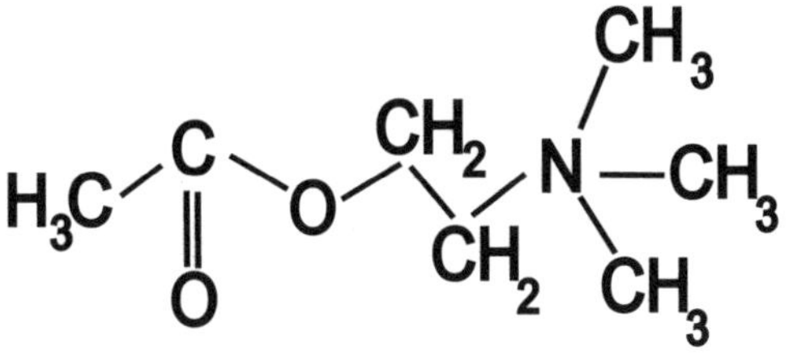

Abb. 8: Die chemische Formel des Botenstoffs Azetylcholin

Azetylcholinesterasehemmer sind Medikamente, die den Abbau von → Azetylcholin (Ach) verringern (→ Neurotransmitter), hierdurch steht mehr ACh zur Verfügung und es kommt zur Leistungssteigerung, z. B. bei → Alzheimer-Demenz. Die Wirkungsdauer ist aber auf Monate bis wenige Jahre begrenzt, denn Ursache der Demenz ist nicht nur der Mangel an Botenstoffen, sondern der Untergang von Nervenzellen, die diese Transmitter ausschütten. Nutzbringend ist die Einnahme daher nur in einem frühen Stadium. Das Medikament muss vorsichtig ein- und ggf. auch ausschleichend verabreicht werden. *Mögl. somat. Nebenwirkg.*: Übelkeit, Erbrechen, Durchfall, Herzrhythmus-, Blasenentleerungs- u. Schlafstörungen, selten auch Krampfanfälle. *Mögl. psy. Nebenwirkg.*: Erregungszustände, aggressives Verhalten, Halluzinationen.

B

Baby Blues (Postnatal Blues, „*Heultage*"): Progesteron und Östrogen, die in der Schwangerschaft einen hohen Spiegel hatten, sinken nach der → Entbindung rapide ab, dies führt zu einer Phase emotionaler Labilität. Parallele psychosoziale Probleme können die Symptomatik verstärken. *Somat.*: Symptome ähnlich denen in den → Wechseljahren. *Psy.*: Stimmungsschwankungen, meist depressive Phasen etwa 3–4 Tage nach der Entbindung, die in der Regel spontan verschwinden. In einem Teil der Fälle kommt es zur → Wochenbettdepression.

Banane enthält geringe Mengen → Serotonin, → Dopamin und → Noradrenalin, die allerdings nach Passage des Magen-Darm-Trakts sofort abgebaut werden, nicht ins Gehirn gelangen und daher auch keine psychische Wirkung zeigen.

Bananenschale: Die weiße Substanz der Bananenschale beinhaltet nach widersprüchlichen Berichten eine Substanz, die angeblich psychoaktiv wirken soll, wenn sie abgekratzt, getrocknet und geraucht wird. *Somat.*: Übelkeit, Erbrechen, Kopfschmerzen, Bewegungsstörungen. *Psy.*: Umstrittene, möglicherweise cannabisähnliche Wirkung.

Basedow-Krankheit: Morbus Basedow (Autoimmunthyreopathie, Immunhyperthyreose, Graves Disease) ist eine Autoimmunkrankheit mit Bildung von Antikörpern gegen Rezeptoren in der Schilddrüse und folgender Überfunktion (→ Hyperthyreose, → Schilddrüsenhormone). Symptome in 2/3 der Fälle erst ab dem 35. Lebensjahr, es sind fünfmal mehr Frauen betroffen. *Somat.*: Merseburger Trias: (1) Struma (typischer Kropf am Hals), (2) Tachykardie (Herzrasen, Herzrhythmusstörungen, Bluthochdruck), (3) Hervortreten der Augäpfel (Exophthalmus). Außerdem Schlaflosigkeit, Zittern, Wärmeintoleranz, Schwitzen, Gewichtsverlust trotz hoher Nahrungsaufnahme, Durchfall, häufiger nächtlicher Harndrang, Zyklusstörungen. *Psy.*: Stimmungslabilität, Nervosität, Ruhelosigkeit, Reizbarkeit, Depressionen, z. T. Angst- und Panikattacken.

Behinderung ist ein kaum exakt definierbarer Begriff, da viele „Behinderungen" erst durch psychosoziale Reaktionen und technische Vorgaben der Umwelt entstehen. Grundsätzlich lassen sich Behinderungen kategorisieren in: (1) körperliche Behinderung, (2) Sinnesbehinderung (z. B. Blindheit, Taubheit), (3) Sprachbehinderung, (4) Psychische Behinderung, (5) Lernbehinderung, (6) Geistige Behinderung. Hinsichtlich der Ursachen lässt sich unterscheiden zwischen: I. Durch Vererbung bzw. chromosomal/genetisch bedingt. II. Durch pränatale (vor der Geburt entstandene) Schädigungen. III. Erworbenen Behinderungen, d. h. perinatale (während der Geburt), im Verlauf des Lebens oder durch Alterungsprozesse entstandene Einschränkungen. *Somat.*: z. B. Gendefekte, angeborene Missbildungen, Spastik (eingeschränkte Beweglichkeit durch erhöhte Muskelspannung), durch Unfälle erworbene Deformationen (z. B. Amputationen), Einschränkungen der Bewegungsfähigkeit (z. B. Rheuma) oder der Sinne (Blindheit, Taubheit), durch ZNS-Schäden erworbene körperliche Einschränkungen (z. B. Halbseitenlähmung). *Psy.*: Angeborene Intelligenzdefizite bzw. geistige Behinderungen. Durch ZNS-Schäden erworbene Persönlichkeitsveränderungen (z. B. bei Frontalhirnschäden oder Demenz). Behinderte werden nicht selten reaktiv depressiv, manche zeigen sozialen Rückzug, Selbstsicherheitsprobleme, sekundäre Angststörungen und haben ein erhöhtes Risiko für Drogenabhängigkeit (z. B. Alkoholismus).

Benzodiazepine gehören zur Gruppe der → Tranquilizer (Beruhigungsmittel, z. B. Diazepam, Valium). Sie wirken am → GABA-Rezeptor (Gamma-Amino-Buttersäure) und verstärken hier die Wirkung der natürlichen Botenstoffe. Auch Alkohol und Barbiturate (Schlafmittel) binden am GABA-Rezeptor. GABA hat eine hemmende Wirkung auf die neuronale Erregung (inhibitorischer Transmitter). Benzodiazepine in geringer Dosierung wirken muskelentspannend, beruhigend, ohne das logische Denken einzuschränken. In höherer Dosierung machen sie müde/sedierend, ohne den Traumschlaf zu unterdrücken. Therapeutischer Einsatz, z. B. bei: Schlafstörungen, (Prüfungs-)Ängsten, Angststörungen, epileptischen Anfällen, Reduzierung von Aggressionen, zur Muskelentspannung. *Mögl. somat. Nebenwirkg.*: Muskelschwäche, Störungen der Atmung (besonders bei schneller intravenöser Injektion),

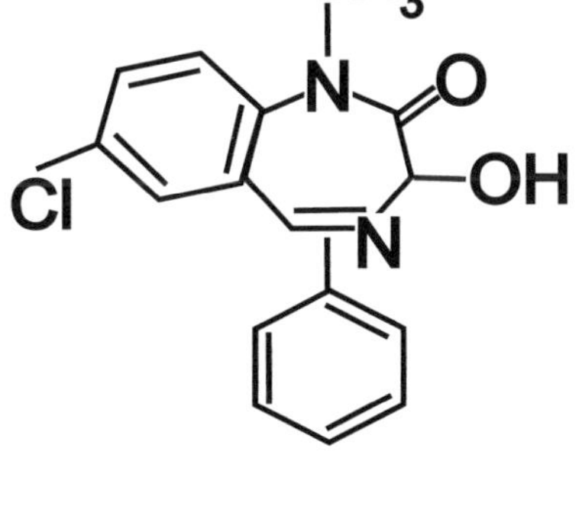

Abb. 9: Chemische Formel des Beruhigungsmittels Benzodiazepin

Gleichgewicht und Bewegungskoordination (Sturzgefahr), Müdigkeit. Todesfälle bei gleichzeitiger Einnahme von Alkohol, Barbituraten oder Opiaten. *Psy.*: Verringerte Intensität von Gefühlen, in höherer Dosierung: Gleichgültigkeit, Aufmerksamkeits-, Konzentrations- und Gedächtnisprobleme, Enthemmung (ähnlich Alkohol), Benommenheit, z.T. Verwirrtheit. Beeinträchtigungen beim Führen von Kraftfahrzeugen oder Maschinen; Verstärkung von Demenz. Hohes Suchtpotenzial. Mitunter paradoxe Wirkung (Erregung statt Beruhigung).

Benzodiazepin-Entzug: → Benzodiazepine verursachen eine rasche Gewöhnung bis hin zur Sucht mit Entzugsproblematik. *Somat. Entzugssymptome*: Schlafstörungen, epilept. Krampfanfälle. *Psy.*: Unruhe, Angst bis zu Panikanfällen, Reizbarkeit.

Beri-Beri: → Thiaminmangel.

Beruhigungsmittel: → Antidepressiva (Amitriptylin-Typ), → Antikonvulsiva (Antiepileptika), → Benzodiazepine, → Histamin, → Neuroleptika, → Tranquilizer.

Berührungsüberempfindlichkeit (Allodynie): Manche Menschen sind extrem berührungsempfindlich. Haare kämmen, das Überstreifen von Kleidung oder das Tragen von Schmuck, ist für sie unangenehm bis schmerzhaft. Einige Betroffene leiden nur in Krankheitsphasen darunter (z.B. Fieber), andere dauerhaft (z.B. Hauterkrankungen). Weiteres → Hypersensibilität.

Betamimetika: → Sympathomimetika.

Beta-Blocker sind Medikamente gegen hohen Blutdruck und Herzschwäche, sie belegen den Beta-Rezeptor am Herzen; → Adrenalin und → Noradrenalin können dadurch nicht mehr wirksam werden. *Somat.*: Verlangsamter Herzschlag bei gleicher Auswurfmenge d. Herzens. *Mögl. somat. Nebenwirkg.*: Allergische Hautreaktionen, Müdigkeit, Schlaf- u. Verdauungsstörungen, Schwankungen d. Blutzuckers, Atemnot, Potenzschwierigkeiten. *Psy.*: Durch mangelnde physiologische Erregung Gefühl der Ruhe ohne kognitive Einschränkungen, daher häufig von Prüflingen, Schauspielern oder öffentlichen Rednern benutzt.

Bilirubinenzephalopathie: Bilirubin ist ein gelbes Abbauprodukt des Sauerstoff tragenden, roten Blutfarbstoffs Hämoglobin. Ist im Körper zuviel Bilirubin enthalten, kommt es zur Gelbsucht; dringt das Bilirubin ins Gehirn vor, so hemmt es dort Stoffwechselvorgänge (oxydative Phosphorylierung). Hierdurch kann beim Neugeborenen eine schwere ZNS-Schädigung entstehen. *Somat.*: Akute Symptome einer beginnenden → Enzephalopathie bei Hyperbilirubinämie sind: mangelhafte Neugeborenenreflexe, Trinkunlust, Krämpfe, Sonnenuntergangsphänomen (Verdrehen der Augen nach unten). Spätfolgen (ohne Therapie): Taubheit, Lähmungen (Zerebralparese), epilept. Anfälle, motorische Entwicklungsverzögerungen. *Psy.*: Auffallende Apathie, z.T. auch schrilles Schreien. Spätfolgen: Psychische Entwicklungsverzögerungen, Intelligenzmängel, geistige Behinderung.

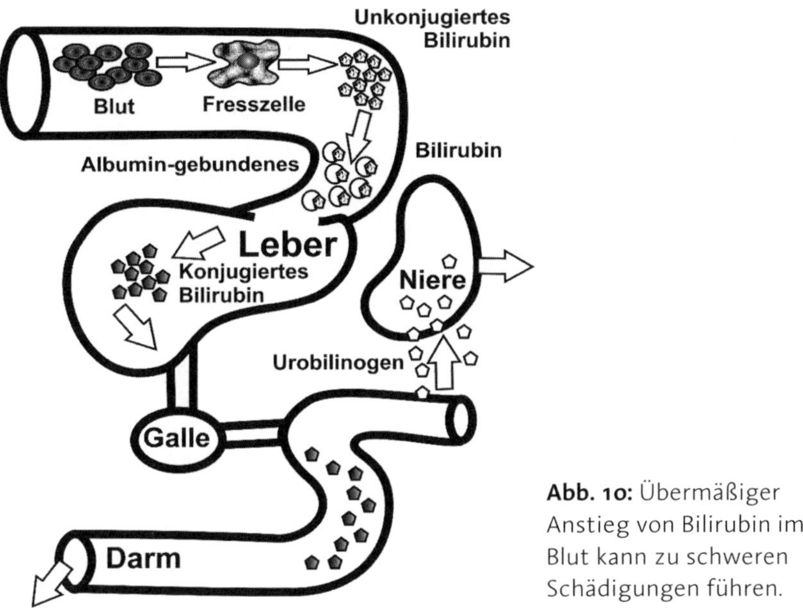

Abb. 10: Übermäßiger Anstieg von Bilirubin im Blut kann zu schweren Schädigungen führen.

Binswanger: → Morbus Binswanger.

Bismut: → Anticholinergika.

Black-out: Gedächtnisverlust für einen umgrenzten Zeitraum infolge von → Alkohol, anderen Drogen oder Gewalteinwirkung auf den Schädel (→ Schädel-Hirn-Trauma, → Contusio cerebri).

Blei-Intoxikation: Insbesondere bei Kindern (Spielzeug mit bleihaltiger Farbe) und Personen mit berufl. Langzeitkontakt (z. B. Klempner, Dachdecker, Chemiearbeiter, bleihaltiges Benzin) können durch Aufnahme von Blei → Vergiftungen auftreten. Da dieses Metall in den Knochen eingelagert wird, entsteht eine Langzeitwirkung. Blei geht bei Schwangeren auch auf das ungeborene Kind über. *Somat.*: Bei akuter Bleivergiftung: Kopfschmerzen, Erbrechen, Krämpfe, Schwindel, Koliken, → Hirndruckzeichen, Sehstörungen, epileptische Anfälle, Bleienzephalopathie mit epilept. Krämpfen, bei hoher Dosis Tod. Bei chronisch zunehmender Vergiftung mit niedrigen Dosen langsame Entwicklung neurologischer Ausfälle (z. B. „Fallhand"), typischer Bleisaum am Zahnfleisch, Nierenschäden (dunkelbrauner Urin, Hautverfärbungen), Blei-Anämie (→ Anämie), Blei-Blässe durch Gefäßverengung, Polyneuropathie (Nervenerkrankung), → Enzephalopathie. *Psy.*: Bei akuter Vergiftung: → neuropsycholog. Störungen, Delirium. Bleienzephalopathie

(Erregung, Halluzinationen, Koma). Bei chronisch zunehmender Vergiftung: Langsame Entwicklung neuropsychologischer Defizite, Persönlichkeitsveränderungen, Intelligenzabbau.

Blindheit: → Charles-Bonnet-Syndrom, → Sehstörungen.

Blut: → Anämie, → Blutzucker, → Normwerte-Tabelle am Buchende.

Blutdruck: Um eine Versorgung aller Körperzellen zu gewährleisten, pumpt das Herz Blut durch das Gefäßsystem, hierfür ist ein gewisser Druck notwendig. Ein arterieller Blutdruckabfall führt durch den Barorezeptorenreflex über das Kreislaufzentrum in der Medulla oblongata zur Sympathikusaktivierung, die Herzleistung wird gesteigert und die Gefäße in Haut, Nieren und Magen-Darm werden verengt; zu hoher Druck hemmt den Sympathikus. Blutdruckschwankungen sind normal, da der Druck sich den jeweiligen Aktivitäten anpassen muss (z. B. Sport). Gemessen wird meist der arterielle Ruheblutdruck am Oberarm oder Handgelenk in Herzhöhe. Wenn das Herz pumpt, steigt der Druck an, in der Nachfüllphase sinkt er ab. Die Angabe erfolgt daher als Zahlenpaar aus systolischem („Auswurfdruck", normal: 100–130 mm Quecksilbersäule) und diastolischem Druck („Füllungsdruck", 60–85 mm Hg). Bei verengten Blutgefäßen steigen Gefäßwiderstand und Blutdruck. Von Hypertonie (Bluthochdruck) spricht man, wenn der systolische Wert >140 mm Hg ist. Hypotonie bezeichnet einen zu niedrigen Blutdruck (systolisch <115 mm Hg bei Männern, <105 mm Hg bei Frauen). Junge Menschen haben generell einen niedrigeren Blutdruck als ältere; nachts sollte der Druck niedriger als tagsüber sein. Ältere Menschen entwickeln mitunter eine Hypotonie aufgrund von Flüssigkeitsmangel (→ Dehydration). *Somat.*: (1) Hypotonie: Blässe und Kühle der Haut, Schwäche, Schwindel, Leistungsprobleme, Müdigkeit, Ohnmachtsneigung. Orthostatische Hypotonie: Beim Aufstehen kommt es zu Leeregefühlen im Kopf, Schwarzwerden vor den Augen, diffuser Schwankschwindel, Schwächegefühl, Zittern, dann kompensatorisch hoher Puls, Herzklopfen. Sinkt der Blutdruck nachts unter ein kritisches Niveau ab, kann es zur Mangeldurchblutung des Gehirns kommen (→ Ischämie), typisch sind Kopfschmerzen am Morgen mit leichten kognitiven Funktionsdefiziten, die sich im Tagesverlauf (nach dem ersten Kaffee u. Bewegung) wieder bessern. (2) Hypertonie verursacht zunächst kaum Beschwerden; erste Anzeichen: Schwindel, häufige Kopfschmerzen, Schlafstörungen, Kurzatmigkeit, Ohrensausen, geröteter Kopf, Neigung zu Nasenbluten, geplatzte Äderchen im Auge, Sehstörungen, Herzbeschwerden (Herz spüren), häufige Übelkeit. Langfristig: Erhöhtes Risiko für Herzinfarkt und Schlaganfall (Überdehnungen der Gefäßwände mit Mikroblutungen, die dann einen gefäßverschließenden Thrombus bilden). Siehe auch: → Hypertensive Enzephalopathie. *Psy.*: 1. Hypotonie: Antriebsmangel, Konzentrations-, Gedächtnis-, Denk- und Sprachstörungen. 2. Hypertonie: Nervöse Unruhe. Siehe auch: → Alpha-2-Rezeptoragonisten.

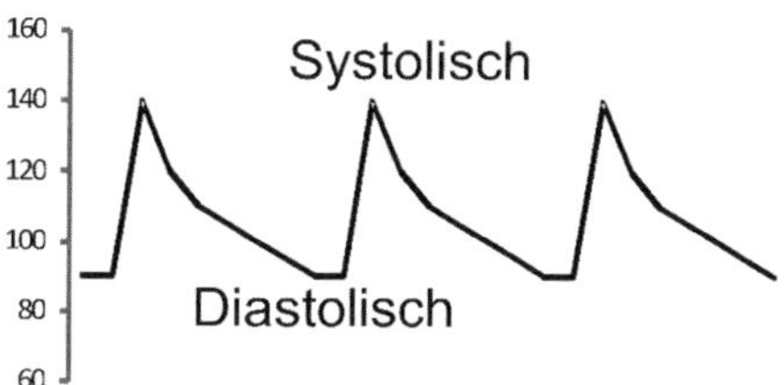

Abb. 11: Der Blutdruck wird als Zahlenpaar aus systolischem und diastoischem Druck angegeben.

Blutungen, intrazerebrale: → Schlaganfall.

Blutzucker: Zucker (Glukose) ist der Haupt-Energielieferant für Zellen, daher ist ein gleichbleibender Glukosespiegel wichtig. Das → Hormon Insulin senkt (Umwandlung von Kohlenhydraten in Körperfett) und Glucagon hebt den Blutzuckerspiegel. Normalwerte: 80 - 120 mg/dl, nach Nahrungsaufnahme bis zu 150 mg/dl. Bei Hunger wird über die Glukoneogenese gespeichertes Körperfett in Zucker umgewandelt. (1) Hypoglykämie (Unterzuckerung, <50 mg/dl) entsteht z.B. durch zuviel Insulin (Überdosierung bei Diabetikern; Tumor in der insulinproduzierenden Bauchspeicheldrüse), Lebererkrankungen (Störung der Zuckerbildung), Krankheiten der Hypophyse (Hormonsteuerung), Nebennierenrindenstörungen, Schwangerschaft, Krebserkrankungen. (2) Hyperglykämie (Überzuckerung, >120 mg/dl, meist durch Insulinmangel) verursacht anfangs kaum Beschwerden; bei >180 mg/dl wird Zucker über die Niere ausgeschieden und kann im Urin nachgewiesen werden (Glukosurie). Man unterscheidet die Typ-I-Diabetes mit völligem Fehlen von Insulin (Beginn meist schon in Kindheit oder Jugend, Ausgleich über Insulin-Injektionen) und die Typ-II-Diabetes (Beginn meist im höheren Lebensalter) mit relativem Insulinmangel, der durch zuckerarme Diät ausgeglichen werden kann. Ein relativer Insulinmangel kann auch beim Gesunden auftreten durch Infektionen, Herzinfarkt, Schwangerschaft, Stoffwechselsteigerung, Schock, schwere Verletzung oder Operation, Schlaganfall, Hormonveränderungen (z.B. Schilddrüsenüberfunktion, Cushing-Syndrom) und durch Medikamente, wie z.B. Cortison. *Somat.*: (1) Hypoglykämie: Hungergefühl, Übelkeit, Zittern, Schwitzen, Herzrasen, Schwindel, Kopfschmerzen, später Müdigkeit, Sehstörungen, Krampfanfälle, dann Bewusstseinsverlust. (2) Hyperglykämie: Ständiger Durst (Ausschwemmen d. Zuckers), häufiges Wasserlassen, Bauchschmerzen, Übelkeit, Erbrechen, schwere Atmung mit → Acetongeruch (ähnlich → Nagellackentferner), Übersäuerung des Bluts (Azidose), lebensbedrohliches diabetisches Koma. Chronische Hyperglykämie schädigt die Gefäßwände, es entstehen diabetische Durchblutungsstörungen insbesondere in Netzhaut (drohende Erblindung), Nieren, Füßen und ZNS. *Psy.*: (1) Unterzuckerung (Hypoglykämie) führt zunächst über kompensatorische Sympathikus-Aktivierung zu Unruhe und Ängstlichkeit. Durch den akuten

Energiemangel im Gehirn kommt es dann zu Konzentrationsdefiziten, Sprachstörungen, geistigen Leistungsschwächen, atypischem Verhalten, Wesensveränderungen, psychotischen oder deliranten Zuständen, Verwirrtheit, Bewusstseinsverlust. (2) Überzuckerung (Hyperglykämie): Zunächst nur unspezifische Symptome (schnelle Abgeschlagenheit). Langfristig → neuropsycholog. Störungen durch die diabetischen Durchblutungsstörungen. Ein Drittel der Patienten mit Diabetes mellitus entwickelt eine reaktive Depression, oft mit Angststörung.

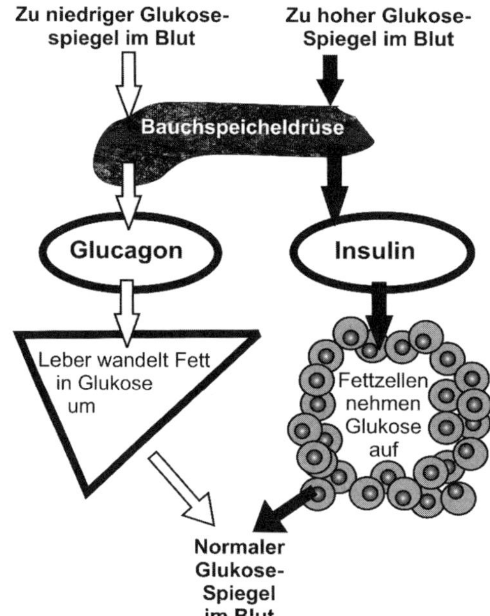

Abb. 12: Möglichkeiten des Körpers, den Blutzuckerspiegel zu regulieren.

Body Integrity Identity Disorder (BIID, Apotemnophilie): Manche Menschen empfinden einen Arm oder ein Bein nicht als Teil des Selbst und streben eine Amputation an. *Somat.*: Gefühl, dass ein Körperteil nicht zu einem gehört, jedoch keine Sensibilitätsverluste oder motorische Defizite in dem betr. Gliedmaß. *Psy.*: Genaue Wahrnehmung des gewünschten Amputationsstumpfes (bei intaktem Körper). Starker Wunsch, behindert zu sein. Z.T. reaktive Depression. Bei manchen ist eine sexuelle Komponente vorhanden, dann werden Menschen mit sichtbaren Behinderungen als sexuell attraktiv empfunden (Amelotismus, Akrotomophilie, Deformations-Fetischismus, „devotee").

Borreliose: Die Lyme-Borreliose wird übertragen durch das Bakterium Borrelia burgdorferi (Spirochäten, verwandt mit dem Erreger der Syphilis). Die Übertragung erfolgt durch Zecken, Mücken, Pferdebremsen (Stechfliegen). Borrelien setzen sich schnell im Gewebe fest, wo sie vom Immunsystem und durch Antibiotika nur schwer zu bekämpfen sind. Bei etwa 10 % der Erkrankten ist das ZNS infiziert; oft bleibt die Borreliose chronisch bestehen oder sie rezidiviert schubweise mit monate- oder jahrelangen symptomfreien Zeiten. *Somat.*: (1) Stadium: Nach ca. 1–4 Wochen entsteht bei 50 % der Patienten ein immer größer werdender kreisrunder Hautausschlag um die Einstichstelle (Erythema migrans, Wanderröte). (2) Stadium: Nach 1–4 Monaten grippeähnliche Symptome mit Fieber, Kopfschmerzen, Schweißausbrüchen. Es kann nun zu einem zunehmenden Befall der inneren Organe, der Gelenke und Muskeln, sowie des Nervensystems kommen. In der (3) Phase dann, je nach befallenem Organ, z.B. Herzprobleme, Gefäßentzündungen, Hautveränderungen, Arthritis (Gelenkerkrankung), Seh- und Hörstörungen. Bei Neuroborreliose mit Befall des ZNS zusätzlich: Polyneuropathie (vielfache Nervenentzündung), Meningitis (→ Hirnhautentzündung), Enzephalomyelitis oder → Enzephalitis. Auch bei erfolgreicher Bekämpfung sind oft Spätfolgen vorhanden, z.B. chronische Kopfschmerzen, ständige Müdigkeit, Fieberschübe, Nackensteifigkeit, Sehbeschwerden, Schwindel, Übelkeit, Erbrechen und dauerhafte Krankheiten, z.B. am Herz (Myokarditis), im Hörsystem (Tinnitus, Schwerhörigkeit), an den Augen (Uveitis, Keratitis, Episkleritis) oder Erkrankung der Leber, der Nieren, sowie des Magen- und Darmtrakts. *Psy.*: Schnelle Erschöpfbarkeit, kognitive Einschränkungen, Konzentrationsprobleme, z.T. Wesensveränderungen, reaktive Depressivität.

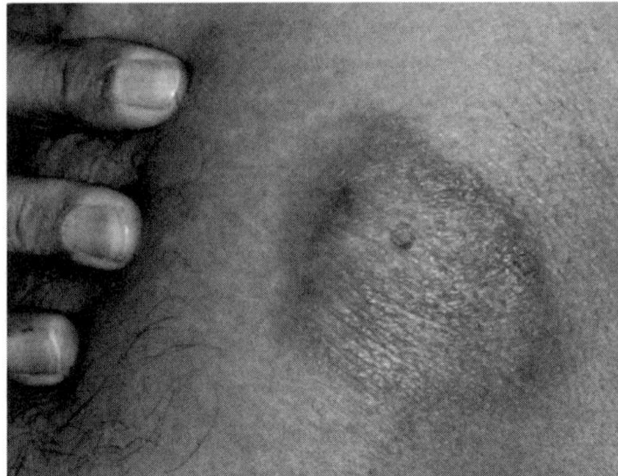

Abb. 13: Kreisrunder Hautausschlag bei Borreliose

Botulismus entsteht durch Gifte eines Bakteriums, das sich z.B. in hausgemachten fleischhaltigen Konserven vermehrt. Die giftige Wirkung beruht auf einer Blockierung von → Azetylcholin. *Somat.*: Beschwerdefreie Latenzphase (12–36 Std.), dann Übelkeit, Erbrechen, Durchfall. Ab 24 Std. nach Giftaufnahme neurologische Symptomatik mit Befall der Hirnnerven: Sehstörungen (z. B. Doppelbilder, Schielen), Schluckstörungen, Mundtrockenheit, Heiserkeit, laufende Nase, Lähmungen, Tod durch Artemlähmung oder Herzstillstand. *Psy.*: Anfangs typische Sprechstörungen, später Apathie, Koma.

Bronchodilatatoren sind Medikamente zur Erweiterung von verengten Bronchien und verbesserter Sauerstoffaufnahme durch Sympathikus-Aktivierung (z. B. für Asthmatiker). Es werden Betasympathikomimetika, → Parasympathikolytika und → Theophyllin eingesetzt. *Mögl. somat. Nebenwirkg.*: Austrocknung der Atemwege, Herzkreislaufanregung, Zittern, Muskelkrämpfe, Herzrasen, Schlafstörungen. Selten auch Störungen der Harnausscheidung, Kaliumüberschuss, Überzuckerung (Hyperglykämie, → Blutzucker), allergische Reaktionen, paradoxe Bronchospasmen. *Mögl. psy. Nebenwirkg*: Unruhe, Nervosität, Reizbarkeit.

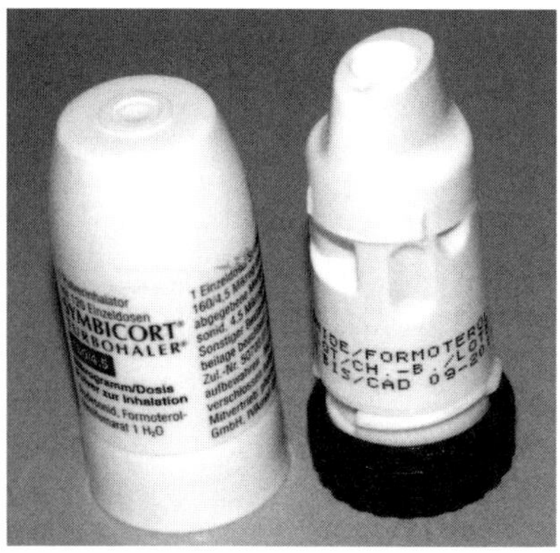

Abb. 14: Bronchodilatatoren

Bovine spongiforme Enzephalopathie (BSE, „Rinderwahn") gehört neben Scrapie und der Creutzfeldt-Jakob-Krankheit zu den übertragbaren Gehirnkrankheiten. Sie wird durch Prionen verursacht, d. h. infektiöse Proteinpartikel, die kleiner als Viren und äußerst widerstandsfähig sind. Zur BSE-Epidemie kam es, da mit Scrapie (tödl. Hirnerkrankung) infizierte Schafe zu Tiermehl verarbeitet und an Kühe verfüttert worden waren. Die Prionproteine verändern im ZNS, die dort normalerweise vorhandenen, gesunden Prionen, dies führt zu einer Degeneration des Gehirns. Die Symptome (Bewegungsanomalien, Verhaltensstörungen, Aggressivität) entwickeln sich über mehrere Monate, bis der Tod eintritt. Es wird vermutet, dass die neue Variante der → Creutzfeldt-Jakob-Krankheit (nvCJD) beim Menschen durch den Verzehr von BSE-verseuchtem Rindfleisch hervorgerufen wird.

BSE: → Bovine spongiforme Enzephalopathie.

C

CADASIL / CARASIL (*Cerebral autosomal dominant / rezessiv arteriopathy with subcortical infarcts and leukoencephalopathy*) ist eine genetisch bedingte Erkrankung, die zu mehrfachen Schlaganfällen schon ab dem 20. Lebensjahr führen kann. Es liegt eine Mutation auf dem 19. Chromosom vor, die eine Schädigung (→ Mikroangiopathie) der feinen Blutgefäße im Gehirn auslöst. Die vielen kleinen → Schlaganfälle führen schließlich zu zunehmender Hirnschädigung. *Somat.*: Häufige migräneartige Kopfschmerzen, wiederkehrende Hirninfarkte mit Bewegungs-, Sensibilitäts-, Wahrnehmungsstörungen, im Endstadium Wachkoma. *Psy.*: → Neuropsycholog. Störungen, phasenweise psychiatrische Auffälligkeiten, schließlich Demenz.

Kalzium: → Hyperkalzämie, → Hypokalzämie.

Cannabis (THC, Tetra-Hydro-Cannabinol): Haschisch (Harz aus d. Blüten weibl. Pflanzen) und Marihuana (getrocknete Blätter), hergestellt aus dem indischen Hanf (Cannabis sativa), wirken im Gehirn auf die Endocannabinoid-Rezeptoren CB1 und CB2, der zweite kommt auch in Milz und Lymphknoten vor, was die immunologische Wirkung erklären könnte. Cannabisprodukte werden als bewusstseinserweiternde Droge benutzt, haben aber z. B. auch schmerzlindernde Eigenschaften. Die Wirkung hängt von der Art der Aufnahme (rauchen, essen / trinken), aufgenommener THC-Menge, aktueller Stimmung, Persönlichkeit, Erwartungen und Umgebungsvariablen ab. *Somat.*: Herzschlagbeschleunigung, verlangsamte Bewegungen u. Reaktionszeiten, Veränderungen des Körpergefühls mit Zoenästhesien (z. B. Leichtigkeit, pulsierende Wärmewellen). Bei Überdosierung: Herzrasen, Übelkeit, Schwindel, Kreislaufkollaps. Bei Dauergebrauch milde körperliche Sucht, Lungenschäden, erhöhtes Krebsrisiko (evtl. durch Tabak). *Psy.*: Milde Euphorie (*high, stoned*), Gelassenheit, Gedankensprünge, Gefühl neuer Einsichten, intensivierte Wahrnehmung, Albernheit, Kurzzeitgedächtnisdefizite. Bei negativer Stimmung: Angst bis zur Panik, unlogisches Denken. Selten auch psychotische Symptome, Verwirrtheit, paranoide Ideen mit wahnhaftem Denken, Depersonalisierung (gestörtes Ich-Gefühl), Halluzinationen, Erinnerungslücken („Filmriss"). Unter Jugendlichen z. T. süchtiger Gebrauch mit extrem hohen THC-Dosierungen. Langfristig: Amotivationales Syndrom, wachsende Gleichgültigkeit, sozialer Rückzug, kognitive Leistungsminderung. Bei anfälligen Personen kann eine → drogeninduzierte Psychose zum Ausbruch kommen („Trigger-Hypothese"). Cannabis-Entzug: Nervosität, Ängstlichkeit, Depressionen und gesteigertes Verlangen nach der Droge.

Cannabinoid-Rezeptorantagonisten sind Medikamente, die gegen Übergewicht eingesetzt werden (Abmagerungsmittel). Sie hemmen die Empfangsstellen für → Cannabis im Gehirn (Cannabinoid-1-Rezeptoren) und verändern dadurch die Energiebilanz günstig. *Mögl. somat. Nebenwirkg.*: Übelkeit, Erbrechen, Kopfschmerzen, Gelenk- und Rückenschmerzen, Schwindel, Risiko für Atemwegsinfektionen. *Mögl. psy. Nebenwirkg.*: Stimmungsveränderungen (Depressionen, Ängstlichkeit, Nervosität), Gedächtnisstörungen.

Cathin ist ein → Alkaloid aus Blättern des in Afrika vorkommenden Kathstrauchs, das → Ephedrin enthält. Es wird z. B. als Appetitzügler benutzt. Weiteres → Stimulanzien.

CED (chronisch-entzündliche Darmerkrankungen): → Morbus Crohn.

Cerebralparese bezeichnet Bewegungseinschränkungen durch eine Hirnschädigung vor, während oder kurz nach der Geburt (prae-, peri-, postnatal). Ursachen sind z. B. Schwangerschaftskomplikationen, Sauerstoffmangel bei der Geburt, Frühgeburten. *Somat.*: Zunächst oft abnorme Schlaffheit des Kindes (*floppy infant*), Reflexanomalien, später Tonussteigerung der Muskulatur und Spastik, z. T. weitere neurolog. Bewegungsstörungen (Athetose, → Chorea, Dystonien, → Zittern), überproportional viele Linkshänder, meist lebenslange Mängel der Grob- und Feinmotorik, z. T. Neigung zur Epilepsie. *Psy.*: Begleitend oft Entwicklungsverzögerungen, intellektuelle Retardierung, → Teilleistungsstörungen (Legasthenie, Rechenschwäche). Manche Kinder verfügen über gute verbale Intelligenz bei auffälliger körperlicher Ungeschicklichkeit. Die „Tollpatschigkeit" macht die Betroffenen leicht zu Außenseitern, so dass reaktive psych. Störungen entstehen können.

Cerebrovaskuläre Erkrankungen betreffen Blutgefäße des Zentralen Nervensystems wie Missbildungen (z. B. Angiom, → Aneurysma, → Sturge-Weber-Syndrom), Entzündungen (z. B. → Vaskulitis) und Verschlüsse von Gefäßen (weißer → Schlaganfall, Hirninfarkt) oder intrakranielle Blutungen (roter → Schlaganfall). Risikofaktoren sind: Rauchen, → Alkohol, Drogen, hohes Alter, männl. Geschlecht, genetische Disposition, zu hoher / niedriger → Blutdruck (→ Ischämie), → Herzinfarkt, erhöhter Anteil roter Blutkörperchen (Hämatokrit-Wert), Diabetes mellitus (→ Blutzucker), → Anämie, erhöhter Fibrinogen-Spiegel und → Migräne. → Transitorische ischämische Attacken (TIA) gelten als Warnsymptome. Ausbuchtungen von Gefäßwänden (→ Aneurysma) machen kaum Symptome, können aber platzen (Ruptur). Da innerhalb des Schädels kein Raum ist, komprimiert das Blut umliegendes Hirngewebe. Bei Unfällen können Blutungen (1) in den Hirnhäuten auftreten (z. B. → Subarachnoidalblutung), die das Gehirn dann unter Mittellinienverlagerung verdrängen, oder (2) im Gehirn selbst (intrakranielle Blutung). *Somat.*: Bei Verschluss eines großen Hirngefäßes schlagartiger Bewusstseinsverlust mit Hinstürzen u. Tod, wenn eine rechtzeitige Revaskularisation nicht möglich ist. Bei Verstopfung kleiner Gefäße nicht so dramatischer Verlauf. Bei einer Blutung Nackensteifigkeit, zunehmender Vernichtungskopfschmerz, Übelkeit,

Erbrechen, zunehmende neurologische Ausfälle (z.B. Lähmungen), Bewusstseinsverlust. Bei arteriellen Blutungen treten die Symptome sofort auf, bei venösen Blutungen mitunter erst nach Stunden bis Tagen. Je nach betroffenem Blutgefäß entstehen andere Ausfälle: Arteria carotis (zuführende Halsschlagader): s. Arteria cerebri anterior und media. Arteria cerebri anterior (vordere Hirnarterie): Störungen von Bewegungsflüssigkeit und -ablauf. Arteria cerebri media (mittlere Hirnarterie): Störungen der Bewegungen der gegenüberliegenden Körperseite (Hemiplegie, Hemiparese). Arteria cerebri posterior (hintere Hirnarterie): Sehstörungen einer Raumhälfte (Hemianopsie). Arteria vertebralis bzw. basilaris (zuführende Arterien am Rückgrat): Beidseitige Sehstörungen, Gleichgewichtsprobleme, Drehschwindel, Sturzattacken, Sehstörungen (Nystagmus), beidseitige Gefühlsempfindungsstörungen, Hirnnervenlähmungen (z.B. Tetraparese), vegetative Hirnstammfunktionsstörungen (z.B. Atem- und Kreislaufstörungen). *Psy.*: Allgemeinsymptome: Bewusstseinseinschränkungen bis zum Koma. Arteria cerebri anterior: psychische Wesensveränderungen, Störungen des Denkens, Planens und Handelns. Arteria cerebri media: Schwierigkeiten beim Sprechen, Lesen, Schreiben, Rechnen. Arteria cerebri posterior: Gedächtnisschwierigkeiten. Arteria vertebralis bzw. basilaris: Unspezifische kognitive Störungen.

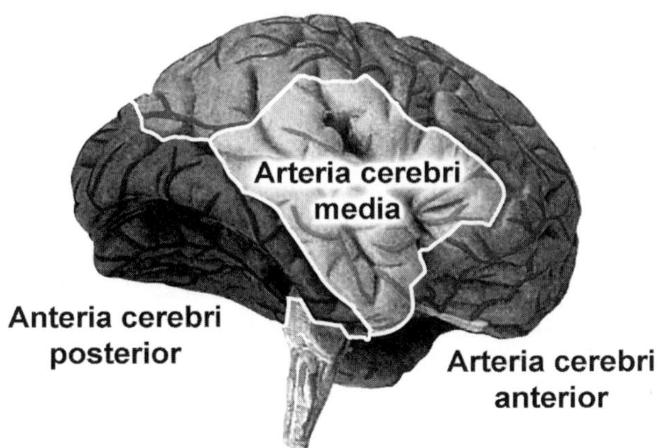

Abb. 15: Cerebrovaskuläre Erkrankungen zeigen unterschiedliche Symptome, je nach betroffener Hirnarterie.

Charles-Bonnet-Syndrom bezeichnet visuelle Halluzinationen bei Spät-Erblindeten. Ursache ist, dass der Sehcortex keine Informationen mehr von außen bekommt und visuelle Gedächtnisareale nicht mehr gehemmt werden. Bei angeborener Blindheit tritt das Phänomen nicht auf. *Somat.*: Blindheit beider Augen bei intaktem Sehcortex. *Psy.*: Lebhafte Halluzinationen, meist ohne Sinn und in chaotischer Abfolge. Von den Patienten überwiegend als angenehm empfunden. Keine Anzeichen einer Psychose. → Gesichtsfelddefekte, → Gesichtsfelderscheinungen.

Chemikalien-Unverträglichkeit (Chemikaliensensibilisierung): Berufserkrankung von Personen, die häufig Kontakt mit giftigen Chemikalien haben (z.B. Laboranten, Maler, Lackierer, Fußbodenleger, Chemieberufe, Raumpfleger/-innen, Schweißer, Krankenschwestern/-pfleger). *Somat.*: Schleimhautreizungen von Nase, Mund, Lunge, Atembeschwerden, Müdigkeit, Schwäche, Schlafstörungen, Kopfschmerzen, Schwindel, Gleichgewichts- u. Wahrnehmungsstörungen, Sodbrennen, Übelkeit, Appetitmangel, Herz-Kreislauf-Symptome, Hautveränderungen, rheumatische Beschwerden (Gelenk- u. Muskelschmerzen), Langfristig: Leber-, Lungen-, Nieren- u. ZNS-Schäden. *Psy.*: Reizbarkeit, depressive Verstimmung, Entfremdungsgefühle, Leistungsminderung. Bei starker Vergiftung: → neuropsycholog. Störungen bis zur → Demenz.

Chili gehört zu den Paprikafrüchten, der Inhaltsstoff Capsaicin, ein → Alkaloid, ist ausschlaggebend für die Schärfe. *Somat.*: Appetitanregung (Speichelfluss, Magensaftsekretion und Darmtätigkeit), gefäßerweiternde Wirkung, evtl. leicht antibakterieller Effekt. Umstritten ist, ob derartig scharfe Speisen Krebsentstehung fördern oder vorhandene Krebszellen schädigen. *Psy.*: Ausschüttung des Glücksbotenstoffs Endorphin (*Chili-High*).

China-Restaurant-Syndrom: Der Begriff entstand durch Kopfschmerzen nach Essen in China-Restaurants, die z.T. früher häufig mit großen Mengen des Geschmacksverstärkers → Glutamat würzten (Natrium-, Kalium-, Kalziumglutamat und Glutaminsäure). Glutamat erzeugt zudem ein künstliches Hungergefühl und fördert Übergewicht. *Somat.*: Bei sensibilisierten Personen kommt es zu: Kopfschmerzen, Migräne, Schweißausbruch, Magenschmerzen, Bluthochdruck, Herzklopfen, Hautrötungen, Engegefühl beim Atmen. *Psy.*: Konzentrationsdefizite, Benommenheit, z.T. Angstzustände, selten Verwirrtheit.

Cholinergika: Medikamente, die (1) durch direkte Stimulation von Rezeptoren für → Azetylcholin oder (2) Hemmung des Cholin-Abbaus (→ Azetylcholinesterasehemmer) eine parasympathomimetische Wirkung (→ Parasympathomimetika) hervorrufen. Letztere erhöhen die ACh-Konzentration. Medizinisch z.B. zur Behandlung von Glaukom (grüner Star), Bewegungsstörungen des Darms, zur Muskelentspannung, bei Alzheimer Demenz, Vergiftungen → Parasymatholytika und zur Entspannung bei Operationen. *Mögl. somat. Nebenwirkg.*: Herabsetzen der Herzfrequenz, Blutdruckabfall, niedrigere Temperatur, Stimulation der Verdauungsorgane, Verengung der Bronchien, erhöhte Atemfrequenz, Pupillenverengung, Durchfall, Inkontinenz, erhöhte

Schweißproduktion, Sehstörungen. *Mögl. psy. Nebenwirkg.*: Unruhe, Angst, Verwirrtheit.

Chorea: Hirnerkrankung mit unwillentlichen, plötzlichen, unsymmetrischen, kurzdauernden Bewegungen der Gliedmaßen bzw. Grimassieren oder Schmatzen. Zunächst werden sie als Verlegenheitsbewegungen vertuscht, später aber immer ausgeprägter und störender, da sie zielgerichtete Willkürhandlungen behindern und den Patienten erschöpfen. Unterschiedliche Formen sind z.B. die Chorea minor, Chorea gravidum, Chorea nach Einnahme von Ovulationshemmern („Pille"), gutartige familiäre Chorea, postapoplektische Chorea (als Folge eines Schlaganfalls), die senile Chorea im Alter. Weiteres → Chorea Huntington.

Chorea Huntington ist eine dominant vererbte, neurodegenerative Hirnerkrankung. Die Nachkommen Erkrankter haben 50 % Wahrscheinlichkeit, ebenfalls zu erkranken. Erste Symptome treten meist schon vor dem 40. Geburtstag auf. *Somat.*: Zu Beginn nur psychische Veränderungen, später Bewegungsunruhe von Gliedmaßen, Kopf und Rumpf, die zunächst in scheinbar gewollte Handlungen eingebaut wird. Im weiteren Verlauf heftige, unkontrollierbare Bewegungsaktivitäten (Hyperkinesie, „Veitstanz"). Bei Ermüdung nehmen sie zu, im Schlaf hören sie auf. Hinzu kommen Grimassieren, schleudernde Bewegungen (Ballismus), Schluck- und Sprachschwierigkeiten (Dysarthrie). In der letzten Phase verharren die Gliedmaßen durch erhöhte Muskelspannung (Dystonie) stundenlang in schmerzhaften Fehlstellungen, Unfähigkeit zu kommunizieren, durch Schluckstörungen kommt es zu Nahrungsdefiziten bei erhöhtem Energieverbrauch (durch Muskelspannung). Tod ca. 15–20 Jahre nach Diagnosestellung. *Psy.*: Frühsymptome sind Persönlichkeitsveränderungen mit Reizbarkeit, Aggressivität, z.T. auch

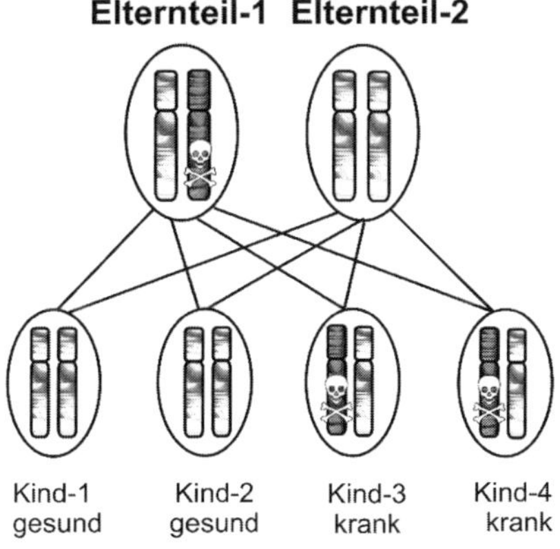

Abb. 16: Vererbung von Chorea Huntington

Angst, Depression. Im weiteren Verlauf Intelligenzdefizite, Gedächtnisstörungen. Typisch sind Frontalhirnstörungen (Probleme im log. Denken u. Planen) mit impulsivem Verhalten, welches die zwischenmenschlichen Beziehungen schwer belastet. Später fortschreitende Gedächtnisschwierigkeiten, Desorientierung, Sprachverarmung und z. T. Wahnvorstellungen. In der letzten Phase Demenz.

Ciguatera-Vergiftung entsteht durch giftige Dinoflagellaten (Einzeller), die in Riffen leben und von bestimmten Fischen verzehrt werden. Das Gift reichert sich in der Nahrungskette immer weiter an, bis der Verzehr normalerweise essbarer Fische zur Fischvergiftung führt (z. B. Barrakuda, Zackenbarsch, Muräne, etc.). *Somat.*: Zunächst beschwerdefreie Latenz (3–5 Stunden), dann Übelkeit, Erbrechen, Durchfall, Muskelschmerzen, Schwäche, Hautausschläge, starkes Schwitzen, Seh- u. Schlafstörungen. Dann neurologische Symptome, Taubheitsgefühle; Tod eher selten. *Psy.*: Abgeschlagenheit. Später sensorische Störung mit einer paradoxen Temperaturwahrnehmung im Bereich der Hände und der Füße, die oft über Wochen anhält.

Cluster-Kopfschmerz (Bing-Horton-Syndrom) ist ein schwerer, einseitiger Kopfschmerz. Man differenziert (1) Cluster-Migräne, (2) die seltene chronische und (3) die häufige episodische Form (Dauer 1–3 Monate mit symptomfreien Intervallen von Monaten bis Jahren). Akute Auslöser sind individuell verschieden, z. B.: Anstrengung, Alkohol, Nikotin, Schokolade, Nüsse, Käse, Zitrusfrüchte, Lebensmittelzusätze (z. B. → Glutamat), Medikamente, Klimaveränderungen, Gerüche, Lärm, Fernseher / Kino, Reisen, starke Emotionen. Männer sind häufiger betroffen; Erstauftreten ca. zwischen 20.–40. Lebensjahr. *Somat.*: Zum Teil Vorboten, dann einseitige, äußerst heftige Kopfschmerzattacken (Cluster) von ½ bis 3 Stunden Dauer im Augen- bis Schläfenbereich, überwiegend im Frühjahr und Herbst, meist zur selben Tageszeit. Die Anzahl der Attacken liegt zwischen 0,5 bis 8 pro Tag. Der Hauptschmerz wird z. B. „wie ein glühendes Messer" hinter dem Auge beschrieben. Begleitsymptome sind: Einseitig tränendes Auge, laufende oder verstopfte Nase, Stirnschweiß, Übelkeit, Licht- und Geräuschüberempfindlichkeit. *Psy.*: Extreme Unruhe, die Patienten laufen herum, hauen sich mit der Hand gegen den Kopf, wippen mit dem Oberkörper. Während der Attacke: Appetitverlust, → neuropsychologische Störungen. Bei langfristig-chronischem Verlauf reaktive Depressionen. Auf der Suche nach möglichen Auslösern engen die Patienten ihr Leben immer weiter ein.

Codein: → Hustenmedikamente.

Coffein: → Kaffee, → Stimulanzien.

Colitis ulcerosa: → Diarrhoe, → Morbus Crohn.

Commotio cerebri (Gehirnerschütterung, leichtes → Schädel-Hirn-Trauma) entsteht durch stumpfe Gewalteinwirkung auf den Schädel. Es kommt im Gegensatz zur → Contusio cerebri nicht zu einer organischen Läsion, die in bildgebenden Verfahren (CT, MRT) sichtbar wäre. *Somat.*: Vorübergehende Symptomatik von Kopfschmerzen, Übelkeit, z.T. Erbrechen, Schwindel, Sehstörungen (Flimmerskotome). Später mehrere Tage lang hohe Ermüdbarkeit, Leistungsdefizite, steifer Nacken. *Psy.*: Kurzer Bewusstseinsverlust (unter 15 Min.) oder Bewusstseinsstörung, z.T. Gedächtnisverlust für das Unfallgeschehen (retrograde Amnesie), posttraumatischer Dämmerzustand (max. 1 Std.), vorübergehende → neuropsycholog. Störungen, mehrere Tage Abgeschlagenheit, Reizbarkeit, z.T. Verwirrtheit.

Contusio cerebri ist eine stumpfe oder spitze Gewalteinwirkung auf den Schädel, die in ihrem Ausmaß deutlich über die → Commotio cerebri (Gehirnerschütterung) hinausgeht. Hier liegt eine in bildgebenden Verfahren (CT, MRT) sichtbare organische Hirnverletzung vor. Die Bewusstlosigkeit überschreitet 15 Min., die Dauer des nachfolgenden Dämmerzustands ist deutlich länger als 1 Std. *Somat.*: Blutiger Liquor bei Lumbalpunktion, Herzrhythmusstörungen, Risiko für epilept. Anfall, neurologische Ausfälle (z.B. Lähmungen, Sehstörungen), Pupillenstarre, Atem- und Pulsunregelmäßigkeiten, Schock. Bei Schädelbasisbruch oft Anosmie (Geruchsverlust). *Psy.*: Erhebliche und länger andauernde → neuropsycholog. Störungen, Bewusstseinsstörungen bis zum Koma. Bei Überleben der Contusio oft posttraumatische Hirnleistungsschwäche, z.T. → Hydrozephalus. Weiteres → Schädel-Hirn-Trauma.

Corpus mamillaria: → Mamillarkörper.

Corticoide / Corticosteroide sind eine Gruppe von, in der Nebennierenrinde (NNR) gebildeten, Steroidhormonen bzw. Medikamente mit vergleichbarer Wirkung. Hauptgruppen sind (1) Mineralocorticoide (z.B. Aldosteron), die z.B. den Wasserhaushalt des Körpers beeinflussen. (2) Glucocorticoide (z.B. Cortisol) werden insbesondere bei Aktivation und Stress ausgeworfen, sie wandeln Fett in Zucker um (Glukogensynthese) und wirken immunsuppressiv (entzündungshemmend). (3) Androgene (z.B. Estrogene, Testosteron und Dehydroepiandrosteron) gehören zu den Sexualhormonen. *Somat. / Psy.*: → Addison-Krankheit, → Adrenogenitales Syndrom, → Cortisol, → Cushing-Syndrom, → Hormone.

Cortisol (Kortisol) / **Cortison** (Kortison): Cortisol ist ein Steroidhormon (→ Hormone, → Corticoide), das in der Nebennierenrinde gebildet wird. Die Ausschüttung wird durch Adrenocorticotropin (ACTH) aus dem Hypophysenvorderlappen stimuliert. Es reguliert den Energiehaushalt, hilft die Körpertemperatur konstant zu halten und sorgt dafür, dass bei hoher körperlicher Beanspruchung Glukose (Zucker) bereitgestellt wird (Glukoneogenese aus Körperfett u. -eiweiß). Ein hoher Cortisolspiegel (z.B. bei Stress) unterdrückt die Immunfunktionen. Eine Überfunktion (Hyper-Cortisolismus) führt zum → Morbus Cushing, eine Unterfunktion (Hypo-Cortisolismus) zur → Addisonkrankheit. Bei einer angeborenen Störung der Bildung von Cortisol kommt es zur Vermännlichung (Virilisierung) bzw. zum → adrenogenitalen Syndrom. Cortisol wird in Niere und Darm zu Cortison oxidiert. Die Cortisolwerte zeigen eine typische circadiane Rhythmik; der höchste Wert wird morgens zwischen 06:00 und 08:00 Uhr erreicht. Synthetisch hergestelltes Cortison (Hydrocortison) wird z. B. zur Unterdrückung der körpereigenen Abwehr (Immunsuppression) eingenommen (oral, injiziert, als Salbe oder zur Inhalation), z. B. bei allergischen Erkrankungen oder nach Transplantationen (→ Glukokortikoide). *Somat.*: Ein hoher Cortisolspiegel erhöht die Infektanfälligkeit. Bei kurzfristiger, hochdosierter Anwendung cortisonhaltiger Medikamente kann es zu Kopfschmerzen, Schwindel, Epilepsie, Schlaflosigkeit kommen. *Psy.*: Bei hochdosierter Anwendung cortisonhaltiger Medikamente kann es zu Stimmungsveränderungen (Euphorie, Depressionen), Psychosen und → neuropsycholog. Störungen kommen.

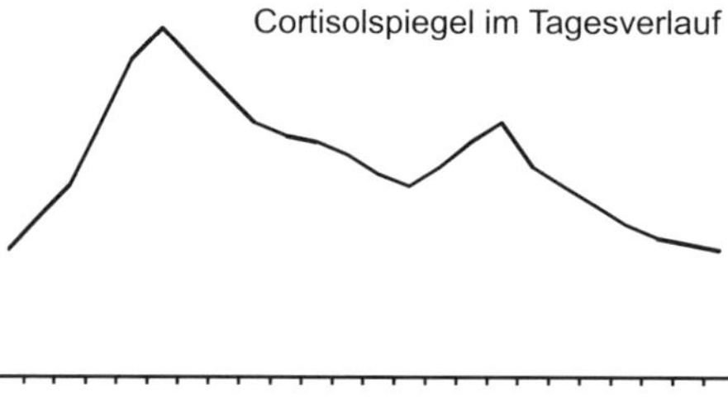

Abb. 17: Circadiane Rhythmik der Cortisolwerte

Crack ist eine Droge aus Kokain und Natron (Natriumhydrogencarbonat, Backpulver). Beim Erhitzen der Kristallkörner („rocks") entsteht das typische Knistern. Die Wirkung setzt sofort ein, bleibt aber nur 5–15 Minuten bestehen, so dass Crack oft wenige Minuten später erneut geraucht wird. Dadurch besteht hohes Suchtpotential. *Somat.*: Im Rausch subjektives Gefühl gesteigerter Leistungsfähigkeit. Mitunter aber auch: Schwäche, Schüttelfrost, Bluthochdruck, Hautjucken. Überdosierung: Kreislaufzusammenbruch, Herzstillstand. *Psy.*: Im Rausch euphorisierend, stimmungsaufhellend, energiegeladen, Rededrang, gesteigerte Libido, starke Selbstüberschätzung bis zum Größenwahn. Zum Teil paranoide, schizophrenieähnliche Zustände mit Wahnvorstellungen, Depressionen. Langfristig schwere Persönlichkeitsveränderungen mit Abbruch sozialer Beziehungen, Vereinsamung, amotivationales Syndrom, Risiko für bleibende → drogeninduzierte Psychose.

Creutzfeldt-Jakob-Erkrankung ist eine selten auftretende, krankhafte Hirnveränderung (spongiforme → Enzephalopathie). Sie kann spontan auftreten, genetisch vererbt oder durch Prionen (Partikel aus Aminosäuren) übertragen werden (10–30 J. zwischen Ansteckung und Symptomausbruch). Wie bei BSE (→ Bovine spongiforme Enzephalopathie) zwingen abnorme Prionproteine den im Gehirn normalerweise vorhandenen, gesunden Prionen ihre veränderte Struktur auf. Damit lösen sie eine Degeneration aus, die zu schwammartig durchlöcherter Struktur führt; Tod meist innerhalb von 6 Monaten nach Erstdiagnose. Das Erkrankungsrisiko nimmt mit steigendem Alter zu (Gipfel 65.–70. Lebensjahr), bei der genetischen Form früher. Bislang übertrug die infektiöse Form der CJK sich überwiegend durch infizierte Implantate (z. B. Hornhaut oder Hirnhaut). Seit 1996 ist eine neue Variante bekannt (vCJK), die sich durch den Verzehr von infiziertem Rindfleisch überträgt. Die vCJK-Patienten sind deutlich jünger (Durchschnitt 28 J.), der Krankheitsverlauf ist mit ca. 14 Monaten länger, die mittlere Inkubationszeit nach Verzehr von infiziertem Rinderfleisch liegt bei 12–13 Jahren. *Somat.*: Beginn mit psych. Symptomen; erst Monate später kommt es zu Schwindel, Übelkeit, anhaltenden schmerzhaften Missempfindungen (Dysästhesien). Dann Probleme der Bewegungskoordination (Ataxie), Zittern, Verkrampfungen und Fehlhaltungen (Dystonie), unwillkürliche Muskelzuckungen und -bewegungen (Faszikulationen, Myoklonien, → Chorea), Schlaf- u. Sehstörungen (Nystagmus), epileptische Anfälle, Harn- und Stuhlinkontinenz. In der Endphase vollständige spastische Lähmung (Enthirnungsstarre), Koma, Tod durch Lungenentzündung oder Atemlähmung. *Psy.*: Im frühen Anfangsstadium schleichend einsetzende Verhaltensstörungen, Defizite des Arbeitsgedächtnisses, Stimmungsschwankungen, Angstzustände, Depressionen, z. T. Wahnvorstellungen. Später kommt es zunehmend mehr zu kognitiven Störungen, Intelligenzabbau, Halluzinationen, Verwirrtheit und schließlich zur Demenz. In der Endphase Mutismus (Unfähigkeit zu kommunizieren).

Crystal: → Meth.

Cushing-Syndrom entsteht durch einen dauerhaft zu hohen Spiegel des Hormons → Cortison. Man unterscheidet (1) die häufigere exogene Form durch Langzeitbehandlung mit Cortisonmedikamenten und (2) das seltenere endogene Cushing-Syndrom durch Überproduktion von Cortisol in den Nebennierenrinden. Ursachen für Letzteres sind ACTH-produzierende Tumore der Hypophyse (→ Hormone), anomales Wachstum der Nebennierenrinde (adrenale noduläre Hyperplasie), Nebennierenrindentumore (z. B. → Nebennierenrinden-Adenome, -Karzinome). Bei Alkoholikern entsteht mitunter ein erhöhter Cortisolspiegel im Blut, der als „Pseudo-Cushing" bezeichnet wird. *Somat.*: rundes „Mondgesicht", typische Fettverteilung (dicker Rumpf, dünne Arme und Beine), „Büffelnacken" (Fettansammlung zwischen den Schultern), Gewichtszunahme bei verringerter Muskelmasse, Knochenschwund (Osteoporose), Kopf-, Rücken- und Knochenschmerzen, Neigung zu Akne, ständiger Durst und häufiges Wasserlassen (ähnlich Diabetes), Vermännlichung von Frauen (z. B. vermehrte Körperbehaarung), Aussetzen der Menstruationsblutung, erhöhter Blutdruck, Impotenz. Bei Kindern Wachstumsverzögerungen. *Psy.*: Gemütslabilität mit ängstlich-depressiver Gestimmtheit.

D

date-rape-drug: → K.O.-Tropfen.

Dehydration: Mangelnde Wasserzufuhr führt zu einem Volumenverlust, mangelnde Ausscheidung zu einer Anreicherung von Wasser im Gewebe und Ansammlung von Giftstoffen, beides hat schnell erhebliche Auswirkungen auf physiologische Abläufe. Man unterscheidet: (1) hypertone Dehydration bei erhöhtem Wasserverlust mit wenig Salzverlust, (2) hypotone Dehydration durch Salzverluste und (3) isotone Dehydration durch Verlust von Wasser und Salz. Ursachen sind z.B.: vermindertes Durstempfinden (häufig im Alter), Schmerzen beim Trinken (z.B. Speiseröhrenentzündung), Schluck-Lähmungen (Schlaganfall), starkes Schwitzen (Sport), Fieber, Verbrennungen, übermäßige Wasserausscheidung (Polyurie) bei Diabetes, starke Aufregung, Magen-Darm-Erkrankungen (Erbrechen, Durchfall), Blutverlust. *Somat.*: Den Volumenverlust durch Flüssigkeitsmangel versucht das Herz zunächst durch Puls- und Blutdrucksteigerung auszugleichen; fehlendes Urinieren, trockene Haut und Schleimhaut (nach Zusammenkneifen bleibt eine Hautfalte stehen), Gewichtsverlust, Schwächegefühl, Kopfschmerzen, Schwindel, Muskelkrämpfe, epileptische Anfälle, Kollaps, Tod. *Psy.*: Durstgefühle, erhöhte Reizbarkeit, Konzentrations- und Merkfähigkeitsstörungen, Bewusstseinstrübung, Verwirrtheit.

Demenz beruht auf degenerativen Veränderungen des Gehirns. Die Anzahl der Neuerkrankten steigt zunehmend mit steigendem Lebensalter; selten ist eine genetisch bedingte Form mit frühem Beginn und raschem Verlauf (präsenile Demenz). Man unterscheidet (1) die kortikale Demenz (→ Alzheimer Demenz, (→ Multiinfarktdemenz) und (2) die Subkortikale Demenz mit Antriebsstörungen, Apathie, Verlangsamung. Durch chron. → Alkoholismus und → AIDS kann es zur Demenz kommen. Hirnorganisch findet man (a) durch durchblutungsbedingte Veränderungen abgestorbenes Hirngewebe bzw. (b) eine Verminderung von Neuronen und Mangel an Botenstoff (vordringlich → Azetylcholin). Anfangs oft nur Mikroläsionen, später in bildgebenden Verfahren (MRT) sichtbarer Hirnschwund (Atrophie). Näheres siehe: → Alzheimer Demenz, → Pick'sche Atrophie, → Multiinfarkt-Demenz.

Depression, larvierte (maskierte, somatisierte) zeigt sich durch körperliche Symptome ohne organischen Befund, emotionale Probleme werden spontan nicht berichtet. *Somat.*: Unzählige körperliche Symptome und Missempfindungen, z.B.: Atemnot, Schweregefühl in Kopf, Brust oder

Magen-Darm, Appetitlosigkeit, Verdauungsprobleme (z. B. Reizdarm-Syndrom, Colon irritable), Gewichtsverlust, Impotenz, Schlafstörungen, Schmerzen, Sensibilitätsveränderungen usw. *Psy.*: Keine. Die Existenz psychischer Schwierigkeiten wird vom Patienten abgelehnt. Erst bei intensiver Exploration findet man gehäuft frustrierende Lebensereignisse.

Deprivation, sensorische ist die Verminderung bzw. völliges Fehlen von Sinnesreizen (z. B. Sehen, Hören, Fühlen). Im frühen Kindesalter führt dies zum psychischen → Hospitalismus. Einzelhaft, Einsamkeit oder Immobilität durch körperliche Erkrankungen lösen ähnliche Symptomatik bei Erwachsenen aus. Seit den 1950er Jahren werden Versuche zum totalen Reizentzug in völlig finsteren und schalldichten Bunkern, Isolationsräumen oder dem zwecks Wellness entwickelten absolut ruhigen Samadhi-Tank durchgeführt. *Somat.*: Verlangsamte EEG-Aktivität, Schwellenerniedrigung der Sinne, Körperschemaveränderungen, Levitationsphänomene (Gefühl zu schweben), Desynchronisierung des Schlaf-Wachzyklus. *Psy.*: Langeweile, Reizhunger, Verminderung intellektueller Fähigkeiten, verstärkte Beeinflussbarkeit, Orientierungsstörungen, zunehmende akustische und visuelle Halluzinationen, psychoseartige Zustände.

Designerdrogen sind künstlich entwickelte Drogen, die auf Basis der Kenntnis natürlicher Drogen mit speziellem Wirkspektrum entworfen werden. Man unterscheidet: (1) Aufputschmittel (→ Amphetamine), (2) Halluzinogene (→ Ecstasy) und (3) Synthetische → Opiate (z. B. Morphium).

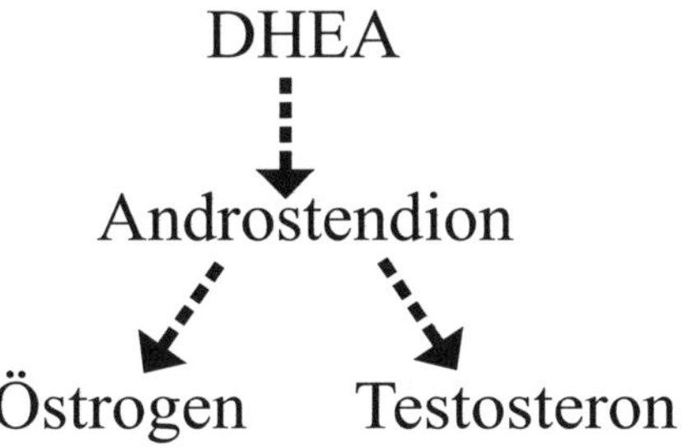

Abb. 18: Aufbau von Östrogen und Testosteron durch das Prohormon DHEA

DHEA (Dehydroepiandrosteron) ist ein → Androgen, welches in Nebennierenrinde, Eierstöcken und Hoden produziert wird. Es wirkt direkt als Hormon, ist aber auch ein Vorläufer (Prohormon) für → Testosteron und → Östrogen. Die höchste DHEA-Produktion haben 25-Jährige, sie nimmt im Alter stetig ab. Stress, Alkohol, Magersucht und chronische Erkrankungen führen zu erniedrigtem DHEA-Spiegel; Personen, die regelmäßig Sport treiben, meditieren oder sich sexuell betätigen, haben hohe DHEA-Werte. *Somat.*: DHEA wird in Dehydrotestosteron

(DHT) umgebaut, das für den Mann in der → Pubertät Bedeutung für die Geschlechtsreifung hat. Beim gesunden Erwachsenen zeigen sich eher nachteilige Wirkungen, wie Prostatavergrößerung, Kopf-Haarausfall bei vermehrter Körperbehaarung und Akne. Positive Wirkung bei Erektionsschwierigkeiten. Bei Frauen erhöht DHEA neben dem Östrogenspiegel auch den Testosteronspiegel, was zu Vermännlichungserscheinungen (Glatze, starke Körperbehaarung) führen kann. *Psy.*: Erhöhung von Libido und sexueller Appetenz vor allem bei Frauen. Möglicherweise antidepressive, stimmungsstabilisierende Wirkung in der Midlife-Crisis.

Diabetes mellitus: → Blutzucker.

Dialyse-Enzephalopathie: Nach ca. 2–7 Jahren dauerhafter Hämodialyse („Blutwäsche") kann es bei Patienten mit Nierenversagen zu einer chronisch-zunehmenden → Enzephalopathie (Hirnerkrankung) kommen. Im Gewebeschnitt zeigt sich ein unspezifischer Untergang von Zellen im ZNS. Seit Verwendung von aluminiumfreien Dialysegeräten hat sich die Häufigkeit verringert. *Somat.*: Zunehmende neurolog. Defizite, z. B. Bewegungs- und Sensibilitätsstörungen, Muskelzuckungen (Myoklonien), epilept. Krampfanfälle. *Psy.*: → neuropsycholog. Störungen, Intelligenzabbau, emotionale und Persönlichkeitsveränderungen, Desorientierung, exogene Psychosen, Verwirrtheit, schließlich Demenz. Begleitend reaktive Depressionen.

Diarrhoe (Durchfall) entsteht als direkte Immunreaktion gegen in den Darm eingedrungene Keime (z. B. Bakterien), giftige Stoffe (z. B. → Quecksilber, Lebensmittelvergiftung) oder durch allergische Reaktionen (z. B. → Morbus Crohn). Diverse Medikamente erzeugen Diarrhoe (z. B. Antibiotika, → Zytostatika), Entzündungen (→ Morbus Crohn), z. T. auch Tumore des Darms. Indirekte Ursachen sind andere körperliche Erkrankungen (z. B. Bauchspeicheldrüsenunterfunktion, Schilddrüsenüberfunktion). Auch starker Stress und insbesondere das psych. bedingte Reizdarmsyndrom (Colon irritable) gehen mit Durchfall einher. Kurzfristiger Durchfall dient der Ausscheidung giftiger Stoffe und sollte nicht medikamentös unterdrückt werden. Chronischer Durchfall führt zum Flüssigkeitsverlust (→ Dehydration) und zur → Elektrolytentgleisung. *Somat.*: Häufiger, wässriger Stuhldrang, Schwäche, verminderte Urinproduktion, trockene Haut und Schleimhaut, rapider Gewichtsverlust, Kopfschmerzen, Schwindel, Herzrasen, Muskelkrämpfe. Bei langanhaltendem Durchfall Risiko für epileptische Krämpfe, Kollaps, Koma, Tod. *Psy.*: Abgeschlagenheit. Durch Dehydration: Konzentrations- und Gedächtnisstörungen, Verwirrtheit, Bewusstseinstrübung, Delirium.

Digitalisglykoside: Digitalis ist eine giftige Pflanze (Fingerhut), die nach Verzehr in hoher Dosierung durch Herzrhythmusstörungen zum Tod führt. Digitalishaltige Medikamente werden über Hemmung des Natrium-Kalium-Transportes gegen Herzinsuffizienz und Vorhofflimmern eingesetzt (es bleibt vermehrt Kalium in der Zelle, was die Kontraktionskraft erhöht, gleichzeitig kommt es zur Verlangsamung der Überleitzeit zum Atrioventrikular-Knoten, der elektr. Verbindung zwischen Vorhöfen und Kammern). *Mögl. somat. Nebenwirkg.*: Zusätzliche Herzschläge (Extrasystolen), Herzrhythmusstörungen, Übelkeit, Erbrechen, Durchfall, Krämpfe, Sehstörungen, Kopfschmerzen, Müdigkeit, Koma. *Mögl. psy. Nebenwirkg.*: Störungen des Farbensehens (Gelbgrün), Verwirrtheit, psychotische Symptome, Halluzinationen, Bewusstseinsstörungen, Delir.

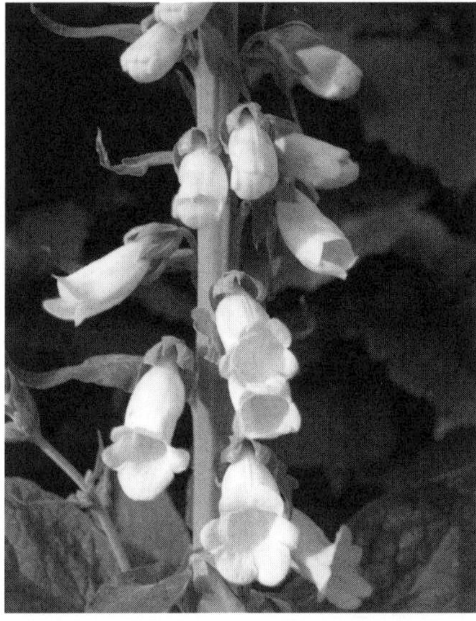

Abb. 19: Digitalis

DOM (2,5-Dimethoxy-4-Methylamphetamin), auch als „STP" bekannt, ist ein substituiertes Meskalin, das aber wesentlich giftiger als Meskalin oder LSD ist. Die Wirkdauer kann bis zu 72 Std. betragen. *Somat*: Übelkeit, Magenkoliken, Krämpfe, Bewegungsstörungen. Bei Überdosis: Atemlähmung, Schock. *Psy.*: wie → LSD. Desorientiertheit, Angst, Halluzinationen.

Dopamin gehört zu den monoaminergen Botenstoffen (→ Neurotransmitter). Man unterscheidet fünf Rezeptor-Subtypen (D_1 bis D_5), die unterschiedliche Aufgaben haben. Außerdem differenziert man im Gehirn: (1) Das mesostriatale System (nigro-striatale System) beeinflusst u. a. die extrapyramidale Bewegungsfähigkeit. (2) Das mesolimbische System vermittelt Glücksgefühle; Drogen wie Kokain und Amphetamine wirken hier. (3) Das mesocorticale System gehört mit zum Selbst-Belohnungssystem und spielt eine Rolle für Motivation, Assoziationen, Denken und Problemlösen. (4) Das tuberoinfindibuläre System hemmt die Freisetzung von Prolaktin (→ Hormone). Dopamin wird auch im vegetativen Nervensystem benutzt, es erregt in höheren Konzentrationen adrenerge Beta-1- und Alpha-Rezeptoren. Am Herzen erzeugt es eine kontraktilitätssteigernde Wirkung; allgemein reguliert es u. a. die Durchblutung innerer Organe (Vasodilatation) und ist an der Steuerung der Nierenfunktion beteiligt. (Siehe auch: → Dopaminergika, → L-Dopa). *Somat.*: Dopaminmangel führt zum → Parkinsonismus. Blockade von Dopamin-Rezeptoren (z. B. durch → Neuroleptika) erzeugt parkinsonismusähnliche Bewegungsdefizite (Dyskinesien), aber auch Bewegungsunruhe und unwillkürliche Bewegungen. *Psy.*: Dopaminmangel bzw. medikamentöse Blockade der Dopamin-Rezeptoren führt zu Depressionen, Antriebs- und Lustlosigkeit bzw. zum amotivationalen Syndrom. Hoher Dopaminspiegel tritt z. B. auf bei Interesse, Motivation, Erfolg, Glück, hohem Selbstbewusstsein, Verliebtheit. Ein übermäßig hoher Dopaminspiegel führt zu Schizophrenie-Symptomen. Etliche Drogen (z. B. → Amphetamine) wirken u. a. auf das Dopamin-System.

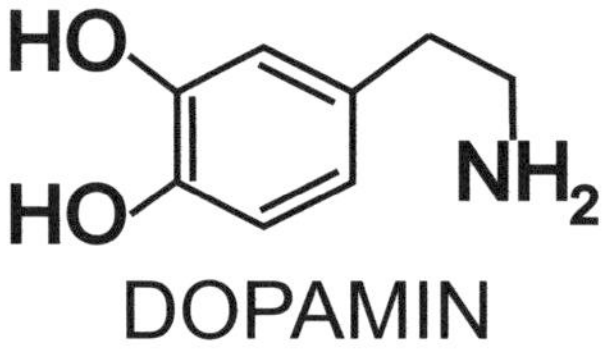

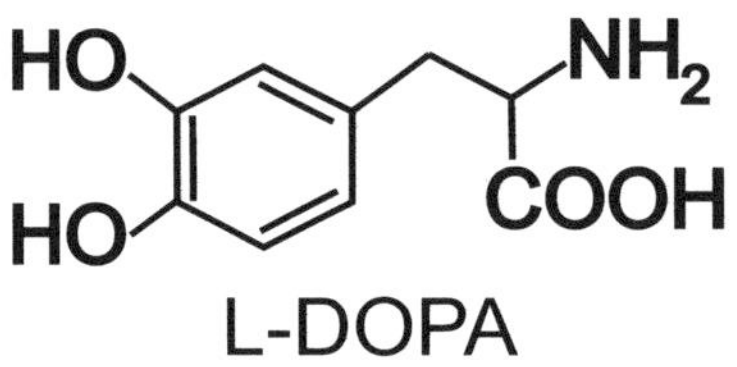

Abb. 20: Chemische Formeln von Dopamin und L-Dopa (Vorstufe von Dopamin)

Dopaminergika (Dopaminagonisten) sind Medikamente, die den Dopaminspiegel erhöhen (z. B. gegen → Parkinsonismus). *Mögl. somat. Nebenwirkg.*: Übelkeit, Erbrechen, Blutdruckabfall, Herzrhythmusstörungen, Appetitlosigkeit, Verstopfung, Hautreaktionen, Mundtrockenheit, Kopfschmerzen, Schwindel, Schlaf- u. Bewegungsstörungen, Muskelkrämpfe. *Mögl. psy. Nebenwirkg.*: Unruhe, Nervosität, Angst, Halluzinationen, Psychosen, Wahn, Verwirrtheit, Benommenheit. Seltener auch paradoxe Wirkung mit Müdigkeit, Schlafattacken, Depression, Zerstreutheit.

Down-Syndrom (Mongolismus oder Trisomie-21): Bei den Betroffenen kommt das 21. Chromosom dreifach vor (d. h. 47 statt 46 Chromosomen). Die Wahrscheinlichkeit steigt mit dem Alter der Mutter (0,1 %

mit 25 Jahren bis 9 % bei 48 Jahren). Man differenziert: Freie-, Translokations-, Mosaik- und Partielle Trisomie-21. In vorgeburtlichen Ultraschalluntersuchungen oft auffallend kleine Föten, zu kurzer Oberarm- und Oberschenkel, auffallende Nackenfalte. *Somat.*: Rundes Gesicht, Stupsnase, eng zusammenstehende Augen, schräge Augenlidfalte, meist kleinwüchsig, Neigung zu Fettsucht, verringerte Muskelspannung, leichte Ermüdbarkeit, vergrößerte Zunge, hohes Risiko für: Herzfehler, Atemwegserkrankungen, Leukämie (Blutkrebs), Immunschwäche, Schilddrüsenunterfunktion, → Zöliakie, → Epilepsie und Darmverschlüsse. Insgesamt verringerte Lebenserwartung (ca. 60 J.). *Psy.*: Hohes Risiko für Entwicklungsverzögerungen, geistige Retardierung und Intelligenzdefizite (es sind aber auch Fälle mit Universitätsabschluss dokumentiert). Andererseits oft Stärken im Sozialverhalten, überwiegend fröhliche Stimmung, hohes Musikverständnis. Erhöhte Wahrscheinlichkeit, an Demenz zu erkranken.

Drogeninduzierte Psychose wird bei Personen mit entsprechender Veranlagung durch Einnahme von Drogen ausgelöst (→ Amphetamine, → Meth, → Ecstasy, → LSD, → Psilocybin, → Meskalin). Die dauerhaft bleibende drogeninduzierte Psychose ist zu unterscheiden von vorübergehenden akuten Erscheinungen in (1) → psychotischen Drogenverläufen und (2) im → Entzug Süchtiger. Bei drogeninduzierten Psychosen wird vermutlich eine bereits unterschwellig vorhandene Psychose durch die Drogeneinnahme so getriggert, dass es zum Ausbruch mit langwierigen Folgen kommt. *Somat.*: Geringe körperliche Symptomatik; z. T. Bewegungs- oder Schlafstörungen, Appetitverlust, sexuelle Dysfunktionen. *Psy.*: Überwiegend schizophrenieforme Symptome (Aufmerksamkeitsdefizite, Denkstörungen, Wahn, Halluzinationen, Persönlichkeitszerfall), z. T. auch affektive Störungen (ängstlich-unruhig, manisch-überdreht, depressiv oder gemischt).

Drogen-Entzug: → Entzug.

Durchfälle: → Diarrhoe.

Dysautonomie, familiäre: → Riley-Syndrom.

E

Ecstasy („*XTC*") ist eine Droge aus der Gruppe der Phenylethylamine (MDMA = Methylendioxymethamphetamin, MDEA = Methylendioxyethylamphetamin und MDA = Methylendioxyamphetamin). Ecstasy führt zu einer Erhöhung der → Neurotransmitter → Serotonin und → Dopamin. Die Wirkung setzt bei Einnahme in Tablettenform nach 20–60 Minuten ein und dauert 2–6 Stunden. Hochdosierte Verabreichung in Tierversuchen führte zur irreversiblen Schädigung des Serotonin-Systems. *Somat.*: Erhöhung von Puls, Blutdruck, Körpertemperatur, erweiterte Pupillen, Sexualstörungen. Mitunter: Muskelkrämpfe, Übelkeit, Augenzittern. Erhöhtes Risiko für epilept. Krämpfe, Hirninfarkte und Hirnblutungen. Nach Abklingen der Drogenwirkung: Blutdruckabfall, Kraftlosigkeit, Kopfschmerzen, Schlafstörungen. *Psy.*: Ecstasy hat (wie z. B. LSD) ein unterschiedliches Wirkungsspektrum in Abhängigkeit von der Ausgangsstimmung, es intensiviert Gefühle (z. B. euphorisierend, aktivierend, selbstwertsteigernd, enthemmend, beruhigend, tranceartig, depressiv-melancholisch). Nicht selten kommt es zu Panikanfällen oder Depressionen, Derealisations- und Depersonalisationsstörungen. Nach Ausklingen des Rausches: Erschöpfungszustände, Konzentrations- u. Gedächtnisstörungen, Depressionen. Ecstasy triggert → drogeninduzierte Psychosen. Wie bei LSD kann es später zu → Flashbacks kommen.

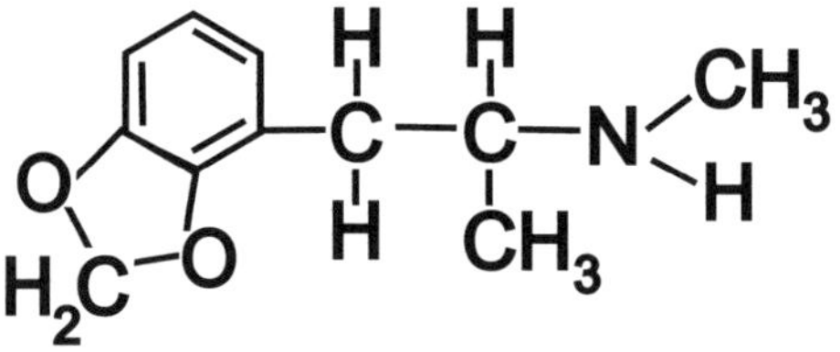

Abb. 21: Chemische Formel der Droge Ecstasy

Eisen ist das häufigste Spurenelement im menschlichen Körper. Die wichtigste Funktion ist die Bindung von Sauerstoff an das Hämoglobin der roten Blutkörperchen. Zum Eisenmangel kommt es bei Blutverlust (Menstruationsblutung, Blutspende, Verletzungen), Kindern im Wachstum, Sportlern, Vegetariern (Fleisch enthält viel Eisen). Überdosierung ist selten, da überschüssiges Eisen schnell ausgeschieden wird. *Somat.*: Eisenmangel: Beeinträchtigte Hämoglobinbildung mit der Folge einer Blutarmut (→ Anämie), Blässe, verminderte Leistungsfähigkeit, Müdigkeit, Schwäche, Kopfschmerzen, trocken-spröde Haut, brüchiges Haar, Herzrasen, Atemnot, häufige Infekte. Eisenvergiftung: Magenschmerzen, Erbrechen, Durchfall, dunkler Stuhlgang, Dehydration, Schock. Etwa 1 Tag später Blutdruckabfall, Krämpfe, Leberentzündung. *Psy.*: Eisenmangel: → Anämie. Eisenvergiftung: Benommenheit.

Elfin-Face-Syndrom: → Williams-Beuren-Syndrom.

Elektrolytentgleisungen: Elektrolyte sind unentbehrlich für Zellfunktionen, insbesondere für Nerven und Muskeln. Es handelt sich um Stoffe, die in wässrigen Lösungen in Anione und Katione zerfallen, dadurch sind sie elektrisch leitfähig, z. B. Natrium und Kalium (Alkalimetalle), Calcium und Magnesium (Erdalkalimetalle), Chlorid-, Phosphat- und Hydrogencarbonat-Ionen (Nichtmetalle). Diese Stoffe werden über die Nahrung aufgenommen, überzählige Mengen werden über Niere, Haut und Darm ausgeschieden. → Hormone wie Aldosteron, Antidiuretisches Hormon und → Parathormon regulieren den Elektrolythaushalt. Mangelnde Flüssigkeits- bzw. Nahrungszufuhr (Fastenkur, Anorexia nervosa), starkes Schwitzen (Sport), Durchfall, Abführ- und Entwässerungsmittel (Diuretika), Erbrechen, übermäßiger Alkoholgenuss, bestimmte Krankheiten (z.B. Morbus Crohn, Colitis ulcerosa, Pankreatitis, Diabetes, Hormonstörungen) und Schwangerschaft können zu Mangelzuständen führen. Schäden durch Überdosierung sind selten, überschüssige Stoffe werden im Harn ausgeschieden. Nur durch übermäßige Einnahme von Nahrungsmittelergänzungspräparaten, → Nierenerkrankungen und → Herzinsuffizienz kann es zur erhöhten Elektrolytkonzentration kommen. Siehe auch: → Hypernatriämie, → Hyponatriämie, → Hyperkalzämie. *Somat./Psy.*: s. Tabelle.

Tab. 6: Verschiedene Elektrolyte und ihre Wirkungen

Elektrolyt	Mangel	Überschuss
Chloride	Erbrechen, Atemstörungen.	Bluthochdruck.
Fluoride	Aufbaustörungen an Knochen u. Zähnen.	Zahnverfärbungen, Störungen d. Knochenstruktur.
Hydrogencarbonat	Übersäuerung, Sodbrennen, Risiko für Gicht, Nierensteine, Knochenschäden.	–
Kalium	Muskel- und Herzschwäche.	Herzrhythmusstörungen.
Kalzium	Osteoporose, Angstzustände, Blutungen, Tetanie.	Herzrhythmusstörungen, Bluthochdruck, Verkalkung, Gelenkbeschwerden, Knochenschmerzen, Muskelschwäche, Gewichtsverlust, Schlafstörungen, Müdigkeit, Depressionen, Psychosen, komatöse Zustände.
Magnesium	Kopfschmerzen, Migräne, Herzrasen, Herzrhythmusstörungen, Muskelschwäche, Muskelkrämpfe, Konzentrations- und Schlafstörungen, Angstzustände.	Blutdruckabfall, Durchfall, Übelkeit, Lähmungserscheinungen, Herzstörungen, flache Atmung.
Natrium	Apathie, Kollaps.	Unruhe, Reizbarkeit, Übelkeit, Erbrechen, Atemnot, Muskelzuckungen, Krampfanfälle.
Phosphor	Muskelschwäche.	Durchfall. Umstritten außerdem evtl.: Überaktivität, Unruhe, Aggressivität.

Embolie: Gefäßverschluss durch ein Blutgerinsel oder Fettablagerung → Schlaganfall.

Entbindung: → Baby Blues, → Schwangerschaft, →Wochenbettdepression, → Wochenbettpsychose.

Energizer (Energy-Drinks) sind anregende Erfrischungsgetränke mit hohen Dosierungen an Coffein, weitere enthaltene Stoffe sind z. B. Taurin, Zucker, Guarana und z. T. Alkohol. *Somat.*: Herzschlagbeschleunigung, Blutdruckerhöhung, Schlafstörungen. Taurin verstärkt die Coffeinwirkung. Unerwünschte Nebenwirkungen sind: Kopfschmerzen, Muskelzittern, Schlaflosigkeit, Herzrhythmusstörungen. *Psy.*: Unterdrückung von Müdigkeit, Gefühl gesteigerter Konzentrationsfähigkeit, leicht euphorische Stimmung. Überdosis: Nervosität, Unruhe, Reizbarkeit, „Laber-Flash" (Rededrang).

Engelstrompete ist ein giftiges Nachtschattengewächs, die Wirkstoffe sind → Scopolamin und → Hyoscyamin. Die getrockneten Blätter und Blüten können geraucht oder oral aufgenommen werden. Rauschdauer zwischen 2 Std. bis zu 3 Tagen. *Somat.*: Herzrasen, Pupillenerweiterungen, hochroter Kopf, Schluckbeschwerden, Trockenheit der Haut und Schleimhaut. Bei Überdosis: Herzrhythmusstörungen, Kammerflimmern, Delirium, Tod. *Psy.*: Fiebertraumähnliche Visionen, Halluzinationen, Unfähigkeit zwischen Rausch und Realität zu unterscheiden, oft Verhaltensauffälligkeiten bis hin zu Gewalttätigkeit. Z. T. Gedächtnisschwund für die Dauer des Rausches; danach meist Dämmerschlaf.

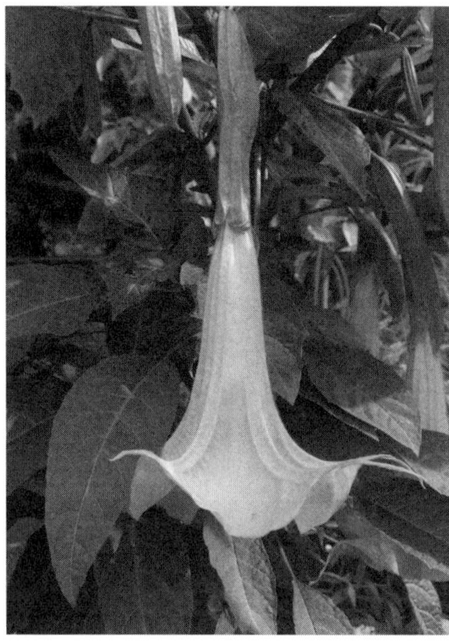

Abb. 22: giftige Engelstrompete

Entzug: Langdauernder Konsum psychoaktiver Substanzen führt zur psychischen und körperlichen Abhängigkeit. Die Entzugssymptomatik ist bei Cannabis und Halluzinogenen gering, bei Amphetaminen und Kokain mittel, bei Alkohol und Heroin sehr hoch (ca. 14 Tage), bei Codeinentzug dauert es 6–8 Wochen bis die körperlichen Entzugssymptome verschwinden; die psychische Gier nach der Droge bleibt Monate bis Jahrzehnte bestehen. Die Intensität körperlicher Schmerzen nimmt mit jedem Entzug zu, es kommt zu erwartungsbedingten Angstzuständen (Entzugsangst). Je nach Droge entstehen rund 12 Std. nach der letzten Einnahme Nervosität und Drang nach Drogen. Nach etwa 20 Std. setzt die eigentliche körperliche Entzugssymptomatik ein. *Somat.*: Pupillenerweiterung, blass-kalte Haut, (z. T. monatelange) Schlafstörungen, Herzrasen, hoher Blutdruck, niedriger Blutzuckerspiegel, Magen-Darm-Krämpfe, Erbrechen, Durchfall, Schwindel, Zittern, wechselweises Frieren oder Schwitzen, Bewegungsstörungen, zunehmende Gelenk- und Gliederschmerzen, Muskelkrämpfe, tränende Augen, Körper-Halluzinationen (Zoenästhesien), laufende Nase, epileptische Anfälle, in seltenen Fällen Tod. *Psy.*: Zunehmende Unruhe, Reizbarkeit, später Abgeschlagenheit, Konzentrations-, Gedächtnis- u. Wahrnehmungsstörungen, Depressionen, Angst; z. T. auch: Halluzinationen, Bewusstseinsstörungen, Delirium.

Enzephalitis ist die Entzündung des Gehirns durch Viren, Bakterien, Pilze oder Parasiten (→ Hirnhautentzündung). *Somat.*: Zunächst allgem. Symptome der Primärerkrankung, die sich dann (oft über die Hirnhäute) auf das Gehirn ausbreitet. Fieber, Kopfschmerzen, Erbrechen, Lichtscheu, Nacken-, Glieder-, Rückenschmerzen, Schlafstörungen, Hirnschwellung mit → Hirndruckzeichen, choreaforme Bewegungsstörungen, neurologische Ausfälle, epileptische Anfälle, Koma, unbehandelt Tod. Wurde die Enzephalitis überlebt, bestehen oft bleibende körperl. Einschränkungen. *Psy.*: → Neuropsycholog. Störungen, z. T. Erregung, Aggression, motorische Unruhe; z. T. aber auch Benommenheit, Verwirrtheit, Desorientierung, Bewusstseinseinschränkungen, Somnolenz, Delir. Wurde die Hirnentzündung überlebt, kommt es oft zum postenzephalitischen Syndrom: Anhaltende Verhaltensänderungen, dauerhaft eingeschränkte Belastbarkeit, bleibende → Neuropsychologische Störungen.

Enzephalitis lethargica (Schlafkrankheit) durch → Trypanosomen (begeißelte Parasiten) verursachte Infektionskrankheit. Sie trat epidemieförmig zwischen 1917 und 1925 auf, aber auch heute kommen noch Fälle vor. *Somat.*: Unspezifisches Anfangsstadium mit Halsschmerzen, teilweise Fieber und grippeähnlichen Symptomen, dann Störungen der Augenbewegungen, gesteigertes Schmerzempfinden, Atembeschwerden, Koordinations- und Reflexstörungen, Nervenentzündungen, zerebrale Krampfanfälle, Lethargie, schließlich Schlafsucht. Die Patienten liegen steif und bewegungsarm und müssen vollständig versorgt werden. Überlebende bilden einen extrem starken → Parkinsonismus aus. *Psy.*: Auffallende, bleibende Somnolenz (Schläfrigkeit), Verwirrtheit.

Enzephalomyelitis disseminata: → Multiple Sklerose.

Enzephalopathie ist ein Oberbegriff für jede nicht entzündliche Erkrankung, die das Gehirn als Ganzes betrifft, z.B. als Folge von → Alkoholismus, → Dialyse-Enzephalopathie, → Hashimoto-Enzephalopathie, durch Herz-Kreislauf-Erkrankungen (z.B. → Bilirubinenzephalopathie), → HIV-Enzephalopathie, → Hypertensive Enzephalopathie, → Leberfunktionsstörungen (z.B. Hepatische Enzephalopathie), → MELAS-Syndrom, → Morbus Binswanger, → Nierenerkrankungen (→ Urämische Enzephalopathie), Prionkrankheiten (z.B. → Creutzfeldt-Jakob), Sauerstoffmangel (z.B. Tauchunfall, → Hypoxie), → Vergiftungen (z.B. Lösungsmittel, Pestizide), → Wernicke-Enzephalopathie. Die Krankheitserscheinungen variieren und hängen sehr von der Grunderkrankung ab. *Somat.*: Neurologische Störungen, z.B. Lähmungen, Sensibilitäts-, Gleichgewichts-, Wahrnehmungsstörungen usw. *Psy.*: Abgeschlagenheit, mangelnde Belastbarkeit, Veränderungen der Stimmung oder Persönlichkeit, Beeinträchtigung von Intelligenz, Konzentration, Gedächtnis, Auffassungsvermögen, Orientierungsstörungen, Verwirrung, Demenz usw.

Enzephalopathie, hypertensive: → Hypertensive Enzephalopathie.

Ephedrin ist ein → Sympathomimetikum. Es wird als Medikament gegen niedrigen → Blutdruck und zur Abschwellung der Schleimhäute (Bronchitis, → Asthma) und als Appetitzügler eingesetzt. Ephedrin setzt → Noradrenalin frei und hemmt die Wiederaufnahme, es wird auch als Partydroge benutzt. *Somat.*: Erhöhung von Herzschlag, Blutdruck u. Körpertemperatur, Bronchienerweiterung, Appetithemmung, verstärkte Fettverbrennung. Bei Überdosierung: Übelkeit, Kopfschmerzen, Schlaflosigkeit, Zittern, Pulsrasen, Schwitzen, Atemschwierigkeiten, Krämpfe. *Psy.*: Leicht euphorisierend, erregend, Leistungssteigerung. Bei Überdosierung: Unruhe, Angst, Verwirrtheit, Halluzinationen, Delirium.

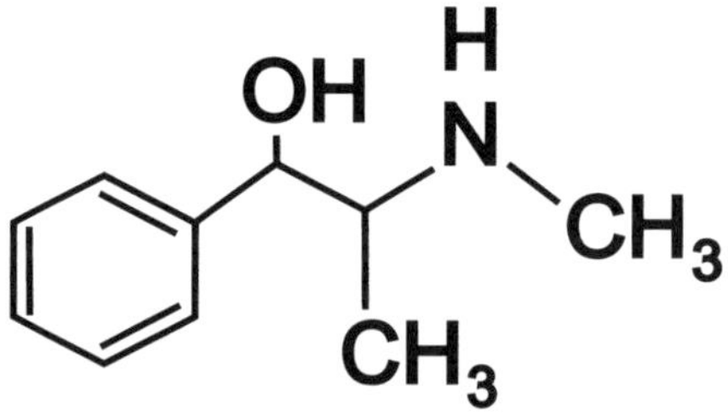

Abb. 23: Chemische Formel für Ephedrin

Epiduralhämatom: Blutung zwischen Schädelknochen und harter Hirnhaut (Dura mater). Hierdurch kommt es zur Kompression des Gehirns, wenn der Druck nicht entweichen kann. Symptome abhängig vom Ort der Blutung. Allgemein tritt nach einem symptomfreien Intervall eine Bewusstseinseintrübung auf, später Pupillenerweiterung und Lähmung (der gegenüberliegenden Körperseite). Weiteres → Schädel-Hirn-Trauma.

Epilepsie (Fallsucht, zerebrales Krampfleiden) ist eine Funktionsstörung, bei der sich elektrische Erregung unkontrolliert über das Gehirn ausbreitet. Man unterscheidet I. fokale Anfälle (Petit Mal) nur an einem umschriebenen Ort, II. komplex-partielle Anfälle (psychomotorische Anfälle, Dämmerattacken) und III. generalisierte Anfälle (Grand Mal), die das ganze Gehirn betreffen. Beim fokalen Anfall ist der Patient meist bei Bewusstsein und kann kommunizieren. Bei einem komplex-fokalen Anfall kommt es zu Bewusstseinsstörungen und Verhaltensautomatismen (unwillkürliche ablaufende Handlungen). Der generalisierte Anfall teilt sich in: (1) Aura als Vorbote (kurze Halluzination), oft Initialschrei, Hinstürzen. (2) Tonische Phase mit Bewusstlosigkeit, überstreckten Gliedmaßen, Verkrampfung, kurzzeitigem Atemstillstand. (3) Nach 10–30 Sekunden. folgt die klonische Phase von 1–2 Minuten Dauer mit Zuckungen in Armen und Beinen, oft Einnässen, röchelnde Atmung, Schaumbildung am Mund, mitunter Zungenbiss, z.T. Kreislaufzusammenbruch. (4) Terminal-Schlaf oder Verwirrtheitszustand. Hinterher Erinnerungslücke an das Anfallsgeschehen. *Somat.*: Beim fokalen Anfall: taktile Halluzinationen, Zuckungen einzelner Muskelgruppen (z.B. nur ein Arm). Bei Myoklonien rhythmische Zuckungen in Armen und Beinen. Bei atonischen Anfällen stürzt der Patient plötzlich zu Boden, oft begleitet von Muskelzuckungen. *Psy.*: Beim fokalen Anfall: Akustische oder optische Halluzinationen. Bei Absencen kommt es zu kurzen Bewusstseinsstörungen mit starrem Blick, Schmatzen, Kopfdrehungen, Blinzeln, Automatismen und schwachen Muskelzuckungen. Der Patient hält meist kurz in seiner Tätigkeit inne, um damit nach einigen Sekunden wieder fortzufahren. Bei komplex-fokalen Anfällen: Angstzustände, bedrohlich erscheinende Sinnestäuschungen (z.B. In-die-Tiefe-Stürzen), alles erscheint zu klein oder zu groß, Zeitraffer- und Zeitdehnungs-Phänomene, Verfremdung von Bekanntem, Übervertrautheit von Fremdem. Beim generalisierten Anfall: Kurzzeitige Halluzinationen in der Aura. Sekundäre Depressivität u. sozialer Rückzug, da die Betroffenen Angst haben, unterwegs einen Anfall zu erleiden. Einschränkung der Lebensqualität (PKW-Führen, Berufswahl, Reisen).

Erkältungen ist ein Sammelbegriff für entzündliche Erkrankungen des respiratorischen Traktes (z.B. Schnupfen durch Rhino-Viren). Dauer meist 7–14 Tage. *Somat.*: Z.B. Niesen, laufende Nase, Halsschmerzen, Schluckbeschwerden, Husten, Fieber, Kopfschmerzen, Müdigkeit. *Psy.*: Abgeschlagenheit, leichte Depressivität, Hang zum sozialen Rückzug,

Konzentrations-, Gedächtnis- und Denkstörungen. Weiteres → Grippe, → Grippaler Infekt.

Ergotismus (Ignis sacer, heiliges Feuer, Antoniusfeuer): Die Erkrankung wurde im Mittelalter beschrieben nach Verzehr von Roggen, der mit Mutterkornpilz infiziert war. Mutterkornalkaloide (→ Alkaloide) sind noch heute enthalten in → LSD und in Medikamenten, wie z.B. Ergotamin, Dihydroergotamin, Bromocriptin (gegen → Migräne u. → Parkinsonismus). *Somat.*: Gefäßverengung bis zum Durchblutungsmangel, blasse Haut, kalte Gliedmaßen, schwacher Puls, Hautkribbeln (Parästhesie), Empfindungsstörungen (Hypästhesie), Muskelschmerzen. Überdosis: Erbrechen, Durchfall, Kopfschmerzen, Ohrensausen, brennender Schmerz durch Absterben von Fingern und Zehen, Lähmungserscheinungen, Atem- oder Herzstillstand, Tod. *Psy.*: Bewusstseinsveränderungen, Wahnvorstellungen, Halluzinationen, Verwirrtheit.

F

Fanconi-Anämie ist eine seltene, nach dem Schweizer Kinderarzt Guido Fanconi benannte, autosomal rezessive Erbkrankheit (Chromosomenbruchsyndrom). *Somat.*: Oft angeborene Fehlbildungen und Minderwuchs, ab 3. bis 5. Lebensjahr Rückbildung des Knochenmarks mit Mangel an allen Blutzellen. Auffallende Blässe, Erschöpfung schon nach geringer Anstrengung, häufige Infektionen, Risiko für Hirnblutungen. *Psy.*: Entwicklungsstörungen, Konzentrationsdefizite, Intelligenzmängel.

Fasten: → Hungern.

Fatigue-Syndrom: Körperlicher und psychischer Erschöpfungszustand bei schweren Erkrankungen, z.B. nach Virus-Infektionen (→ Grippe), bei → Krebs, → Herz- und Lungenerkrankungen, Rheuma, → Multiple Sklerose, → AIDS usw. *Somat*: Anhaltende körperliche Schwäche. *Psy.*: Depressionen, ständige Abgeschlagenheit, Überforderung bereits bei geringen Anforderungen, sozialer Rückzug.

Feiung, stille: Immunreaktion ohne regelrechten Ausbruch von Symptomen. Der Körper bildet Antikörper gegen einen Erreger im Rahmen einer nahezu symptomlos verlaufenden Infektion. *Somat.*: Unspezifisches Unwohlsein für die Dauer von Stunden bis Tagen, z.T. leichte Blutdruckerhöhung, Herzschlagbeschleunigung, Hautrötungen, geringfügiger Temperaturanstieg, leichte Magen-Darm-Beschwerden. *Psy.*: Leichte Abgeschlagenheit, geringfügige Konzentrations-, Gedächtnis- und Denkstörungen, Müdigkeit, Hang zum sozialen Rückzug.

Fettstoffwechselstörung: → Lipidstoffwechselstörung.

Fettsucht: → Adipositas.

Fibromyalgie (Weichteilrheuma) ist eine chronische Schmerzerkrankung der Gelenke und Muskeln, die mit steigendem Alter zunimmt, zu 90 % sind Frauen betroffen. Die Betroffenen haben großflächig generalisierte Schmerzen mit charakteristisch schmerzhaften Druckpunkten (*tender points*). Die Erkrankung kann spontan abrupt, häufiger aber (insbesondere nach vorangegangener Grippe) schleichend auftreten. Schäden des Gewebes sind (bislang) nicht nachweisbar, Laborwerte sind zumeist unauffällig. *Somat.*: Anfangs unspezifische Beschwerden (z. B. körperl. Erschöpfbarkeit, Schlafstörungen, Magen-Darm-Beschwerden, Morgensteifigkeit), später Wirbelsäulen-Schmerzen, oft erst nach Jahren typische Schmerzen der Gliedmaßen. Ebenso typisch ist der ständige Wechsel, z. B. ein Tag schmerzt das linke Bein, nächster Tag der rechte Arm, dann die Kaumuskulatur, danach die Brust. Schmerzattacken und schmerzfreie Intervalle wechseln sich unvorhersehbar ab. Belastungen, Wetterumschwünge und andere Krankheiten führen zur Verschlimmerung. Hinzu kommen: Chronische körperliche Erschöpfung (Fatigue-Syndrom), ständige Müdigkeit, Muskel-Verspannungen u. -krämpfe, nervöse Extremitäten („restless legs"), Händezittern, Taubheitsgefühle oder überempfindliche Haut, Atembeschwerden, Infektanfälligkeit, Migräne. Im Krankheitsschub außerdem: erhöhte Temperatur, Schlafprobleme, Herzrhythmusstörungen, Hang zu Reizblase u. -darm, Menstruationsschmerzen, Impotenz, Hörstörungen (z. B. Tinnitus), starkes Schwitzen u. a. *Psy.*: Verringerte geistige Leistungsfähigkeit mit extrem langen Erholungsphasen, z. T. Wortfindungsstörungen; starke Kälteempfindlichkeit u. Wärmebedürfnis, Nachlassen des sexuellen Interesses, erhöhte Reizbarkeit, Stimmungsschwankungen, Ängste, Depressionen, sozialer Rückzug.

Fieber ist ein normaler Teil der Abwehrreaktion des Körpers auf eingedrungene Krankheitserreger. Die durchschnittliche menschliche Körpertemperatur beträgt 37,2 °C, ab 38 °C spricht man von Fieber, ab 42,6 °C kommt es zur Eiweißgerinnung. Tod alleine durch Fieber ist aber selten, das Immunsystem pendelt das Fieber zur Krankheitsbekämpfung auf einem Wert zwischen 39 °C–41 °C ein. *Somat.*: Zunächst kühle Gliedmaßen bei heißem Kopf, dann Hitzegefühl, Gefäßerweiterung u. Hautrötung, glasiger Blick, Muskelzittern, Schüttelfrost, Schwitzen (Risiko → Dehydration), Durst, Glieder- und Gelenkschmerzen, Stoffwechselbeschleunigung, Müdigkeit, Schwäche, schnelle und flache Atmung, erhöhte Pulsfrequenz bis zum Herzrasen, Kreislauflabilität, Schwindel, Kollapsgefahr, bei Kindern Risiko epilept. Fieberkrämpfe. *Psy.*: Krankheitsgefühl, Appetitlosigkeit, Benommenheit, verstärkte Berührungs-, Licht- und Geräuschempfindlichkeit, Schlafstörungen mit Albträumen, Konzentrations-, Denk- u. Wahrnehmungsstörungen, Unruhe, Verwirrtheitszustände z. T. mit Halluzinationen.

Fischvergiftung: → Ciguatera.

Flashback ist das unvermittelte Auftreten einer Drogenwirkung Wochen oder Monate später, ohne vorherige Einnahme einer halluzinogenen Substanz (z. B. → LSD, → Mescalin, → Psilocybin).

Fleischvergiftung: → Botulismus.

Fliegenpilz (Amanita muscaria) lässt sich als psychedelische Droge benutzen. Die darin enthaltene Ibotensäure wird durch Trocken in das psych. wirksame Muscimol (→ Alkaloide) umgewandelt, ein GABA-Agonist. *Somat.*: Herzverlangsamung, Müdigkeit, z. T. Erbrechen, Sehstörungen, Gangunsicherheit, gestörte Bewegungskoordination (Ataxie), Schwindel, Muskelkrämpfe, Muskellähmungen. *Psy.*: Sinnestäuschungen, leichte Euphorie, lebhafte Träume, Halluzinationen, Orientierungs- und Denkstörungen, delirante Zustände bis zum Koma.

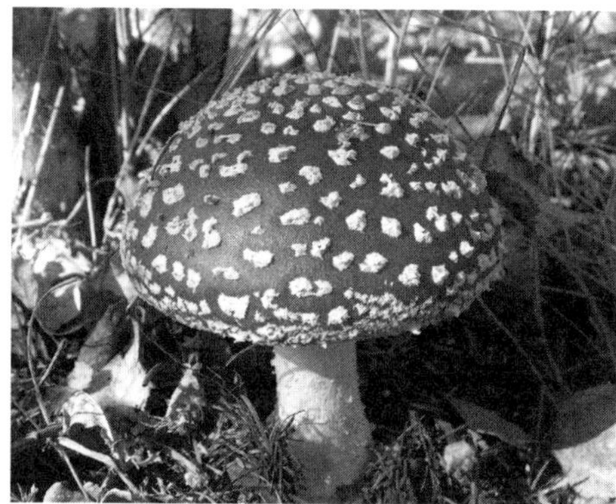

Abb. 24: Fliegenpilz

Floppy-Infant-Syndrom: Besteht bei einer Schwangeren eine suchthafte Einnahme von → Benzodiazepinen, so wird ein beruhigungsmittelabhängiges Kind geboren. *Somat.*: Verminderte Muskelspannung, schwache Reflexe u. Atmung, Schläfrigkeit, schwaches Saugen, seltenes Schreien, häufiges Erbrechen, Durchfall. Mit voranschreitendem Entzug dann Bewegungsunruhe, Schlafstörungen. *Psy.*: Zunächst Lethargie; beim Entzug dann Unruhe, Ängste.

Flüssigkeitsmangel: → Dehydration.

Föhn ist ein Fallwind auf der in Windrichtung abwärts geneigten Richtung eines Gebirges. Typisch ist der plötzliche Einstrom von relativ warmer und trockener Luft mit erheblichen Druckschwankungen zwischen bodennaher Kalt- und einströmender Warmluft. Erkennbar sind Föhnwetterlagen an verbesserter Fernsicht auf das Gebirge und einer deutlich sichtbaren Wolkenwand vor fast blauem Himmel (Föhnwand). *Somat.*: Atemwegreizung, Herz-Kreislaufprobleme, Kopfschmerzen, Übelkeit, Schwindel, Leistungsminderung, rasche Ermüdbarkeit, Schlafstörungen. *Psy.*: Abgeschlagenheit, Konzentrationsprobleme, Stimmungsschwankungen.

Folsäure ist ein wasserlösliches Vitamin B (z. B. in Leber, Milch, Grünkohl, Rüben, Spinat, Vollkornbrot). Es ist wichtig für die Zellteilung, insbesondere die Bildung roter Blutkörperchen. Folsäuremangel tritt z. B. auf bei → Schwangerschaft, → Alkoholmissbrauch, chron. → Leberfunktionsstörungen, schweren Verdauungsstörungen (z. B. → Morbus Crohn, → Zöliakie) und einseitiger Ernährung. *Somat.*: Folsäuremangel: Alle Symptome einer Blutarmut (→ Anämie). In der Schwangerschaft: Fehlbildungen des Embryos; beim Kleinkind: Wachstumsstörungen. Folsäure-Überschuss (durch übermäßige Einnahme von Folsäure-Medikamenten): Appetitlosigkeit, Schlafstörungen. *Psy.*: Folsäuremangel: Abgeschlagenheit, Müdigkeit, Konzentrationsstörungen, Leistungsverminderung. Folsäureüberschuss: Albträume, Reizbarkeit, Erregung, z. T. auch Depressionen.

Freebase ist → Kokain in basischer Form. Geraucht entfaltet es in Sekunden einsetzende, intensivere, aber auch kürzere Wirkung als Kokain (2–4 Minuten). Zur Rauschverlängerung wird es entsprechend oft benutzt. *Somat.*: Pupillenerweiterung, Verengung der Blutgefäße, Blutdruckerhöhung, → Dehydration, Temperaturanstieg, Verlust des Gefühls für Appetit und Müdigkeit; erhöhtes Risiko für Bronchitis, Lungenentzündung, → Schlaganfall. Bei häufigem Konsum: Unterernährung, Leber-, Hirn-, Knochen- und Zahnschäden (Kalziumentzug), Durchblutungs- u. Schlafstörungen. Bei Überdosierung Tod durch Atem- oder Herzstillstand. *Psy.*: Zunächst orgasmusähnlicher euphorisch aktivierender Rausch. Nach Abklingen: Unruhe, Angstgefühle, depressive Verstimmungen und Reizbarkeit. Risiko d. Auslösung von → drogeninduzierten Psychosen. Bei häufigem Genuss stellt das Gehirn die eigene Produktion von → Dopamin zunehmend mehr ein; es kommt zum amotivationalen Syndrom. Siehe auch: → Kokain, → Crack.

Frenzy (A2, Nemesis, Benny Bear) ist ein Entwurmungsmittel (Antiparasitikum) für Haus- u. Nutztiere, das als Droge benutzt wird. Es wirkt ähnlich stimulierend wie → Amphetamin, → Ecstasy oder → Kokain. Der Wirkstoff Benzylpiperazin (BZP) ist in Deutschland zwar verboten, die Tabletten können aber über das Internet erworben werden. *Somat.*: Herzfrequenzerhöhung, Bluthochdruck, Übelkeit, Erbrechen, Kopfschmerzen. Risiko für: Epileptische Krämpfe, Herzinfarkt, Hirnschädigung. Bei Überdosierung auch tödliche Ausgänge. *Psy.*: Stimulierend, antidepressiv, appetitzügelnd, aufputschend, euphorisierend.

Frontalhirnschaden: Individuelle Charaktereigenschaften, Sozialverhalten und die Fähigkeit folgerichtig planen und handeln zu können, sind im Stirnhirn verankert. Hirnverletzungen (→ Schädel-Hirn-Trauma, → Schlaganfall, → Hirntumor) können bleibende Persönlichkeitsveränderungen verursachen. *Somat.*: Bewegungsstörungen, insbes. komplexer Bewegungen (Radfahren, Gitarre spielen usw.), mangelnde Koordination zwischen Sehen und Bewegen. *Psy.*: Je nach Ort und Ausmaß der

Hirnschädigung sehr unterschiedlich, z. B.: Hohe Ablenkbarkeit, exzessive Bedürfnisbefriedigung (Essen, Trinken, Sexualität, Selbstbefriedigung), emotionale Labilität mit unpassenden Gefühlsäußerungen (z. B. grundlose Euphorie, Reizbarkeit, Wutausbrüche, Depressivität) oder Apathie und sozialer Rückzug. Probleme beim Einhalten sozialer Konventionen, z. T. distanzloses oft peinliches Verhalten, mitunter kleinkriminelle Delikte (fehlendes Gefühl für das Unrechtmäßige), Perseverationen (Wiederholungen durch gedankliches Kleben an einem Thema), zähflüssiges Denken, verlangsamte Sprachproduktion. Zum Teil psychoseähnliche Symptome mit Wahn und seltener auch Halluzinationen. Ist der Zustand vorübergehend: → Hirnorgan. Psychosyndrom.

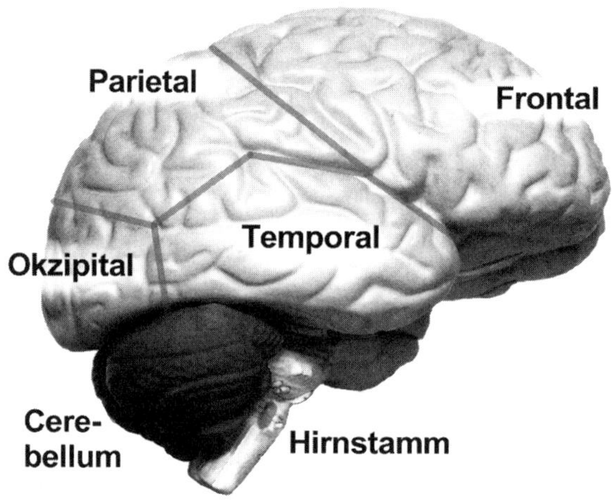

Abb. 25: Aufbau des Gehirns

Frostschutzmittel enthalten meist giftiges Ethylenglykol. Alkoholiker trinken mitunter Frostschutzmittel als Ersatzdroge. *Somat.*: Muskelschwäche, fehlende Reflexe, Unterzuckerung. Verzögert eintretende Nierenschwäche, Herzrasen, Herz-Kreislaufversagen, Hirnödem, epilept. Krämpfe, Hypokalzämie. *Psy.*: Zunächst Rauschzustand mit ZNS-Erregung, später Sedierung bis Koma.

Funikuläre Myelose gehört wie die Multiple Sklerose zu den Entmarkungskrankheiten (Demyelinisierung, Entmarkung des Hinterstrangsystems sowie der Pyramidenbahn), d. h. Zerfall der isolierenden Markscheiden um Nervenzellfortsätze (Axone) im ZNS. Ursache ist hier ein Mangel an Vitamin B 12 (z. B. in Fleisch), bzw. durch Stoffwechselstörungen kann dieses Vitamin nicht richtig verarbeitet werden (Ursachen z. B.: Alkoholismus, vegetarische Ernährung, Magen- oder Dünndarmentfernung, Medikamente wie → Zytostatika). Dies führt bei der Hälfte der Patienten zur → pernizösen Anämie. *Somat.*: Neurologische Ausfälle, Missempfindungen an Händen und Füßen, Schwäche der Muskulatur, zunächst gesteigerte, später aber verringerte Eigenreflexe, Störungen von Motorik und Sensibilität bis hin zu Lähmungen, Sehstörungen, Polyneuropathie, Impotenz. *Psy.*: Abgeschlagenheit, mangelnde Belastbarkeit, Merk- und Konzentrationsschwäche, Depressionen, Psychosen (→ *megaloblastic madness*) und Demenz.

G

GABA (Gamma-Amino-Buttersäure) ist der wichtigste hemmende Neurotransmitter im Gehirn, er setzt die Erregbarkeit der beeinflussten Nervenzellen herab. Medikamente (→ Tranquilizer, → Benzodiazepine, Barbiturate) und Drogen (z.B. → Alkohol), die den GABA-Rezeptor beeinflussen, wirken dämpfend, weil sie die Empfindlichkeit für GABA erhöhen. Sie werden daher gegen Ängste, Schlafstörungen, epileptische Anfälle und beim Drogenentzug eingesetzt. *Somat.*: Muskelentspannung, Müdigkeit, Schlaf. GABA-Unterfunktion / Hemmung: Schlafstörungen, motorische Unruhe u. Anspannung. *Psy.*: Psychische Entspannung, Beruhigung, Angstreduzierung. GABA-Unterfunktion / Hemmung (→ Benzodiazepin-Entzug): Unruhe, Nervosität, Angst, Panik.

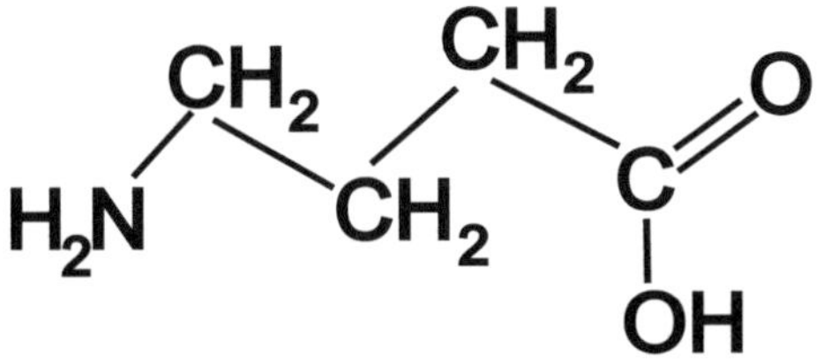

H_2N CH_2 CH_2 CH_2 C O OH

Abb. 26: Chemische Zusammensetzung von Gamma-Amino-Buttersäure (GABA)

Galaktosämie (Laktoseintoleranz) angeborener Mangel an einem Enzym zur Milchzuckerspaltung (Galaktose-1 Phosphat-Uridyltransferase), bei der Milchzucker (Galaktose) nicht mehr vollständig in für den Körper nutzbare Energie umgewandelt werden kann, sondern sich in Form von Galaktose-1-Phosphat im Gewebe des neugeborenen Kindes anreichert. Die notwendige Therapie einer lebenslangen Galaktose- bzw. Laktose-freien Diät reduziert die Zufuhr von Mineralien, so dass Entwicklungsprobleme auftreten können. *Somat.*: Wenige Tage nach der Geburt Trinkunlust, Erbrechen, Durchfall, Blähungen, Gelbfärbung, vergrößerte Leber u. Milz, Flüssigkeitsansammlungen in der Haut, Krampfanfälle. Später verzögerte körperliche Entwicklung, Störung der Feinmotorik, Gefahr der Erblindung (Trübung der Augenlinse).

Verspätete → Pubertät bei Mädchen. *Psy.*: Wenige Tage nach der Geburt auffällige Apathie. Später oft verzögerte geistige Entwicklung, Sprachstörungen, eingeschränkter Wortschatz. In der Schule häufig Lese-, Rechtschreib- und Rechenschwäche.

Gamma-Hydroxybuttersäure: → Liquid Ecstasy.

Gamstorp-Syndrom: → Lähmung, periodische.

Gangliosidose (Morbus Tay-Sachs, Lipidspeicherkrankheit) entsteht aufgrund einer angeborenen Störung des Fettstoffwechsels. Durch übermäßige Speicherung von Gangliosiden (komplexes Fett) im Nervensystem werden Ganglienzellen ballonartig aufgetrieben und die isolierenden Markscheiden gehen zugrunde. Es kommt zum Zelluntergang im Groß- u. Kleinhirn. Typisch ist eine kirschrote Fovea im weißen Augenhintergrund. Die infantile Form beginnt im 1., die spätinfantile im 3. bis 4., die juvenile zwischen 5. bis 10. Lebensjahr, die Spätform nach der Pubertät. *Somat.*: Auffallende Bewegungsarmut, zunehmende Erblindung u. spastische Lähmungen mit gesteigerten Reflexen, epileptische Anfälle, Tod meist 2–3 Jahre nach dem Auftreten erster Symptome. *Psy.*: Die Kinder wirken apathisch, haben zunehmende Sprachstörungen und Intelligenzdefizite bis zum demenzähnlichen Zustand.

Gebärmutterentfernung (Hysterektomie) wird insbesondere bei Tumorerkrankungen, Vorfall der Gebärmutter (Scheidensenkung), Abszessen oder ständigen, schmerzhaften Menstruationsblutungen durchgeführt. Die operative Entfernung kann über Bauchschnitt oder durch die Scheide erfolgen. *Somat.*: Unfruchtbarkeit, Ausbleiben der Menstruation. Eine Gebärmutterentfernung hat in der Regel keine Auswirkungen auf das sexuelle Empfinden. *Psy.*: Zum Teil positive Auswirkungen durch Wegfall von Regelblutung und Verzicht auf Schwangerschaftsverhütung. Zum Teil Depressionen durch Verlust der Gebärfähigkeit. Zu schwerwiegenderen psych. Folgen kommt es nur, wenn bei einer „Total-OP“ auch die Eierstöcke entfernt wurden: → Ovarektomie.

Gehirnerschütterung: → Commotio cerebri.

Gender Identity Disorder: → Transidentität.

Geräuschüberempfindlichkeit (Hyperakusis): → Hypersensibilität, auditive, → Hochsensibilität.

Gerstmann-Sträussler-Scheinker-Syndrom ist eine durch Prionen hervorgerufene → Enzephalopathie (ähnlich → Creutzfeldt-Jakob-Krankheit). Ursache ist eine dominant vererbte Mutation, die zur Bildung eines fehlerhaften Proteins führt, das sich besonders im Kleinhirn in Form von Amyloid-Plaques ablagert. Die Krankheit führt innerhalb von Monaten bis max. 10 Jahren zum Tod. *Somat.*: Störungen der Bewegungskoordination (Ataxie), rhythmisches Augenzittern (Nystagmus). *Psy.*: Zunehmende Sprech- u. später auch Gedächtnisstörungen bis zur Demenz.

Gesichtsfelddefekte: Erkrankungen der Augen (z. B. Glaukom) oder des Gehirns (z. B. → Schlaganfall d. hinteren Hirnarterie) können zu blinden Bereichen im Gesichtsfeld führen (z.B. Skotome, Hemianopsie). *Somat.*: Blindheit in Teilbereichen des Sehfeldes. *Psy.*: Häufig Halluzinationen in den blinden Bereichen (Lichtblitze, bunte Nebel, Objekte, Tiere, Menschen, ganze Szenen) überwiegend in ruhigen Situationen. Ursache ist, dass sich ohne Input von außen im visuellen Gedächtnis gespeicherte Bilder durchsetzen (→ Charles-Bonnet-Syndrom). Zum Teil verschwindet die halluzinatorische Symptomatik spontan wieder.

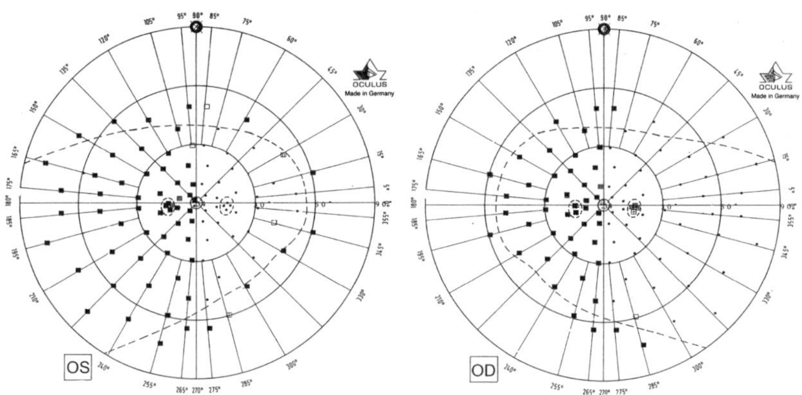

Abb. 27: Gesichtsfelddefekte (homongme Hemianopsie nach links)

Gesichtsfelderscheinungen, phantastische: Ähnlich wie beim → Charles-Bonnet-Syndrom kann auch der normale Mensch halluzinatorische Bilder erleben, wenn die Augen bei vollem Wachbewusstsein geschlossen sind oder er sich lange Zeit in völlig finsterer Umgebung aufhält, nicht müde ist und nicht über Alltagsprobleme nachdenkt, sondern die volle Konzentration auf diese inneren Bilder lenkt. Es tauchen in einer unvorhersehbaren Mischung aus Gedächtnisspeichern abgerufene Bilder auf, die nicht bewussten Vorstellungen entsprechen.

Gifte: → Umweltschadstoffe, → Vergiftungen.

Glukokortikoide sind in der Nebennierenrinde gebildete Steroid-Hormone (→ Cortisol, → Hormone). Als Medikament werden sie zur Unterdrückung von Immunreaktionen, z.B. nach Organ-Transplantationen und bei Autoimmunerkrankungen (→ Allergie) verabreicht (z.B. → Morbus Crohn, → Multiple Sklerose, Rheuma, → Asthma usw.). *Mögl. somat. Nebenwirkg.*: Anhebung des Glukosespiegels (Steroiddiabetes), Fettsucht, Vollmondgesicht, erhöhte Magensäureproduktion, Trübung d. Augenlinse, Risiko für Glaukom (erhöhter Augeninnendruck), Akne, erhöhte Infektanfälligkeit, Muskelschwäche, Osteoporose, Bluthochdruck. Bei Dauermedikation: Verringerung der eigenen Steroidproduktion mit Nebennierenschrumpfung, Risiko für Cortison-Entzugssyndrom mit Schwäche, Schwindel, Schock. *Mögl. psy. Nebenwirkg.*:

Affektive Veränderungen (Euphorie bis Depressionen), selten Halluzinationen, Verwirrtheit.

Glutamat (Glutaminsäure) ist der wichtigste erregende → Neurotransmitter des ZNS. Glutamat spielt u.a. auch eine Rolle bei der Entstehung epileptischer Anfälle. Etliche Drogen beeinflussen das Glutamatsystem (z.B. Amphetamin, Kokain, Ketamin, Haschisch, Alkohol). Zuviel Glutamat entfaltet neurotoxische (giftige) Wirkung auf andere Zellen; bei Hirnschädigung kann in einer Katastrophenreaktion so viel Glutamat freigesetzt werden, dass benachbarte Hirnzellen zerstört werden. *Somat.*: Glutamat ist beteiligt an Bewegungssteuerungen, es beeinflusst die Hormonsekretion (z.B. ACTH), wirkt appetitanregend (→ China-Restaurant-Syndrom) und unterdrückt das Sättigungsgefühl. *Psy.*: Glutamat ist beteiligt an allen Sinneswahrnehmungen, an Lern- und Gedächtnisprozessen und vielen höheren Gehirnfunktionen.

Glutamatrezeptorantagonisten sind Medikamente, die den erregenden Neurotransmitter → Glutamat hemmen. Sie werden vorwiegend bei → Parkinson-Patienten eingesetzt, da sich hierdurch auch eine Absenkung des Azetylcholinspiegels ergibt. Sie verbessern bei der → Alzheimer Demenz die neuronale Signalübertragung und verhüten Neurodegeneration. Sie werden aufgrund der schmerzreduzierenden u. kreislaufstabilisierenden Wirkung auch als Narkotika eingesetzt (→ Ketamin). *Mögl. somat. Nebenwirkg.*: Herzfrequenz- und Blutdrucksteigerung, Schmerzreduzierung, Verdauungsstörungen, Übelkeit. *Psy.*: Stabilisierung von kognitiven Funktionen und Verhalten. *Mögl. psy. Nebenwirkg.*: Verwirrung, paranoid-psychotische Erlebnisse, Angstträume, Halluzinationen. Siehe auch: → Phenyl-Cyclidin-Piperidin (PCP).

Grippe (Influenza): Im Gegensatz zu → Erkältungen (→ Grippaler Infekt) beginnt die echte Virus-Grippe schlagartig innerhalb weniger Stunden mit massiven Beschwerden. *Somat.*: Trockener Husten, Schnupfen, Halsschmerzen, Schüttelfrost, hohes Fieber (bis 41°), Schweißausbrüche, Kopfschmerzen, Muskel- und Gelenkschmerzen, hohes Schlafbedürfnis, Appetitlosigkeit. Ende der Symptomatik nach ca. 1 Woche, aber völlige Genesung dauert mehrere Wochen (postgrippale Asthenie). *Psy.*: Abgeschlagenheit, starkes Krankheitsgefühl mit sozialem Rückzug, Müdigkeit, erhebliche Konzentrations-, Gedächtnis- und Denkstörungen, Albträume. Mangelnde Belastbarkeit noch Wochen nach der Grippe (→ Fatigue-Syndrom).

Grippaler Infekt: Im Gegensatz zur → Grippe kommt es bei den häufigeren grippalen Infekten zu einer allmählichen Verschlechterung über Tage hinweg. Völlige Genesung deutlich schneller als bei der echten Grippe. *Somat.*: Schnupfen, Halsschmerzen, Husten, geringe Temperaturerhöhung, Schwächegefühle ohne echte Muskel- oder Gelenkschmerzen, leichter Kopfschmerz. *Psy.*: Abgeschlagenheit, Reizbarkeit, anfangs mittelgradige Konzentrationsprobleme.

Guam-Parkinson-Demenz-Komplex ist eine neurodegenerative, chronisch verlaufende Demenzform mit rascher Verschlimmerung und typischen Bewegungsauffälligkeiten (extrapyramidale Störungen). Es scheint sich um eine Variante der → amyotrophen Lateralsklerose (ALS) mit Symptomen einer → Parkinson-Demenz zu handeln. Der Name stammt von der Insel Guam, wo ALS 100mal häufiger vorkommt als in der restlichen Welt.

H

Halswirbelsäule ist der obere Teil des Rückgrats, bestehend aus 7 Wirbelknochen (z. B. Atlas u. Axis) mit dazwischenliegenden Bandscheiben, die durch ihren flexiblen Aufbau Kopfbewegungen erlauben. In der Wirbelsäule verläuft das Rückenmark. Ursachen für Schmerzen (HWS-Syndrom, Cervicalsyndrom) sind z. B. Unfälle (Schleudertrauma), Verkrampfungen, zu langes Sitzen mit falscher Arbeitshaltung, Bandscheibenabnutzung oder -vorfall und → Stenose (Verengung) des Spinalkanals (Hohlräume in denen die Nerven verlaufen). Muskelverspannungen verstärken Fehlhaltung u. Schmerzen. *Somat.*: Schwindel, häufige Kopfschmerzen oder Migräne, Schmerzen in den Armen, Nackenschmerzen, steifer Hals, z. T. Schiefhals durch Schonhaltung. Bei Bandscheibenvorfall und anderen Bandscheibenveränderungen (z. B. Osteochondrose, Knorpelablösung) kommt es zum schmerzhaften Druck auf die Nerven, welche das Rückenmark verlassen (Spinalnerven), dadurch Sensibilitätsstörungen oder Lähmungen, z. B. im Kopf-, Hals-, Armbereich. *Psy.*: Abgeschlagenheit, Denk- und Konzentrationsstörungen. Bei chronischem Verlauf reaktive Depressionen.

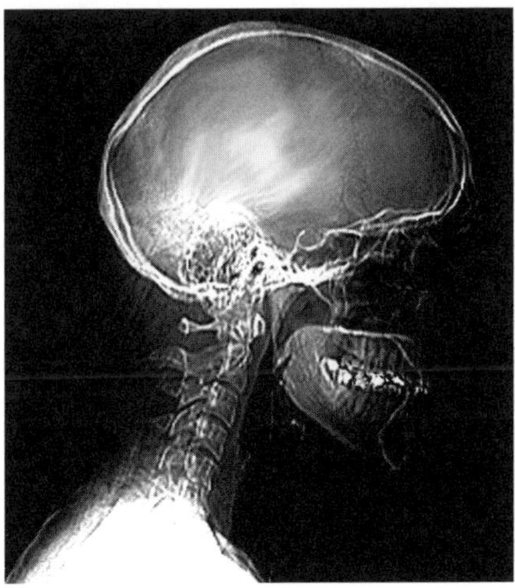

Abb. 28: Halswirbelsäule

Hämatom: Bluterguss. → Schädel-Hirn-Trauma, → Epiduralhämatom, → Subduralhämatom.

Hämochromatose (Eisenspeicherkrankheit) ist eine autosomal-rezessive Erbkrankheit. Es kommt zur erhöhten Aufnahme von Eisen im Dünndarm; der Gesamtkörpereisengehalt steigt dadurch von ca. normal 3–5 g auf bis zu 80 g. Dies führt im Laufe der Jahre zu Organschäden. Männer sind häufiger betroffen, da die Regelblutung bei Frauen für einen natürlichen Eisenverlust sorgt. Beginn meist 20. bis 40. Lebensjahr, bei Frauen später. *Somat.*: Zunächst graubraune später bronzefarbige Hauttönung, starke Müdigkeit, Anfälligkeit für Infekte, Gelenkschmerzen, Impotenz oder Verringerung der Menstruation, frühe graue Haare, Haarausfall, Bauch- und Brustschmerzen, Herzschlagunregelmäßigkeiten, Leberzirrhose, Diabetes mellitus, Milzvergrößerung, Herzinsuffizienz. Unbehandelt deutlich reduzierte Lebenserwartung. *Psy.*: Abgeschlagenheit, Reizbarkeit, Verringerung der Libido.

Hartnupsche Krankheit (Hartnup Syndrom): Autosomal-rezessiv vererbte Störung von Aufnahme und Transport von Aminosäuren (Eiweißstoffwechsel). Beginn der Symptome meist ca. 3. bis 9. Lebensjahr, der Ausbruch kann akut oder schleichend sein, manche Träger des Gendefekts zeigen lebenslang gar keine Symptome. Bei akutem, frühen Ausbruch hohe Sterblichkeit. *Somat.*: Pellagra-ähnliche Hauterkrankungen (→ Niacin), Licht-Dermatose (Rötung, Schwellung, Juckreiz), neurologische Symptome, Bewegungs-, Gleichgewichts- und Koordinationsstörungen (Ataxie), Spastik, parkinsonismusähnliche Symptome, selten auch epilept. Anfälle. *Psy.*: Stimmungsschwankungen, psychiatrische Störungen, Intelligenzabbau, selten bis zur Demenz.

Haschisch: → Cannabis.

Hashimoto-Enzephalopathie (Steroid-responsive Enzephalopathie bei Autoimmunthyroiditis, SREAT, nicht vaskulitische autoimmune entzündliche Meningoenzephalitis) ist eine akut oder subakut verlaufende autoimmune Gehirnerkrankung in Verbindung mit einer → Hashimoto Thyreoiditis (chron. Schilddrüsenentzündung). Die Krankheit ähnelt viraler Enzephalitis, Creutzfeldt-Jakob-Erkrankung oder degenerativer Demenz. Die Diagnose kann oft erst gestellt werden, wenn der Patient gut auf eine immunsuppressive Cortison-Therapie anspricht (→ Glukokortikoide, → Cortisol). *Somat.*: Neurologische schlaganfallähnliche Symptome, epileptische Anfälle, Schlafstörungen, unkontrollierte Bewegungs- (Myoklonus) u. Koordinationsstörungen (Ataxie). *Psy.*: → Neuropsycholog. Störungen, Wortfindungsprobleme (Aphasie), psychoseartige Symptome, Halluzinationen, Depressionen. Siehe auch: → Enzephalopathie.

Hashimoto-Thyreoiditis (Struma lymphomatosa Hashimoto, Chronische lymphozytäre Thyreoiditis) ist eine Autoimmunerkrankung mit chronischer Schilddrüsenentzündung. Der Nachweis geschieht über Antikörper gegen schilddrüsenspezifische Stoffe. Benannt nach dem japan. Arzt Hakaru Hashimoto (1881–1934). Es kommt durch die Entzündung zunächst zur Überfunktion, durch Untergang von Gewebe dann langfristig aber zur Unterfunktion d. Schilddrüse. Schleichender Verlauf mit anfangs subklinischen, unspezifischen Symptomen. In seltenen Fällen kommt es zur → Hashimoto-Enzephalopathie. *Somat.*: (1) Phase der Überfunktion: Unruhe, Zittern, Schlafstörungen, Schwitzen, Gewichtsverlust trotz guten Appetits / Heißhunger, Menstruationsstörungen. (2) Phase der Unterfunktion: Niedrige Körpertemperatur, Kälteempfindlichkeit, Ödeme (Wassereinlagerungen), belegte Stimme, häufiges Räuspern (Stimmbandödem), Muskelschwäche und -verhärtungen, trockene Schleimhaut, rissige Haut, Juckreiz, brüchige Nägel, Haarausfall, unkontrollierbare Gewichtszunahme, Verdauungsstörungen, Augenerkrankung (endokrine Orbitopathie), Gelenkschmerzen. *Psy.*: 1. Überfunktion: Nervosität, Reizbarkeit, Rastlosigkeit. 2. Unterfunktion: Depressive Verstimmung, Müdigkeit, Motivations- und Antriebslosigkeit, verringerte Libido, Konzentrations- und Gedächtnisstörungen.

Hepatitische Enzephalopathie (Lerberzerfallskoma): Infolge chronischer Leberkrankheit können giftige Stoffwechselprodukte, darunter insbesondere Ammoniak, nicht mehr entfernt werden und vergiften andere Organe, darunter das Gehirn (→ Enzephalopathie). *Somat.*: Zunehmende Störungen der Feinmotorik (z. B. im Schriftbild), grobschlägiges Zittern der ruhenden Hände, verlangsamte Bewegungen, erhöhte Muskelspannung, zunehmendes Schlafbedürfnis (oft Schlafumkehr mit nächtlicher Desorientierung), schließlich schläft der Patient fast nur noch (ist aber noch weckbar), Muskelsteifigkeit, Koma, Tod. *Psy.*: Stimmungslabilität, Angst, Depressionen. Zunehmende Reaktions-, Konzentrations-, Gedächtnis- und Denkstörungen, Antriebsminderung. Im Verlauf Bewusstseinsminderung, Orientierungsstörungen, emotionale Verarmung, verwaschene Sprache (Dysarthrie), hochgradige Vergesslichkeit. Schließlich Verwirrtheit, Apathie, Demenz. Selten auch visuelle Halluzinationen.

Hepatozerebrale Degeneration (Morbus Wilson, Hepatolentikulare Degeneration, Kupferspeicherkrankheit, Pseudosklerose Westphal) ist eine vererbte autosomal-rezessive Erkrankung mit Störung des Kupferstoffwechsels in der Leber. Infolge verminderter Kupferausscheidung über die Galle kommt es zur vermehrten Ansammlung in Leber, Auge, Zentralnervensystem und anderen Organen. Folge sind Leberschäden und neurologische Defizite. Unbehandelt langfristig tödlicher Ausgang durch Leberentzündung (Hepatitis), Leberzirrhose und Organversagen. *Somat.*: Bewegungsstörungen (Parkinson- oder Chorea-artig), Zittern (*flapping tremor*), Verkrampfungen (Rigor), Schluckstörungen, goldbrauner oder grünlicher Kayser-Fleischer-Kornealring um die Iris,

Sonnenblumen-Katarakt (gelb-braune Kupferablagerungen in der Augenlinse), Nachtblindheit, selten auch Spastiken und epileptische Anfälle. *Psy.*: Allmählicher Intelligenzabbau, verwaschene Sprache, zunehmende Orientierungsstörungen, Beeinträchtigungen des sozialen Umgangs, Depressionen, psychoseähnliche Episoden.

Herdenzephalitis ist eine Entzündung kleiner Hirnbereiche, sie beruht auf der Verschleppung einer bakteriellen Erkrankung (→ Sepsis) aus einem anderen Körperteil über die Blutbahn ins Gehirn. Durch vielfache, kleine Entzündungsherde kommt es zu multiplen Gefäßverengungen, -verschlüssen (Mikroembolien) oder Hirnblutungen mit mehr oder minder starken neurologischen und psychiatrischen Symptomen. *Somat.*: Schüttelfrost, neurologische Symptome, epileptische Anfälle. Letaler Ausgang bei 50 % der Betroffenen. *Psy.*: Aufmerksamkeitsstörungen, schwerste → neuropsycholog. Störungen, z. T. psychotische, paranoide u. halluzinatorische Symptome.

Heroin ist eine euphorisch wirkende Droge mit hohem Suchtpotential. Häufiger Gebrauch hat neurologische und → neuropsycholog. Störungen zur Folge. Näheres → Opiate. *Somat.*: Atemprobleme (Überdosis: Atemstillstand), Schmerzunterdrückung, z. T. Übelkeit und Erbrechen, später Müdigkeit, Zittern, Sehstörungen (Nystagmus), Störungen von Sensibilität u. Bewegungskoordination (Ataxie), Parkinson-Symptome. Bei Entzug nach ca. 10 Std. Kreislaufstörungen, Muskelschmerzen, Tränenfluss, Schweißausbrüche, erhöhte Nasensekretion, Gähnen. Nach 1–3 Tagen Durchfall, Übelkeit und Erbrechen, Zittern, Muskelkrämpfe, schneller Puls, Bluthochdruck. *Psy.*: Bei intravenöser Injektion ca. 5–8 Std. euphorisches Glücksgefühl mit Tagträumerei, Selbstüberschätzung, Enthemmung, Angstreduzierung, Beruhigung, → neuropsycholog. Störungen. Bei Entzug nach ca. 10 Std. Unruhe, Reizbarkeit, Angst, Depressionen, später z. T. auch Todesangst. Langfristig süchtiger Konsum führt zu Intelligenz- u. schwerwiegendem Persönlichkeitsabbau.

Herpes-Enzephalitis: Herpes beruht auf einer Herpes-simplex-Infektion. Diese Viren bleiben nach der Erstinfektion (meist im Kindesalter) im Organismus, sie lassen sich in den Ganglien nieder (z. B. im Mundbereich). 90 % der Erwachsenen sind infiziert, aber nur ein Teil entwickelt eine manifeste Erkrankung. Schwäche des Immunsystems, Erschöpfungszustände, Stress und Sonnenbäder aktivieren die Symptomatik. *Normale Herpes-Infektion, Somat.*: Bei Herpes labialis (HSV Typ-I) anfangs gerötete Hautstellen, Juckreiz u. Spannungsgefühl an Lippen, Nase, Wange usw., Bläschengruppen mit stark infektiösem Inhalt, die eintrocknen und nach ca. 1–3 Wochen abheilen. Bei Infektion des Auges: Hornhauttrübung bis zur Erblindung (Herpes corneae). Bei Herpes genitalis (HSV Typ-II) Bläschenbildung im Geschlechtsbereich. Selten kommt es zur Ausbreitung auf den ganzen Körper mit lebensbedrohlicher Infektion des Gehirns, d. h. zur *Herpes-Enzephalitis*,

Somat.: Vorstadium (1–4 Tage) mit unspezifischen Symptomen einer Virusinfektion, Nacken- u. Kopfschmerzen, Übelkeit, hohes → Fieber, starkes Krankheitsgefühl, neurolog. Störungen (zerebrale Herdsymptome), z. B. Halbseitenlähmung, Sprachstörungen (Aphasie), Aufmerksamkeitsmängel, epileptische Anfälle, Koma, Risiko eines tödlichen Verlaufs. *Psy.*: Wahrnehmungs-und Verhaltensveränderungen, → neuropsycholog. Störungen, psychoseähnliche Symptome, Bewusstseinsstörungen, Verwirrtheit, Desorientierung.

Herzangst (Herzphobie) bezeichnet Ängste vor einer schwerwiegenden Herzerkrankung meist ohne organische Grundlage. Nicht selten entwickeln aber auch Patienten mit tatsächlichen Herzerkrankungen (z. B. Angina Pectoris, → Herzinfarkt) diese Störung reaktiv. *Somat.*: Herzschlag-Unregelmäßigkeiten, Druck- oder Engegefühl in der Brust, Schwindel, Schwitzen, Herzrasen. Körperl. Leistungsminderung durch Vermeidung von Belastungen. *Psy.*: Ständiges Beobachten des Herzschlages; Herzarrhythmien führen zu Unruhe, Angst, Panik. Schlafstörungen (Angst, das Herz könne im Schlaf aussetzen).

Herzinfarkt (Myokardinfarkt) wird durch den Verschluss eines Herzkranzgefäßes (Koronararterie) verursacht, dadurch wird ein Teil des Herzmuskels nicht mehr versorgt und das Muskelgewebe stirbt ab. Risiko des plötzlichen Herztodes, wenn hierdurch schwere Herzrhythmusstörungen (Kammerflimmern) entstehen. Bei einem großen Infarkt kann es zum Kreislaufzusammenbruch kommen (kardiogener → Schock) mit ZNS-Schäden infolge von Mangeldurchblutung. *Somat.*: Plötzliche stechend-brennende Schmerzen in der Brust (oder hinter dem Brustbein) bis in den linken Arm, Hals, Rücken oder Oberbauch, blasse Gesichtsfarbe, kalter Schweiß, Engegefühl im Brustkorb, Luftnot, Übelkeit, Erbrechen, Schwäche, z. T. Bewusstlosigkeit. Bei Mangelversorgung des

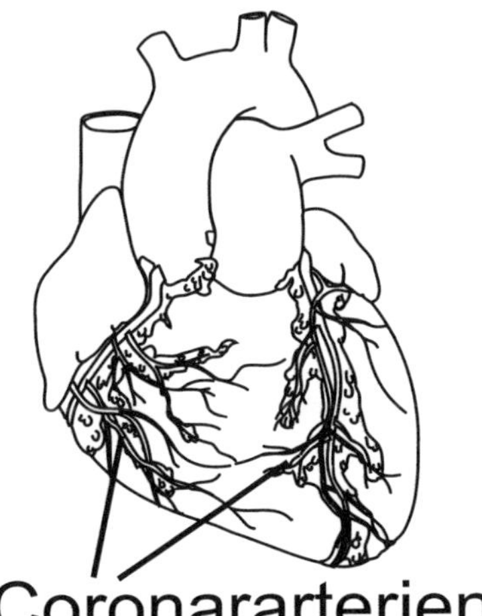

Abb. 29: Der Herzinfarkt wird durch Verschluß einer Koronararterie verursacht.

ZNS längerfristige neurolog. Defizite (z. B. Lähmungen). *Psy.*: Massive Todesangst im Infarktgeschehen; später oft reaktive depressive Phasen aufgrund der Leistungseinschränkung und weiterer letaler Bedrohung. Bei Mangelversorgung des ZNS Symptome wie bei einem ischämischen → Schlaganfall, d. h. → neuropsychologische Störungen, z. T. auch hirnorganisch bedingte Persönlichkeits- und emotionale Veränderungen.

Herzinsuffizienz (Herzmuskelschwäche, Myokard-Insuffizienz): Durch Herzgefäßverengung (Stenose), vorangegangenem Herzinfarkt, Herzmuskelentzündung, Verengung der Gefäße oder undichte Herzklappen ist das Herz nicht mehr in der Lage, den Körper ausreichend mit Blut zu versorgen. Ist nur die linke Herzhälfte geschwächt (Linksherzinsuffizienz) kommt es zum Rückstau des Blutes in den Lungengefäßen. Bei Rechtsherzinsuffizienz staut sich das Blut in den Körpervenen. Ist das gesamte Herz betroffen, zeigt sich beides. *Somat.*: Bei Linksherzinsuffizienz: Wassereinlagerung in der Lunge (Ödem) führen zu Atemnot, Rasselgeräuschen in der Lunge u. schaumigem Auswurf, anfallsweise Atemnot (Asthma cardiale), Schwäche. Bei Rechtsherzinsuffizienz: Wassereinlagerungen im Gewebe (z. B. Haut- und Beinödeme) u. Bauchwassersucht (Aszites), dadurch häufiges nächtliches Urinieren (bessere Durchblutung u. Nierenfunktion im Liegen), Halsvenenstauung, Lebervergrößerung (Stauungsleber), häufige Magenschleimhautentzündungen (Stauungsgastritis) mit Appetitlosigkeit u. Blähungen, verminderte körperl. Belastbarkeit. *Psy.*: Leistungsminderung, Angst (bei Atemnotanfällen), reaktive Depressivität. Durch schwache Lungenfunktionen und Minderdurchblutung des Gehirns kommt es allmählich zu zunehmenden → neuropsychologischen Störungen.

Herz-Kreislauf-Medikamente: → Aldosteronagonisten, → Alpha-2-Rezeptoragonisten, → Sympathomimetika, → Parasympatholytica, → Reserpin.

Herzphobie: → Herzangst.

Herzrasen (Tachykardie): Hochfrequenter Herzschlag (über 100 Schläge pro Min.), aber kaum tastbarer Puls. Ursachen sind: seelische Erregung, schwere körperliche Anstrengung, → Fieber, → Schilddrüsenüberfunktion, → Schock, Blutdruckabfall (→ Blutdruck), → Herzinfarkt, → Herzinsuffizienz, Herzklappenfehler, Störungen im Herz-Erregungssystem (→ Wolff-Parkinson-White-Syndrom), → Schilddrüsenerkrankungen (→ Basedow), → Elektrolytentgleisungen, Unterzuckerung (→ Blutzucker), → Anämie, Medikamenten-Nebenwirkungen (→ Digitalis), Drogen (→ Cannabis, → Amphetamine, Speed, → Ecstasy), Stress, Schlaflosigkeit, übermäßiger → Nikotin, → Alkohol-, → Kaffee-, Cola- bzw. Teegenuss, sowie Angst- und Panikstörungen. *Somat.*: Anfälle von Herzrasen, Schweißausbruch, Luftnot, Schwäche, Schwindel, z. T. Ohnmacht. *Psy.*: Massive Angst und Beklemmung. Sekundär oft Entwicklung einer → Herzangst.

Herzrhythmusstörungen (Arrhythmie): Durch Störung des Erregungssystems kann das Herz zu langsam, zu schnell oder unregelmäßig schlagen, bzw. die Abstimmung zwischen Vorhöfen und Herzkammern stimmt nicht. Folge ist eine herabgesetzte Pumpleistung; es kann zum → Vorhofflimmern oder zum Herzstillstand (Asystolie) kommen. Ursachen sind: → Herzinfarkt, Herzmuskelentzündungen (Myokarditis), Herzklappenfehler, Medikamente (z.B. fehldosierte Mittel gegen Rhythmusstörungen, → Antidepressiva, → Asthma-Medikamente), → Kaffee, Tee, → Alkohol, → Nikotin, Drogen, Stress, → Schilddrüsenerkrankungen, Blutbild- und → Elektrolytveränderungen, → Anämie, Sauerstoffmangel (→ Hypoxie), angeborene oder altersbedingte Fehler des Herzreizleitungssystems. *Somat.*: Herzstolpern, hämmerndes Herzklopfen, Herzrasen, Herzschmerzen (Angina Pectoris), Schwindel, Atemnot, Ohnmacht. Bei chronischem Auftreten leichte Erschöpfbarkeit. *Psy.*: Im akuten Anfall Angst, Panik. Chronische Herzrhythmusstörungen können zur mangelnden Blutversorgung des Gehirns führen mit neurolog. und → neuropsycholog. Störungen.

Heterophorie: → Winkelfehlsichtigkeit.

Hippocampus-Schädigung: Der Hippocampus ist eine Hirnstruktur des Limbischen Systems in den Schläfenlappen. Wichtigste Aufgabe ist die Überführung von Informationen aus dem Kurzzeit- in das Langzeitgedächtnis. *Psy.*: Einseitige Läsion führt zu Gedächtnis- und Lernschwierigkeiten; bei beidseitiger Schädigung (z.B. → Alzheimer Demenz oder → Schädel-Hirn-Trauma mit *contre-coup*-Effekt) können gar keine neuen Erinnerungen mehr abgespeichert werden. Häufige Konfabulationen (Auffüllen von Gedächtnislücken mit alten Erinnerungen).

Hirnabszess ist eine abgekapselte Eiteransammlung im Gehirn, die sich meist als Folge der Primärinfektion eines Nachbarorgans bildet (z.B. Ohren, Nasennebenhöhlen, Lunge, Herz, Zähne, Mandeln) durch Bakterien, wie z.B. Strepto-, Staphylo- oder Pneumokokken. Wenn sich der Abszess stetig vergrößert, verursacht er ähnliche Symptome wie ein rasch wachsender Hirntumor. *Somat.*: Kopfschmerzen, Übelkeit, Erschöpfbarkeit, eher geringes Fieber, → Hirndruckzeichen, neurologische Symptome, epileptische Anfälle. Unbehandelt lebensbedrohlich. *Psy.*: Allg. Abgeschlagenheit, → neuropsycholog. Störungen, Desorientiertheit. Unbehandelt: Bewusstseinsstörungen, Verwirrung, Koma.

Hirnatrophie bezeichnet die Verminderung der Gehirnmasse. In bildgebenden Verfahren (CT, MRT) zeigt sich dies durch verbreiterte Hirnfurchen und Ventrikel. Ursache ist ein großflächiger Untergang von Zellen im Verlauf einer Hirnerkrankung. Dies führt zu neurolog. und neuropsychologischen Defiziten. *Somat.* / *Psy.*: → Demenz, → Enzephalopathie.

Hirndruckzeichen: Im Gehirn müssen ausgewogene Druckverhältnisse herrschen, durch den festen Schädelknochen kann eine Drucksteigerung nicht ausgeglichen werden. Nervenzellen werden durch hohen intrazerebralen Druck schnell geschädigt und sterben ab. Ursachen für Drucksteigerungen sind z.B. → Hirntumore, Zirkulationsstörungen des Liquors, Störungen des Liquorabflusses, Hirnödeme infolge von → Schädel-Hirn-Trauma, → Schlaganfall, → Enzephalitis , → Höhenkrankheit und → Vergiftungen. *Somat.*: Kopfschmerzen, Übelkeit, Erbrechen, Atemstörungen, Pupillenerweiterung, Vergrößerung des Blinden Flecks im Auge (Stauungspapille), Sehstörungen, Streckspasmen der Gliedmaßen, Kreislaufdysregulation. Bei weiterer Drucksteigerung Einklemmung des Hirnstammes und Tod. *Psy.*: Abgeschlagenheit, → neuropsycholog. Störungen, Verwirrung, Benommenheit, Apathie, Koma.

Hirnentzündung: → Enzephalitis, → Enzephalitis lethargica, → Panenzephalitis.

Hirnhautentzündung (Meningitis): Das Gehirn ist von mehreren Häuten umgeben (Dura mater, Arachnoidea, Pia mater), wenn diese mit Bakterien (z.B. Meningokokken Pneumokokken), Viren (z.B. Masern-, Eppstein-Barr-, Herpes-Viren), Pilzen (z.B. Candida albicans, Aspergillus), Einzellern (z.B. Toxoplasma gondii) oder anderen Parasiten (z.B. Trichinen) besiedelt werden, kommt es zur Hirnhautentzündung. Die entzündeten Hirnhäute schwellen an und drücken auf das Gehirn. Bei Übergreifen auf das gesamte Hirn kommt es zur Meningo-Enzephalitis (→ Enzephalitis). Häufige Infektionsquellen sind aufsteigende Entzündungen aus Mittelohr, Lunge, → Nasennebenhöhlen; Zecken können die Frühsommer-Meningo-Enzephalitis (FSME) übertragen. Bei der akut eitrigen Meningitis steigern sich die Symptome binnen weniger Stunden bis zum lebensbedrohlichen Zustand. Es gibt aber auch eine chronische, wenig dramatisch verlaufende, Form; diese Patienten sind weitgehend beschwerdefrei und fallen lediglich durch ständige Kopf- und Nackenschmerzen und mangelnde Belastbarkeit auf. *Somat.*: Kopfschmerzen, Nackensteifigkeit, Rückenschmerzen, ausgeprägtes

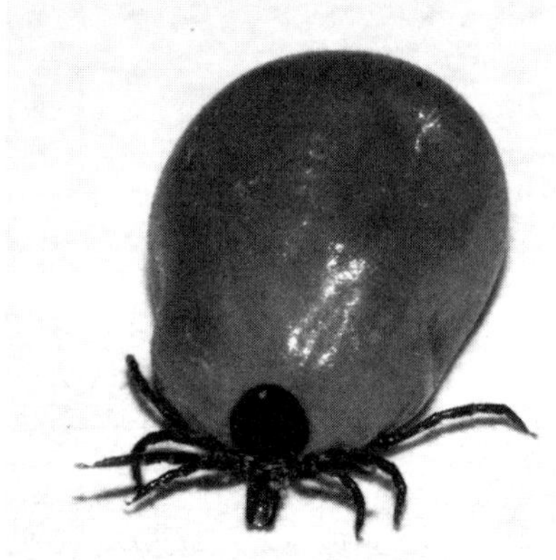

Abb. 30: Zecken können FSME übertragen.

Krankheitsgefühl, hohes Fieber, Erbrechen. Bei der Meningoenzephalitis zunehmende neurologische Defizite (z. B. Lähmungen, Sensibilitätsstörungen), epileptische Krämpfe. Dauerfolgen bei überlebter Meningitis können sein: z. B. Hör-, Seh- und Bewegungsstörungen, epileptische Anfälle. *Psy.*: Lichtscheu (Photophobie), akute → neuropsycholog. Störungen, Verwirrtheit, Benommenheit. Bei der Meningoenzephalitis auch: Bewusstseinsstörung (Somnolenz bis Koma). Dauerfolgen z. B.: Eingeschränkte Belastbarkeit, dauerhafte → neuropsycholog. Störungen, bei Kindern Entwicklungsverzögerungen, geistige Retardierung.

Hirnorganisch bedingte psychische Störungen: Der individuelle Charakter eines Menschen ist im Gehirn verankert. Hirnschäden (→ Schlaganfall, → Schädel-Hirn-Trauma, → Hirntumor) können daher Persönlichkeitsveränderungen nach sich ziehen, insbesondere nach → Frontalhirnschäden und Veränderungen des Limbischen Systems. *Somat.*: Unterschiedlich, je nach Ort und Ausmaß der Hirnläsion. *Psy.*: Man trennt (1) die Negativsymptomatik (Apathie, Motivationslosigkeit, sozialer Rückzug, körperliche Verwahrlosung) von (2) der Positivsymptomatik (Hyperaktivität, manische Verhaltensweisen, Distanzlosigkeit, ungehemmter Redefluss, emotionaler Kontrollverlust (z. B. Lachanfälle oder Aggressionen ohne Anlass). Außerdem trennt man: (1) Hirnorganisch bedingte affektive Störung: Veränderung der Stimmung und der Aktivität. Man unterscheidet depressive (melancholisch-apathische), manische (heiter und übermäßig aktiv) oder bipolare Syndrome (extrem wechselnd). (2) Hirnorganisch bedingte Angststörung: Symptome einer generalisierten Angst- bzw. Panikstörung. (3) Hirnorganisch bedingte

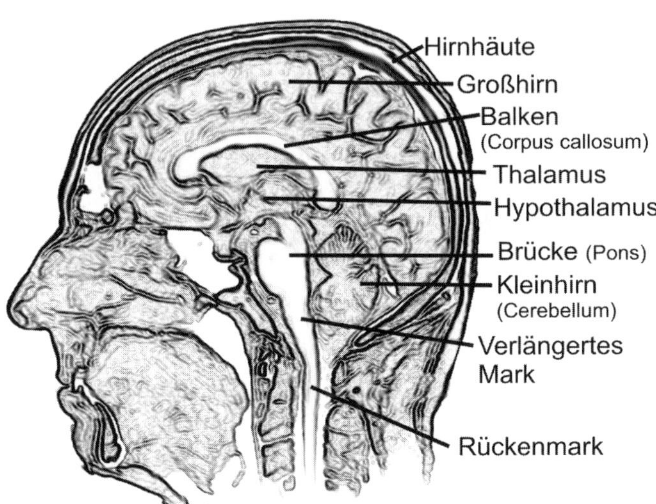

Abb. 31: Ort und Ausmaß der Hirnläsion ist ausschlaggebend für unterschiedliche Persönlichkeitsveränderungen.

dissoziative Störung: Verlust von Lebenserinnerungen (ähnlich psychogener Amnesie), Störungen des Identitätsbewusstseins (Derealisation) und der Körperkontrolle (Depersonalisation). (4) Hirnorganisch bedingte emotional labile (asthenische) Störung: Emotionale Labilität, schnelle Ermüdbarkeit, körperliche Missempfindungen (z. B. Schwindel) und häufig wechselnde Schmerzen. Neben diesen direkt durch den Hirnschaden verursachten Persönlichkeitsveränderungen kommt es oft zu reaktiven Depressionen, Ängsten, sozialem Rückzug.

Hirnorganisches Psychosyndrom (HOPS, Durchgangssyndrom, *acute brain syndrome*, exogene Psychose) umfasst (meist vorübergehende) diffuse psychische Veränderungen als (1) direkte Folge von Hirnschäden (z. B. → Schlaganfall, → Schädel-Hirn-Trauma) oder (2) als indirekte Folge anderer akuter körperlicher Erkrankungen (z. B. schwere Infektionen, Herz-Kreislaufzusammenbruch, → Vergiftungen (auch Drogen u. Alkohol), Nebenwirkungen von Medikamenten, → Nieren- oder → Lebererkrankungen, endokrine Hormonstörungen usw.). *Somat.*: Psychomotorische Unruhe, ausgeprägte vegetative Störungen. *Psy.*: Allgemeine kognitive Verlangsamung, Antriebsminderung, akute → neuropsycholog. Störungen, meist schwere Merkfähigkeitsstörungen, Desorientierung, z. T. unpassende Gefühlsäußerungen, Kritiklosigkeit, Distanzminderung, unstimmige Berichte, Stimmungslabilität mit erhöhter Angst, Depressivität oder Reizbarkeit, Wahn, verminderte Wachheit, Bewusstseinseinengung, Verwirrtheit, z. T. auch Halluzinationen.

Hirnschäden: → Frontalhirnsyndrom, → Hirnorganisch bedingte psychische Störungen, → Hirnorganisches Psychosyndrom, → Hirntumor, → Schlaganfall, → Schädel-Hirn-Trauma.

Hirnsklerose, tuberöse (Borneville-Pringle-Syndrom) ist eine sporadisch auftretende oder dominant vererbte, angeborene Fehlbildung. Erste Symptome fallen im Säuglings-, Kleinkind- oder Schulalter auf; die Symptomatik zeigt erhebliche Unterschiede der Ausprägung von kaum auffällig bis zu massiven Defiziten. *Somat.*: Pigmentarme Flecken (0,5–3cm große „*white spots*") auf der Haut, schmetterlingsförmige, akneaartige Veränderungen an Nase und Wangen, knotenartige Tumore an Herz, Niere, Retina und im Gehirn, frühzeitige Verkalkung des Gehirns, epileptische Anfälle, → Hydrocephalus („Wasserkopf"), Atemstörungen, Nierenschäden, Herzschäden, Herzversagen. *Psy.*: Entwicklungs-, Verhaltens-, Sprach- und Lernstörungen, geistige Behinderung.

Hirnstamm-Insult: → Schlaganfall im Bereich des Hirnstammes. Weiteres → Schlaganfall, → Locked-in-Syndrom. *Somat.*: Im Infarktgeschehen: Drehschwindel, Erbrechen, Sehstörungen, Hinstürzen. Wurde der Infarkt überlebt, meist bleibende neurologische Defizite, z. B. schwere Lähmungen, Sensibilitäts-, Seh-, Schluck- und Gleichgewichtsstörungen. *Psy.*: Beim akuten Infarkt meist Bewusstseinsverlust. Wurde der

Schlaganfall überlebt, zeigen sich meist kaum Intelligenzmängel. Durch die Schwere der Bewegungsstörungen aber reaktive Depressionen.

Hirntumore bilden sich durch ungezügelte Teilung von Zellen (→ Krebserkrankungen). Die Klassifizierung erfolgt nach betroffenen Zellen, z. B. Gliome (Stützgewebe), Neurinome (Nervenzellen), Meningeome (Hirnhäute). Häufig erfolgt eine weitere Differenzierung nach Gewebe-Untertypen, z. B. Astrozytom oder Oligodendrogliom (beides Stützgewebe), bzw. der Ort des Tumors wird mit angegeben (z. B. Hypophysenadenom, Olfactorius-Meningeom). Zum Teil sind Hirntumore sekundäre Tochtergeschwulste (Metastasen) anderer Krebserkrankungen (z. B. Bronchialkarzinom); sie treten dann oft an mehreren Orten des Gehirns gleichzeitig auf. Einige Tumorarten brauchen nur Monate bis sie klinische Symptome verursachen, andere mehrere Jahrzehnte. Da innerhalb des Schädels nur begrenzter Platz ist, komprimiert der Tumor zunehmend mehr gesundes Gehirngewebe, in bildgebenden Verfahren (CT, MRT) kommt es zur auffälligen Mittellinien-Verschiebung zwischen den Hirnhälften. Durch Einquetschung des Stammhirns werden dann lebenswichtige Funktionen beeinträchtigt, es muss also immer operiert werden. Allerdings können Tumore im Hirnstamm, aufgrund ihrer Lage in der Nähe lebenswichtiger Zentren, inoperabel sein. Auch nach Entfernung haben viele Hirntumore eine hohe Wahrscheinlichkeit, später wieder aufzutreten (Rezidiv). Gutartige Tumore (Grad I und II) lassen sich sauber vom restlichen Gewebe abgrenzen und bilden keine Metastasen; bösartige Tumore (Grad III und IV) wachsen infiltrativ in das umliegende Gewebe und bilden Metastasen. Krebsmedikamente (→ Zytostatika) passieren nur z. T. die Blut-Hirnschranke, Strahlentherapie (→ Radiatio) richtet im sensiblen Hirngewebe zu viele Schäden an, beides kann daher nur eingeschränkt eingesetzt werden. Zur Zeit verlaufen Behandlungsversuche mit Nanotechnologie erfolgversprechend. Einige Hirntumore treten bevorzugt bei Kindern auf (z. B. Medullablastome, Ependymome), manche eher im Erwachsenenalter (z. B. Oligodendrogliome, Meningeome) oder vorwiegend bei älteren Menschen (z. B. Glioblastoma multiforme). *Somat.*: Häufige diffuse Kopfschmerzen (ohne Besserung nachts), → Hirndruckzeichen, epileptische Anfälle, schleichend entwickelnde neurologische Symptome (je nach Tumorlage z. B. Sensibilitäts-, Bewegungs-, Gleichgewichts-, Hormon-, Seh-, Riech und Hörstörungen usw.). *Psy.*: Psychische Veränderungen (je nach Lage des Tumors, z. B. Persönlichkeits- und Stimmungsveränderungen, → Neuropsycholog. Störungen. Mit zunehmendem → Hirndruck Bewusstseinsveränderungen, Koma.

Histamin ist ein körpereigener Botenstoff (biogenes Amin), der bei Entzündungen (auch bei Allergien) in Haut und Schleimhaut (Nase, Lunge, Darm) freigesetzt wird. Histamin kommt außerdem im ZNS als →

Neurotransmitter vor. Bei disponierten Patienten sorgen z. B. Coffein, Alkohol, bestimmte Medikamente, Hitze, Kälte oder Berührung für erhöhte Histaminfreisetzung. *Somat.*: Weitung von Blutgefäßen und sinkender Blutdruck, Anschwellung des Gewebes durch Wassereinlagerung (Ödeme, Quaddeln). Je nach Ort d. Entzündung: Juckreiz, Rötung, laufende Nase, tränende Augen, Atemnot, Kopfschmerzen, Bronchienverengung, erhöhte Magensäureproduktion, Migräne. *Psy.*: Histamin als Neurotransmitter wirkt beruhigend sedierend und ist beteiligt an der Regulation des Wach-Schlaf-Rhythmus.

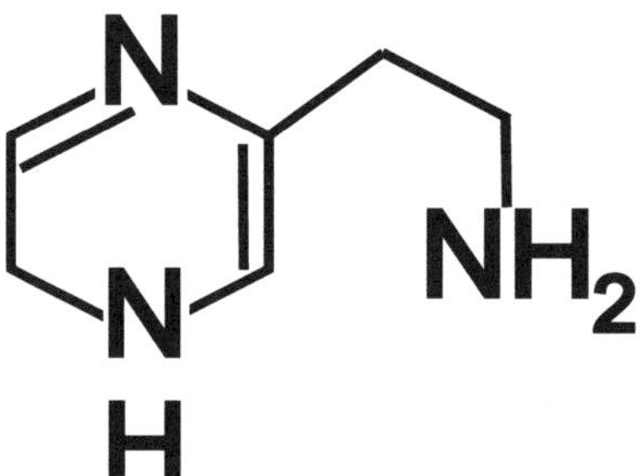

Abb. 32: Chemische Formel von Histamin

Histamin-Intoleranz: Unverträglichkeit von Histamin, das in bakteriell fermentierten Nahrungsmitteln enthalten ist, z. B. in geräuchertem Fleisch u. Fisch, sog. Meeresfrüchten, gereiftem Käse, Sauerkraut, Hefe, Bier, Rotwein. Ursache ist ein Mangel an einem Enzym (Diaminoxidase), das Histamin abbaut. Die Symptome ähneln der → Seekrankheit. *Somat.*: Magenstechen, Bauchschmerzen, Übelkeit, Erbrechen, Durchfall, Herzrasen, Herzrhythmusstörungen, Hautrötungen, Nesselsucht (juckende Haut-Quaddeln), Ekzeme, Kopfschmerzen, Migräne, Hitzegefühl, Schwindel, verstopfte Nase, asthmatische Atembeschwerden. *Psy.*: Konzentrationsstörungen, Erschöpfungsgefühle, Abgeschlagenheit.

Histamin-Rezeptorblocker: → Antihistaminika.

Histidinämie ist eine angeborene, autosomal rezessiv vererbte Störung des Aminosäurestoffwechsels (Eiweiß). Es kommt zum Mangel oder zur verminderten Aktivität der Histidase in Haut und Leber. Folge sind Histidinurie (Eiweiß im Harn) sowie Alanin- und andere Stoffwechselstörungen. Die seltene Erkrankung wird heute meist beim Neugeborenen-Screening entdeckt; der Verlauf ist überwiegend gutartig. Eine histidinarme Diät (z. B. Verzicht auf Thunfisch, Schweine- und Rinderfilet, Hühnerbrust, Sojabohnen, Erdnüsse, Linsen, Lachs, Weizenkeime, Käse) verhindert die Symptome. Selten verursacht der Defekt folgende klinische Symptome: *Somat.*: Minderwuchs, fahlblondes Haar, Krampfanfälle, Ataxie. *Psy.*: Geistige Entwicklungsverzögerungen, z. B. Störungen der Sprachentwicklung.

HIV (Human Immundeficiency Virus) wird übertragen durch den Austausch von Blut (z.B. beim Geschlechtsverkehr, Blutkonserven, unsterile Nadeln bei Drogenkonsum). Bei einer HIV-Infektion kommt es zunächst zur vorübergehenden Primärsymptomatik (akute HIV-Erkrankung), danach besteht über Monate bis Jahrzehnte ein symptomloses Stadium (asymptomatische Latenzphase). Schließlich bricht die eigentliche Erkrankung mit erworbener Immunschwäche aus, die → AIDS ihren Namen gab (*aquired immune deficiency syndrome*). In der Endphase, soweit der Patient nicht vorher an Infektionen verstorben ist, entstehen schwere ZNS-Schäden. *Somat.*: Bei Primärinfektion meist Fieber, Nachtschweiß, Gewichtsverlust, Lymphknotenschwellungen, Kopf- und Gelenkschmerzen, Durchfall, Hautausschläge. In der Endphase schwere neurologische Ausfälle (→ HIV-Enzephalopathie). *Psy.*: Während der Primärinfektion meist Abgeschlagenheit, Müdigkeit. Z.T. Symptome ähnlich einer Hirnhautentzündung. In der Endphase Lern- und Gedächtnisprobleme, Intelligenzdefizite, mangelnde Belastbarkeit, Motivationsverlust, Apathie, sozialer Rückzug und schließlich Demenz. Außerdem oft reaktive Depression durch Lebensbedrohlichkeit und sozialen Ausschluss.

HIV-Enzephalopathie: Das HI-Virus (→ AIDS, → HIV) wandert nach der Primärinfektion sehr rasch auch ins ZNS und setzt sich dort überwiegend im Stützgewebe (Astrozyten, Mikroglia) fest. Neurologische Symptome finden sich aber erst spät, viele AIDS-Patienten versterben vorher an Infektionen. *Somat.*: Zunächst unspezifische, schleichende Symptome, z.B. psychomotorische Verlangsamung, Gleichgewichtsstörungen. In der Endphase zunehmende neurologische Auffälligkeiten (Sensibilitäts-, Wahrnehmungs- u. Bewegungsstörungen, Ataxie, Zittern). *Psy.*: Stimmungslabilität, dann aber schleichende Affektverflachung, Konzentrations-, Gedächtnis- u. Antriebsstörungen, später Intelligenzabbau, zunehmende dementielle Symptomatik.

Hitze: → Temperatur.

Hochsensibilität (*high sensitive persons*): Aus der unüberschaubaren Fülle gleichzeitig eintreffender Wahrnehmungen (Sehen, Hören, Riechen, Schmecken, Fühlen) filtert das gesunde Gehirn automatisch die Wichtigsten heraus und unterdrückt irrelevante Reize (z.B. Uhrticken, Straßenlärm). Hochsensible Menschen haben damit Schwierigkeiten. Die schwache Filterung kann bei körperl. (z.B. Grippe) oder psych. Störungen (z.B. Burnout) vorübergehend sein, als dauerhafter Zustand kann sie angeboren sein oder taucht gehäuft nach Hirnschäden auf. Die Betroffenen sind in ihrer Aufnahmekapazität schnell überlastet, sie reagieren übermäßig stark auf Außenreize, z.T. auch auf Emotionen. *Somat.*: Bei Überstimulierung Unwohlsein, Kopfschmerzen, vegetative Reaktionen (z.B. Schwitzen, Übelkeit, Herzrasen). *Psy.*: Unangemessen gereizte Reaktionen bzw. Vermeidung von Lärm, lauter

Musik, Helligkeit, starken Gerüchen, hektischen Bilderfolgen, Partys, Menschenmassen usw.; häufige Ruhepausen, sozialer Rückzug, in Leistungsbereichen ablenkbarer, dafür z. T. feinfühliger im sozialen Umgang. Siehe auch: → Hypersensibilität.

Höhenkrankheit (D'Acosta-Krankheit, Soroche) entsteht insbesondere beim Bergsteigen durch abnehmenden Luftdruck. In großen Höhen wird die Menge Sauerstoff pro Kubikmeter Atemluft geringer (Sauerstoff-Partialdruck), es kommt zur Unterversorgung (→ Hypoxie). Der Körper passt sich innerhalb von Tagen bis Wochen durch vermehrte Produktion von roten Blutkörperchen an diese Situation an (Akklimatisation). *Somat.*: Blutdruckerhöhung, Wasseransammlung (Ödeme, z. B. in Lunge und Gehirn). Reflektorische Hyperventilation (zu schnelles Atmen) führt durch vermehrtes Abatmen von CO_2 zur Alkalose (Blut wird alkalisch, basisch). Folgen sind z. B.: Leistungsminderung, Kopfschmerzen, Appetitverlust, Übelkeit, Erbrechen, Müdigkeit, Atemnot, Schwindel, Ohrensausen, verminderte Wasser- und Salzausscheidung, Tod, wenn die Person nicht in niedrigere Höhen transportiert werden kann. *Psy.*: Ab 3.000 Metern kommt es zum Höhenrausch, der dem Alkoholrausch ähnelt. Abgeschlagenheit, zunehmende Konzentrations- und Denkstörungen, Verwirrung, Sinnestäuschungen, Halluzinationen, Bewusstseinsstörungen.

Homozystinurie ist eine autosomal-rezessiv vererbte Stoffwechselerkrankung, die zu einer erhöhten Konzentration der Aminosäure (Eiweiß) Homocystin in Blut und Urin führt. Typ I entsteht durch einen genetisch bedingten Mangel an Beta-Cystathioninsynthetase. Typ II hat ein Defizit an 5,10-Methylentetrahydrofolat-Redukatase. Typ III zeigt Defekte der Cobalaminsynthese. *Somat.*: Typ I ist bei Geburt zunächst unauffällig. Später dysproportionierter Hochwuchs, überlange Extremitäten (Arachnodaktylie), Neigung zur Skoliose (Buckel), Sehstörungen (Verschiebung der Augenlinse, erhöhter Augeninnendruck, Fehlsichtigkeit), frühzeitige Arteriosklerose, Risiko für Gefäßverengungen u. epilept. Krämpfe. Typ II: Bereits als Neugeborene Muskel- (Myopathie), Nerven- (Neuropatie) u. Hirnerkrankungen (→ Enzephalopathie), spastische Lähmungen, Krampfanfälle. Typ III: Krämpfe, makrozytäre Blutarmut (→ Anämie), Muskelschwäche. Alle drei Gruppen zeigen motorische Entwicklungsverzögerungen. *Psy.*: Entwicklungsverzögerungen, Verhaltensstörungen, psychiatrische Auffälligkeiten bis zu schizophrenieformen Störungen. Je jünger die Betroffenen beim Auftreten erster Symptome sind, umso schwerwiegender die Störungen. Bei Typ II auch schwerste geistige Retardierung.

Hormone sind neben → Neurotransmittern die bedeutendsten Botenstoffe im Körper, sie werden in Drüsen produziert und in der Regel in die Blutbahn ausgeworfen (→ Neuroendokrines System). Hierdurch wirken sie langsamer aber länger als Neurotransmitter. Viele Hormone

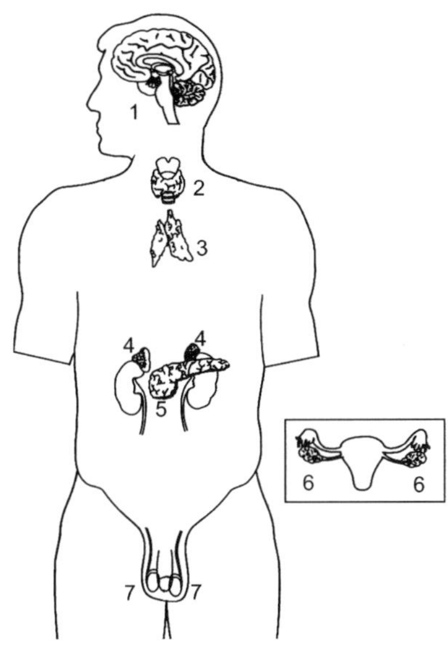

(1) Hirnanhangdrüse (Hypophyse)
(2) Schilddrüse und Nebenschilddrüse
(3) Thymus
(4) Nebennierenrinde und -mark
(5) Bauchspeicheldrüse (Langerhans-Inseln)
(6) Eierstöcke
(7) Hoden

Abb. 33: Hormonproduzierende Drüsen im menschlichen Körper:

unterliegen einem phasenhaften Wechsel (z.B. Tag-Nacht-Rhythmus, Monatszyklus). Neben der Steuerung körperlicher Abläufe spielen sie eine Rolle für seelische Prozesse. Hormonproduzierende Drüsen sind: Der Hypothalamus (im Zwischenhirn), die (1) Hirnanhangdrüse (Hypophyse), (2) die Schilddrüse u. Nebenschilddrüse, (3) der Thymus, (4) die Nebennierenrinde und -mark, (5) die Bauchspeicheldrüse (Langerhans-Inseln), (6) die Eierstöcke und (7) die Hoden. Daneben gibt es noch hormonproduzierende Zellen in der Plazenta (Mutterkuchen), der Zirbeldrüse (Glandula Pinealis), dem Lungenepithel, den Herzvorhöfen, der Leber, dem Verdauungstrakt, den Fettzellen und dem Immunsystem. Die wichtigsten Hormone sind:

Adrenokortikotropes Hormon (ACTH) aus dem Hypophysenvorderlappen gilt als Stresshormon, es regt die Nebennierenrinde zur Ausschüttung von Cortisol an.

Adiuretin: → Vasopressin.

Adrenalin: → Adrenalin.

Aldosteron ist ein Mineralokortikoid, es stammt aus der Nebennierenrinde und erhöht die Resorption von Natriumionen aus den Nieren (Erhöhung des Natriumspiegels), Förderung des Ausscheidens von Wasserstoff- und Kaliumionen (Senkung des Kaliumspiegels). Wasser wird zurückgehalten, dadurch hat Aldosteron auch Einfluss auf Blutvolumen, Blutdruck, Schweiß- und Speichelbildung.

Androgene gehören zu den Steroidhormonen: Dehydroepiandrosteron (→ DHEA), Androstendion, Androstendiol, Androsteron, → Testosteron (männliche Sexualhormone) und Dihydrotesteron. Androgene werden in den Hoden (Testis), in den Eierstöcken und der Nebennierenrinde produziert. Testosteron fördert die Ausbildung der männlichen Geschlechtsmerkmale und das Knochen- und Muskelwachstum (→ Anabolika). Androgene sind auch Vorläufer weiblicher Sexualhormone. Ab den → Wechseljahren kommt es zur verminderten Östrogen- bei gleichbleibender Androgenausschüttung, dies führt zur Vermännlichung (Virilisierung) älterer Frauen.

Androstendion wird in der Nebennierenrinde und den Eierstöcken gebildet. Es handelt sich um ein androgenes Hormon, das den Aufbau von körpereigenem Eiweiß beschleunigt. Es kann in Testosteron oder in eine Vorstufe von Östrogen umgewandelt werden.

Cholezystokinin (CCK, Pankreozymin) wird in der Dünndarmschleimhaut produziert. Es fördert die Darmbeweglichkeit, senkt die Magenmotilität, bewirkt die Gallenblasenkontraktion, steigert die Bauchspeicheldrüsensekretion.

Corticotropin-Releasinghormon (CRH) aus dem Hypothalamus stimuliert den Hypophysenvorderlappen zur Ausschüttung von ACTH, das u. a. Cortisol freisetzt.

Cortisol (Cortison): → Cortisol.

DHEA (Dehydroepiandrosteron): → DHEA.

Endorphine („Glückshormone“) werden vorwiegend in der Hypophyse und im Limbischen System des Gehirns gebildet. Die Untergruppe der Beta-Endorphine bewirkt ein starkes Glücksgefühl (körpereigenes Opiat), sie haben hierdurch starken Einfluss auf Motivation und Verhalten. Andere Endorphine wirken z. B. schmerzstillend, sind an der Regulation der Körpertemperatur und der Steuerung der Darmbeweglichkeit beteiligt.

Estrogene: → Östrogene.

Erythropoetin (EPO) stammt aus den Nieren. Es reguliert den Sauerstoffgehalt des Blutes und regt die Blutbildung an.

Follikel-stimulierendes Hormon (FSH) wird im Hypophysenvorderlappen gebildet. Es regt zusammen mit dem Luteinisierenden Hormon die Östrogenproduktion und Reifung der Eizellen bzw. beim Mann die Entwicklung der Spermien an.

Gastrin stammt aus der Magenschleimhaut, es steigert Magenbeweglichkeit, Salzsäure-, Gallen- und Bauchspeicheldrüsensekretbildung.

Gestagene (Gelbkörper-Hormon): → Progesteron. Gestagene werden als Medikament auch synthetisch hergestellt, z. B. zur hormonellen Schwangerschaftsverhütung (Verhinderung des Eisprungs) und zur Herbeiführung einer regelmäßigeren Menstruationsblutung. Erhöhter Gestagenspiegel kann Stimmungslabilität, Angst, Unruhe, Panik, Depressionen und Schlafstörungen zur Folge haben.

Glukagon aus der Bauchspeicheldrüse hebt den → Blutzuckerspiegel und ist der Gegenspieler von Insulin.

Glukokortikoide: Steroidhormone, → Cortisol, → Glukokortikoide.

Gonadoliberin-Releasing-Hormon (Gn-RH) aus dem Hypothalamus regt den Hypophysenvorderlappen zur Ausschüttung von FSH (Follikelstimulierendes Hormon) und LH (Luteinisierendes Hormon) an. Es hat erhebliche Wirkung auf die Sexualfunktionen.

Humanes Choriongonadotropin (ß-HCG) wird von der Plazenta (Mutterkuchen) produziert, es erleichtert die Einnistung der befruchteten Eizelle in die Gebärmutter und erhöht dann die Produktion anderer Schwangerschaftshormone.

Insulin aus der Bauchspeicheldrüse senkt den → Blutzuckerspiegel.

Kalzitonin aus den C-Zellen der Schilddrüse reguliert (zusammen mit → Parathormon) den Kalziumhaushalt.

Luteinisierendes Hormon (LH) stammt aus dem Hypophysenvorderlappen und wirkt zusammen mit dem Follikelstimulierenden Hormon auf die Gonaden (Keimdrüsen). Bei der Frau unterstützt es Eireifung, Eisprung und die Bildung des Gelbkörpers; beim Mann fördert es Spermienreifung und Abgabe von Testosteron aus den Hoden.

Melatonin wird in der Zirbeldrüse gebildet. Bei Dunkelheit steigt die Melatoninproduktion. Es fördert das Schlafbedürfnis und reguliert damit die „innere Uhr". Hohe Melatoninproduktion in der dunklen Jahreszeit steht in Zusammenhang mit der Winterdepression (*seasonal affective disorder*). Melatonin scheint auch am Alterungsprozess des Körpers beteiligt zu sein.

Melanozyten stimulierendes Hormon (MSH, Malanotropin) aus dem Hypophysenvorderlappen hat Einfluss auf die Hautpigmentierung und ist an der Regulierung von Fieber, Hunger und sexueller Erregung beteiligt.

Melanostatin (MSH-IH, MIH) wird im Hypothalamus gebildet und bewirkt eine verminderte Ausschüttung von MSH aus dem Hypophysenvorderlappen.

Melanoliberin (MSH-RH, MRH) wird im Hypothalamus gebildet und bewirkt die Freisetzung von Melanotropin (MSH) aus dem Hypophysenvorderlappen.

Mineralokortikoide: siehe Aldosteron und Desoxycorticosteron.

Noradrenalin: → Noradrenalin.

Östrogene (Estrogene) → Östrogen.

Oxytocin wird im Hypothalamus gebildet und über den Hypophysenhinterlappen direkt in die Blutbahn abgegeben. Es sorgt für die Auslösung der Wehen und nach der Geburt für den Einschuss der Muttermilch. Oxytocin spielt eine wichtige Rolle für Vertrauen, elterliche Fürsorge, Bindungsverhalten, Treue, Angstreduzierung und Sozialverhalten.

Parathormon aus der Nebenschilddrüse reguliert den Kalziumhaushalt des Körpers zusammen mit Calcitonin und Vitamin D. → Parathormon.

Phenylethylamin (PEA): → Phenylethylamin.

Prolaktostatin (PRL-IH, Prolaktin-Inhibitinghormon) wird im Hypothalamus gebildet, es hemmt die Prolaktinausschüttung. Ohne Prolaktostatin kommt es auch ohne Schwangerschaft zum Milchfluss aus den Brustdrüsen und der Eisprung bleibt aus.

Prolaktin-Releasinghormon (PRL-RH, Prolaktoliberin) aus dem Hypothalamus stimuliert die Ausschüttung von Prolaktin aus dem Hypophysenvorderlappen.

Progesteron (Gelbkörperhormon): → Progesteron.

Prolaktin aus dem Hypophysenvorderlappen regt das Wachstum der Brustdrüsen an und fördert die Milchproduktion. Die Prolaktin-Ausschüttung wird durch das Saugen des Kindes an der Brustwarze stimuliert.

Renin wird in den Nieren gebildet. Es ist an der Regulation des Blutdrucks und -volumens sowie an der Steuerung von Kalium- und Natrium-Konzentration im Blut beteiligt.

Schwangerschaftshormon: siehe Humanes Choriongonadotropin, S. 127.

Sekretin aus der Dünndarmschleimhaut fördert die Bildung von Gallensekret und hemmt die Magenbeweglichkeit.

Serotonin wird als Hormon an unterschiedlichen Stellen im Körper produziert. Es hat sehr verschiedene Wirkungen. In Lunge und Niere verengt es die kleinen Arterien; in der quergestreiften Muskulatur dagegen erweitert es die Arterien. → Serotonin beeinflusst auch die Herztätigkeit und die Magen-Darm-Bewegungen. Serotonin kommt zudem als Neurotransmitter im ZNS vor, hier hat es z. B. Auswirkungen auf Stimmungslage, Schlaf-Wach-Rhythmus, Schmerzwahrnehmung, Körpertemperatur und Nahrungsaufnahme.

Somatostatin (GH-IH, *Growth-Hormone-Inhibitinghormon*) wird im Hypothalamus, in den D-Zellen des Verdauungstraktes und der Bauchspeicheldrüse gebildet. Es hemmt u. a. die Freisetzung von Wachstumshormonen aus dem Hypophysenvorderlappen. Im Verdauungstrakt hemmt es die Magensaft- und Bauchspeichelsekretion.

Somatoliberin (GH-RH, *Growth Hormone-Releasinghormon*) wird im Hypothalamus gebildet. Es fördert die Freisetzung von Wachstumshormonen und hat Einfluss auf den Stoffwechsel.

Somatotropes Hormon (STH, Wachstumshormon, HGH, *Human Growth Hormon*) stammt aus dem Hypophysenvorderlappen und fördert das Längenwachstum eines Kindes.

Steroidhormone ist ein Oberbegriff, hierzu gehören Glukokortikoide, Mineralokortikoide, Androgene (Testosteron), Östrogene und Gestagene.

Wachstumshormon siehe oben unter Somatotropin.

Testosteron → Testosteron.

Trijodthyronin (T3) → Schilddrüsenhormone.

Thyroxin (T4) → Schilddrüsenhormone.

Thymopoetin und *Thymosin* aus dem Thymus steuern die Reifung und Differenzierung bestimmter Immunzellen (T-Lymphozyten).

Thyreotropin-Releasinghormon (TRH) aus dem Hypothalamus regt den Hypophysenvorderlappen zur Ausschüttung von TSH an.
Thyroidea stimulierendes Hormon (TSH) aus dem Hypophysenvorderlappen stimuliert die Schilddrüse zur Freisetzung der Schilddrüsenhormone T3 und T4 und fördert das Wachstum der Schilddrüse.
Vasopressin: (Adiuretin, antidiuretisches Hormon, ADH) → Vasopressin.
Vasoaktives intestinales Peptid (VIP) stammt aus der Darmwand und fördert dort die Durchblutung.

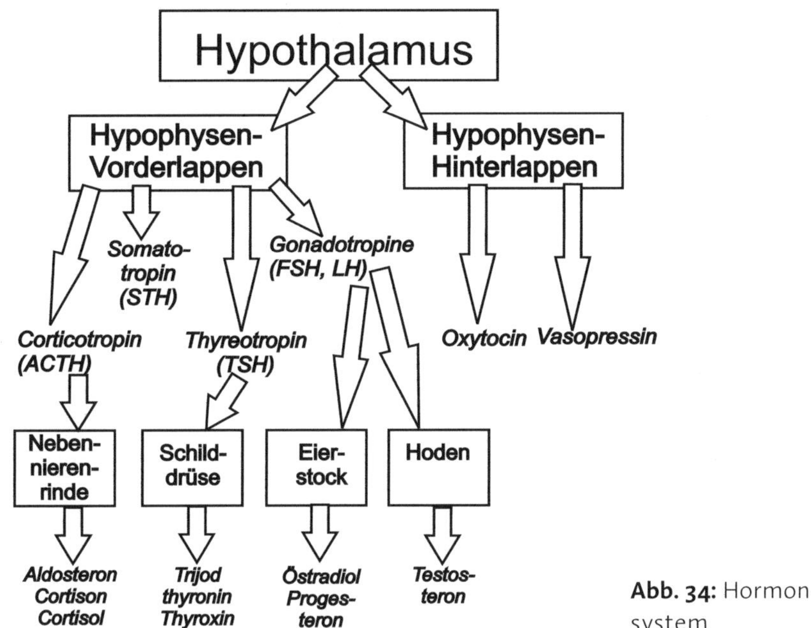

Abb. 34: Hormonsystem

Hormonproduzierende Tumoren: → Akromegalie, → Hypophysentumor, → Insulinom, → Nebennierenadenom, → Phäochromozytom → Schilddrüsenadenom, → Schilddrüsenerkrankung.

Hormonumstellungen: Gravierende Veränderungen können bei allen Hormonen zu Problemen führen, der Begriff „Hormonumstellung" bezieht sich aber meist auf Sexualhormone. Hierzu zählen Androgene (z.B. Testosteron), Androsteron, Estrogene, Follikelstimulierendes Hormon (FSH), Gestagene (Gelbkörperhormon), Luteinisierendes Hormon (LH), Humanes-Choriongonadotropin (hCG). An- oder Abstieg dieser Hormone bewirken körperliche u. psychische Veränderungen, die ggf. auch durch entsprechende Medikamente bedingt sein können. *Somat./Psy.*: Je nach Hormon, siehe: → Baby Blues, → Midlife-Crisis, → Prämenstruelles Syndrom, → Pubertät, → Schwangerschaft, → Wechseljahre, → Wochenbettdepression.

Horrortrip: Drogen haben chemische Ähnlichkeit mit → Neurotransmittern des ZNS, wirken aber meist viel länger. Halluzinogene wie z.B. → LSD, → Psilocybin, → Meskalin, → Anticholinergika wie → Engelstrompete oder → Stechapfel und auch → Ecstasy, → Amphetamin, → Kokain und Überdosierungen mit → Cannabis oder sogar → Kaffee können „Horrortrips" auslösen. Hierbei spielen Art der Droge, Dosis, aktueller Gemütszustand des Konsumenten und die Umgebung eine Rolle. Horrortrips können durch Verwirrung zu tödlichen Unfällen führen. *Somat.*: Je nach Droge meist Herzrasen, Unwohlsein, Übelkeit, Kraftlosigkeit, Veränderungen des Körperschemas, Depersonalisation, Parästhesien (Wahrnehmungsstörungen der Haut, z.B. Ameisenlaufen). *Psy.*: Je nach Droge (z.T. erwünschte) Wahrnehmungsverzerrungen, Halluzinationen, Veränderungen des Raum-Zeit-Schemas, massive Ängste bis zu Panikattacken, Derealisation oder Gefühl übermäßiger Realität, paranoiaähnliche Zustände, Ich-Zerfall, Wahnvorstellungen, Depressionen, Verwirrung. Siehe auch → drogeninduzierte Psychose, → psychotischer Drogenverlauf.

Hörstörungen (Hörschwäche, Taubheit): Angeborene Hörstörungen oder Taubheit führen leicht zu psych. Störungen. *Somat.*: Ohrschäden oder Läsionen des Hörzentrums im Gehirn. Tinnitus (Ohrgeräusche) behindert oft zusätzlich. *Psy.*: Bei Kindern Entwicklungsverzögerungen, sekundäre Sprachstörungen, Kommunikationsprobleme, soziale Ausgrenzung; Angst, Informationen nicht mitzubekommen, bzw. nicht verstanden zu werden. Z.T. wahnhaftes Denken, man würde über den Betroffenen reden. Oft reaktive Depressionen, Reizbarkeit. Bei spät erworbener Taubheit häufig akustische Halluzinationen (oft Musik) durch mangelnden Input.

Hospitalismus, psychischer bezeichnet Schäden, die aufgrund von Reizarmut (→ Deprivation) und mangelnder Zuwendung, z.B. durch Unterbringung in Krankenhaus oder Heim, seltener innerhalb von Familien, entstehen. Das Konzept wurde an Kleinkindern beobachtet, lässt sich aber auch auf alte Menschen in Pflegeheimen anwenden oder auf Patienten, die über einen langen Zeitraum im Krankenhaus oder Intensivstation untergebracht sind. *Somat.*: Frühsymptome sind körperliche Entwicklungsverzögerungen, monotone Schaukelbewegungen (Jaktationen), Marasmus (körperl. Verfall), Chronifizierung von Krankheiten, die bis zum Tod führen können. *Psy.*: Frühsymptome sind geistige Entwicklungsverzögerungen, überängstliche Reaktionen, Kontaktverweigerung, Verhaltensstörungen (Daumenlutschen, Nägelbeißen, Autoaggressionen), Depressionen, Apathie. Dauerfolgen nach langer Deprivation: Intellektuelle Defizite, Grundstimmung des Misstrauens, Bindungs- und Kontaktunfähigkeit, z.T. auch Distanzlosigkeit, mangelnde Empathie, geringe Frustrationstoleranz, erhöhtes Risiko für: Drogenabhängigkeit, psychische Störungen, Straffälligkeit.

Hungern: Ausschlaggebend für Hunger ist nicht der Füllungszustand des Magens, sondern der → Blutzuckerspiegel; dieser Wert wird von Rezeptoren in Leber und Magen erfasst und dem Hypothalamus im Zwischenhirn gemeldet. Wenn der Glukosespiegel zu niedrig ist, sorgt das → Hormon Glukagon dafür, dass Zucker in den Blutkreislauf kommt. Wenn der → Blutzuckerspiegel hoch ist, wird durch Insulin Zucker als Energiereserve in Fett umgewandelt. Fettzellen setzen das Hormon Leptin frei; je weniger Leptin vorhanden ist, desto häufiger treten Hungergefühle auf. Da das Gehirn auf Glukose als Hauptenergielieferant angewiesen ist (→ Kohlenhydrate), reagiert es sensibel auf Hunger. Bei mangelhafter Nahrungsaufnahme senkt der Körper zunächst den Energie-Grundumsatz. Sobald Fettreserven aufgebraucht sind, wird das eigene Körpereiweiß aufgezehrt, was zu Muskel- und Organschäden führt. *Somat.*: Absinken der Körpertemperatur, Schlafstörungen, zunehmendes Schwächegefühl, Schwindel, Ketose (Anstieg von Ketonkörpern). Reduzierung zunächst von Fett-, später der Muskelmasse; Herz- und andere Organschäden, Tod. *Psy.*: Anfangs Kreisen des Denkens um Essen, innere Unruhe, Stimmungsschwankungen (Reizbarkeit, Angst, später Depression), Konzentrations-, Gedächtnis- und kognitive Defizite, Verlust des sexuellen Interesses. Bei freiwilligen Fastenkuren oder Anorexia (Magersucht) entfällt der Stress des unfreiwilligen Hungerns; hier werden z. T. sogar körpereigene Opiate freigesetzt, die einen leicht euphorischen Rauschzustand auslösen.

Husten (Tussis) gehört zu den Reaktionen des Körpers, um sich gegen Keime, Fremdkörper oder giftige Gase zu wehren. Insbesondere in Kehlkopf und oberer Luftröhre befinden sich Rezeptoren, die den Hustenreflex auslösen. Durch ständiges Abhusten wird das Hustenzentrum im verlängerten Mark des Gehirns so trainiert, dass der quälende Hustenreiz oft Wochen nach Ende einer Erkältung noch vorhanden ist. Zu chronischem Husten kommt es bei → Asthma und → Lungenerkrankungen. *Somat.*: Kaum zu unterdrückender Hustenreiz, gestörtes Einschlafen (Schlaf selbst hemmt den Reflex). *Psy.*: Konzentrationsdefizite durch Schlafmangel; Rückzug aus sozialen Situationen, in denen der Husten stört (Theater, Konzert, Kino); reaktive Depressionen bei chronischem Husten.

Hustenmedikamente (Antitussiva) wirken über Hemmung des Hustenzentrums im Stammhirn oder Blockade der Rezeptoren im Bronchialsystem. Codeinhaltige Medikamente greifen am Opiatrezeptor des Gehirns an und werden in der Drogenszene als Suchtmittel eingesetzt. *Mögl. somat. Nebenwirkg.*: Übelkeit, Erbrechen, Durchfall, Herzklopfen, Schwindel, erschwerte Atmung. *Mögl. psy. Nebenwirkg.*: Bewusstseinsstörungen, bei codeinhaltigen Medikamenten auch Euphorie, Schläfrigkeit, hochgradige Suchtentwicklung mit langdauernder Entzugssymptomatik.

HWS-Syndrom: → Halswirbelsäule.

Hydrocephalus („Wasserkopf") ist die krankhafte Vergrößerung des Schädels. Gehirn und Rückenmark sind vom Liquor cerebrospinalis umgeben (wasserklare Flüssigkeit), das sich auch in den Hohlräumen des Gehirns (Ventrikeln) befindet. Pro Tag werden rund 500 ml gebildet. Produktion und Resorption halten sich normalerweise das Gleichgewicht; wird zuviel Flüssigkeit produziert bzw. zu wenig abgeleitet / resorbiert, steigt der Innendruck. Bei Föten und Säuglingen dehnt sich dann der noch nicht verwachsene Schädelknochen ballonartig nach außen; bei Erwachsenen ist dies nicht möglich, sondern das Gehirn wird gequetscht, in bildgebenden Verfahren (CT, MRT) sieht man aufgetriebene Ventrikel. Angeborene Ursachen sind: Monosomie-4p, Arnold-Chiari-Fehlbildung, Dandy-Walker-Syndrom. Im späteren Lebensalter kann es zum Hydrocephalus kommen durch: → Hirnhautentzündung, → Enzephalitis, → Schädel-Hirn-Trauma, → Hirntumore (z.B. Plexuspapillom), Hirnoperationen, Störungen der Blutzirkulation (z.B. Thrombosen). *Somat.*: Bei akutem Überdruck: Kopfschmerzen, Erbrechen, Schläfrigkeit, Fehlstellungen der Augen (Sonnenuntergangs-Phänomen), Sehstörungen bis zur Blindheit und / oder Doppelbilder, neurologische Symptome (z.B. krankhafte Reflexe), epileptische Anfälle. Bei Quetschung des Hirnstamms werden Herz-Kreislauf- und Atemzentrum geschädigt, und es kann zu Koma und Tod kommen. *Psy.*: Bei Kindern Intelligenzdefizite und Entwicklungsverzögerungen. Bei Erwachsenen eingeschränkte Belastbarkeit, → neuropsycholog. Störungen, Bewusstseinsveränderungen, Koma. Siehe auch: → Normdruck-Hydrocephalus.

Hyoscyamin ist ein biologisch aktives → Alkaloid. Diese giftige Substanz blockiert die Wirkung des körpereigenen Neurotransmitters → Acetylcholin. *Somat.*: gerötete trockene Haut, Wärmegefühl, Herzrasen, epilept. Krampfanfälle, Atemdepression. *Psy.*: Unruhe, Angst, Erregungszustände, Halluzinationen, Somnolenz bis Koma. Weiteres siehe: → Anticholinergika, → Stechapfel, → Engelstrompete, → Tollkirsche.

Hyperaktivität: → Aufmerksamkeits-Defizit-Hyperaktivitäts-Syndrom.

Hyperakusis: → Geräuschüberempfindlichkeit, → Hypersensibilität, auditive, → Hochsensibilität.

Hyperglykämie: → Blutzucker.

Hyperglyzinämie (Glykokollkrankheit) ist eine autosomal rezessiv vererbte Störung des Aminosäurestoffwechsels mit Erhöhung des Neurotransmitters Glycin (mangelnder Abbau); durch die das kindliche Gehirn während der Schwangerschaft geschädigt wird. Die Erkrankung ist in Nordfinnland am häufigsten. *Somat.*: Bereits am ersten Lebenstag niedrige Muskelspannung (Muskelhypotonie) durch die hohe Konzentration des hemmenden Botenstoffs Glycin, Krampfanfälle, Lethargie, Trinkschwäche, Atemaussetzer, meist Tod im 1. Lebensjahr. Kinder, die überleben, zeigen motorische Retardierung, Tatraspastik, epileptische Anfälle. *Psy.*: Schwere Entwicklungsverzögerung mit geistiger Behinderung.

Hyperkalzämie: Kalzium (Ca) ist unabdingbar für das Funktionieren von Nerven, Herz, Muskulatur, Blutgerinnung, Knochenaufbau. Das Hormon Calcitonin aus der Schilddrüse senkt den Kalzium-Spiegel durch Ausscheidung über den Urin. → Parathormon steigert die Kalziumaufnahme aus dem Darm und die Freisetzung aus den Knochen. Zuviel Parathormon bewirkt eine Entmineralisierung. Hyperkalzämien (erhöhtes Gesamtkalzium >2,7 mmol / l im Blutserum (siehe Normtabelle am Buchende) entstehen z. B. bei: Primärem → Hyperparathyreoidismus (meist durch Tumor der Nebenschilddrüse), Nebenschilddrüsenadenom, Knochenkrebs (Tumorhyperkalzämie), durch Medikamente (→ Lithium), Thiazid-Diuretika (harntreibende Stoffe) und → Theophylin, übertriebene Einnahme der Vitamine A und D, Vergiftungen mit Beryllium und Aluminium (Dialyse), Infektionskrankheiten, Bettlägerigkeit, → Wechseljahre. *Somat.*: Muskelschwäche, schwache Reflexe (Hyporeflexie), Kalkablagerungen in der Augenhornhaut, Nierensteine, von der Niere ausgehende Diabetes insipidus (erhöhtes Harnvolumen u. Durst), → Dehydration bei mangelndem Flüssigkeitsausgleich, Knochenschmerzen, Arthritis (Gelenkentzündung), Osteoporose (Knochenschwund), Appetitlosigkeit, Übelkeit, Erbrechen, Verstopfung (Obstipation), Herzrhythmusstörungen. Bei Extremausprägung auch Stupor (Bewegungsunfähigkeit) und Koma. *Psy.*: Leichte Hyperkalzämien: Müdigkeit, Lethargie, Abgeschlagenheit, Interesselosigkeit (ähnlich einer Depression), Libido-Mangel, Konzentrations- und Gedächtnisstörungen, z. T. auch Reizbarkeit oder Angst. Bei erheblicher Hyperkalzämie: → Neuropsychologische Störungen, Persönlichkeitsveränderungen, schwere Depressionen, z. T. auch Manien, Agitation, Psychosen, Verwirrung. Siehe auch: → Williams-Beuren-Syndrom.

Hyperkapnie: → Kohlendioxidvergiftung.

Hypernatriämie ist eine zu hohe Natriumkonzentration im Körper (über 145 mmol / l im Serum), bedingt durch Flüssigkeitsdefizit (→ Dehydration) oder Diabetes insipidus, zuviel Kochsalzeinnahme oder gestörte osmotische Regulation. Über Durstgefühl und Trinken wird dieses Defizit normalerweise ausgeglichen, nur wenn dies nicht möglich ist, kommt es zu einem zu hohen Natriumspiegel (s. a. → Hyponatriämie, → Elektrolytentgleisungen). *Somat.*: Erhöhte Muskelanspannung, gesteigerte Reflexe, Muskelzuckungen, epileptische Anfälle, multiple, winzige Blutungen im Gehirn, Koma. *Psy.*: Stimmungsveränderungen (Reizbarkeit, Agitiertheit, Ruhelosigkeit), → neuropsycholog. Störungen, Bewusstseinsveränderungen bis zum Delirium.

Hyperparathyreoidismus kommt z. B. bei Überfunktion der → Nebenschilddrüse (Typ 1), bei chronischer Niereninsuffizienz (Typ 2) und

Vitamin-D_3-Mangel vor. Der Überschuss an → Parathormon führt zu → Hyperkalzämie (Kalziumüberschuss im Blut), insbesondere durch Kalziumabbau aus den Knochen. *Somat.*: Durst und vermehrtes Urinieren, Verkalkung der Blutgefäße, Durchblutungsstörungen, Bluthochdruck, Herzrhythmusstörungen, Gewichtsabnahme, Schlafstörungen, Muskelschwäche, Nierenkoliken, Harnweginfektionen, Knochenschwund (Osteoporose). *Psy.*: Unruhe, Leistungsminderung, chron. Erschöpfung, Stimmungslabilität, Depressionen, Verwirrtheit, geistige Retardierung, z. T. psychoseartige Episoden, Demenz.

Hyperprolaktinämie ist eine krankhafte Erhöhung des Hormons → Prolaktin (Laktotropin) aus der Hypophyse. Prolaktin regt das Wachstum der Brustdrüse und die Milchproduktion an und hemmt den Eisprung während der Stillzeit. Die krankhaft gesteigerte Produktion von Prolaktin beruht oft auf einem Tumor der Hirnanhangsdrüse (→ Prolaktinom); aber auch andere Störungen der Hypophyse, eine Unterfunktion der Schilddrüse, eine Leberzirrhose, Nierenversagen, sowie bestimmte Medikamente, können eine Hyperprolaktinämie verursachen. *Somat.*: Bei Frauen: Ausbleiben d. Menstruation, Milchproduktion ohne Schwangerschaft, Vermännlichung, vermehrte Körperbehaarung, erhöhte Talgproduktion, Akne, Auszehrung der Scheidenschleimhaut (ähnlich → Wechseljahre). Bei Männern: Potenzschwierigkeiten, verminderte Körperbehaarung, vergrößerte Brust (z. T. mit milchartigen Absonderungen), Verminderung der Spermien, Sterilität. *Psy.*: Bei beiden Geschlechtern, Rückgang des sex. Interesses (Libido), erhöhter Drang zur „Brutpflege", z.T auch Angstzustände, Depressionen.

Hypersensibilität, auditive (Hyperakusis, Phonophobie) ist eine Überempfindlichkeit gegen Hintergrundgeräusche (z. B. Stimmengewirr, Ticken der Uhr). Hyperakusis kommt in einigen Familien gehäuft vor, sie tritt auf bei Autismus, → Aufmerksamkeits-Defizit-Hyperaktivitäts-Syndrom, nach Hirnschäden (z. B. → Schädel-Hirn-Trauma) und anderen neurologischen Erkrankungen (z. B. → Epilepsie, postvirales Fatigue-Syndrom, → Williams-Beuren-Syndrom, → Gangliosidose, → Morbus Krabbe), in Verbindung mit → Kopfschmerzen und → Migräne, bei Depressionen, Angsterkrankungen und anderen psychischen Störungen, bei → Entzugs-Symptomatik (z. B. → Alkohol- oder → Benzodiazepin-Entzug), Erkrankungen des Hörsystems (z. B. Mittelohrentzündung), Ohrgeräuschen (Tinnitus), Gesichtslähmung (Fazialis-Parese). Vermutlich handelt es sich um eine mangelnde Filterung von wichtigen und unwichtigen akustischen Eingangssignalen im Gehirn. → Hochsensibilität, → Geräuschüberempfindlichkeit. *Somat.*: Häufige Kopfschmerzen, z. T. auch Herzrasen, Bluthochdruck, Schweißausbruch. *Psy.*: Rascher Aufmerksamkeitsverlust beim Zuhören, Vermeidung von Gesprächen mit mehr als einer Person, sozialer Rückzug. Bei Krach oft Angst, Ablehnung, Ohren zuhalten, Weggehen, Reizbarkeit. Bei

Kindern Sprachentwicklungsverzögerung, Lese-Rechtschreibprobleme (s. a. → Wahrnehmungsstörungen), z. T. reaktive Depressionen.

Hypertensive Enzephalopathie wird durch einen akuten Anstieg des → Blutdrucks (Hypertonie) ausgelöst, hierdurch kann die Autoregulation der Hirndurchblutung zusammenbrechen, und es kommt zu einer Hirnschwellung durch Ödeme. Risikofaktoren sind maligne (bösartige) Hypertonie (unterer diastolischer Blutdruckwert >120 mm Hg) und Schwangerschaftserkrankungen (Gestosen). *Somat.*: Kopfschmerzen, Erbrechen, Sehstörungen mit frischen Blutungen im Augenhintergrund und Papillenödem. *Psy.*: Bewusstseinstrübung mit massiven → neuropsycholog. Störungen, Verwirrtheit.

Hyperthyreose ist die Überfunktion der → Schilddrüse, die zu große Mengen der → Schilddrüsenhormone T3 und T4 (→ Hormone) produziert. *Somat.*: Schweißausbrüche, Herzklopfen, Herzrasen, Atemnot, Schlafstörungen, Muskelschwäche, fast immer Kropfbildung, Tremor, warme, feuchte Haut, weiches, dünnes Haar, Gewichtsverlust trotz Heißhungers, Zyklusstörungen. *Psy.*: Ruhelosigkeit, Angespanntheit, Unkonzentriertheit, Ablenkbarkeit, schnelle Stimmungsschwankungen (Reizbarkeit, Ängstlichkeit, Depression). Siehe auch → Basedow-Krankheit.

Hypertonie: → Blutdruck.

Hyperventilationssyndrom entsteht durch übermäßig schnelle Atmung ohne körperliche Anstrengung, meist aufgrund seelischer Ursachen (Angst, Aufregung, Stress, Panik, Wut, Traurigkeit). Hierdurch wird vermehrt Kohlendioxid abgeatmet, dies führt zu einem Anstieg des pH-Wertes im Blut mit Verschlechterung der Hirnversorgung. Man unterscheidet (1) das meist psych. bedingte akute Hyperventilationssyndrom mit offenkundiger Symptomatik von einer (2) chronischen Form durch → Asthma, → Herzschwäche, → Elektrolytentgleisungen, bei der die Symptome eher diffus sind, da der Körper sich an die übermäßige Atmung gewöhnt hat. *Somat.*: Neuromuskulär: Kribbeln (Ameisenlaufen auf der Haut), Zittern (Hyperventilationstetanie), Schwäche, kalt-feuchte Haut, Übererregbarkeit der Muskulatur (Hände in Pfötchenstellung, Spitzfußstellung), Muskelkrämpfe. Cerebral: Kopfschmerzen, Schwindel, Müdigkeit, Konzentrationsstörungen, Benommenheit, Druck auf den Ohren, Sehstörungen (Schwarzwerden oder Flimmern). *Psy.*: Nervosität, Angst, Panik, Weinen, Depressionen, Konzentrations- und Denkstörungen.

Hypervitaminose entsteht durch übermäßige Einnahme von Vitaminpräparaten. Symptome treten überwiegend bei fettlöslichen Vitaminen auf, insbes. A (Retinol) und D (Calciferol), da diese nicht wie die wasserlöslichen Vitamine kurzfristig wieder über die Niere ausgeschieden werden können. *Somat.*: Häufige Kopfschmerzen, Appetitlosigkeit, Übelkeit, Erbrechen, Schwindel, Doppelbilder, Hautschäden (Hautabschilferungen), Haarausfall, Schleimhautblutungen, Knochen- und Gelenkschmerzen, Leber- und Lymphknoten-Vergrößerungen, → Hyperkalzämie, Ausbleiben der Regelblutung, gesteigerter intrakranieller Druck bis hin zu Todesfällen. *Psy.*: Druckgefühl im Kopf, Wahrnehmungsstörungen, Konzentrationsdefizite, verminderte Belastbarkeit, Lethargie.

Hypnotika (*hypnos* = Schlaf) sind Medikamente, die gegen Schlafstörungen eingesetzt werden, z. T. gegen epileptische Anfälle und in schwacher Dosierung auch gegen Angst, Spannungs- und Erregungszustände. Siehe auch: → Sedativa, → Benzodiazepine. *Mögl. somat. Nebenwirkg.*: Je nach Medikament, z. B.: Schwindel, Kopfschmerzen, Übelkeit. Bei Überdosierung: Atemschwierigkeiten. *Mögl. psy. Nebenwirkg.*: Benommenheit, Verwirrtheit. Langdauernde Einnahme in hoher Dosierung: Kognitive Störungen, Gedächtnisminderung. Selten paradoxe Reaktionen (agitierte Unruhe), meist bei älteren Menschen. Risiko psychischer Abhängigkeit.

Hypoglykämie: → Blutzucker.

Hypocortisolismus: → Nebenniereninsuffizienz.

Hypokalzämie ist ein zu niedriger Kalziumspiegel im Blut (Serumkalzium unter 2 mmol) und bewirkt eine Störung in der Balance der Elektrolyte, was zu einer Übererregtheit im Nervensystem führt. Ursachen sind z. B.: Kalziummangel in der Nahrung, Schwangerschaft und Stillen, Nierenstörungen (erhöhte Kalzium-Ausscheidung), Unterfunktion der Nebenschilddrüse und Mangel an → Parathormon (→ Hypoparathyreodismus), Mangel an Bluteiweiß (Albumine), → Zöliakie und → Hyperventilation. *Somat.*: Bei leichtem Mangel kaum Symptome, trockene Haut, Ekzeme, Haarausfall, Verdauungsstörungen. Bei erheblichem Mangel dann Krämpfe der Skelettmuskulatur (Tetanie), Spasmen mit Pfötchenstellung der Hand und Spitzfußstellung, Kribbel- oder Taubheitsgefühle, verminderter Herzschlag, z. T. auch Krämpfe der glatten Muskulatur. *Psy.*: Verstimmungen, Depressionen, Angstzustände. Bei langem, schweren Mangel Halluzinationen und psychoseartige Symptome.

Hyponatriämie ist ein zu niedriger Natriumspiegel im Körper (unter 135 mmol / l im Blutserum) durch Überschuss an Wasser (z. B. bei → Nierenfunktionsstörung), durch gestörte Osmoregulation oder zu wenig Aufnahme von Kochsalzen (s. a. → Hypernatriämie, → Elektrolytentgleisungen). Häufigste Ursache ist eine durch das Antidiuretische Hormon verursachte Reduzierung der Wasserausscheidung in der Niere. *Somat.*: Schwäche, Hirnschwellung (Hirnödem), Kopfschmerzen, Muskelzuckungen, Bewegungs- u. Koordinationsstörungen (Ataxie), Appetitlosigkeit, epilept. Anfälle, Koma. *Psy.*: Wechselweise Unruhe und Apathie / Lethargie, Konzentrationsschwierigkeiten, Orientierungsstörungen, Benommenheit, Halluzinationen, Verwirrtheit, Delir.

Hypoparathyreoidismus: Unterfunktion der → Nebenschilddrüse, die zu wenig → Parathormon ausschüttet, was zu → Hypokalzämie führt (Kalziummangel im Blut). Verursacht z.B. durch Bestrahlung bzw. Operation der Schilddrüse oder Magnesium-Mangel. Die meisten Symptome verschwinden bei Normalisierung des Kalziumspiegels. *Somat.*: Kopfschmerzen, Einschlafgefühl der Extremitäten, Magenschmerzen, Übelkeit, Erbrechen, Pfötchenstellung d. Hände, choreaförmige Bewegungen, Muskelschwäche, Muskelzuckungen, lebhafte Muskelreflexe, epileptische Anfälle. *Psy.*: Starke Ermüdbarkeit, Abgeschlagenheit, Apathie, Verwirrtheit, Halluzinationen, psychotische Phänomene.

Hypophysentumor: Die Hypophyse (Hirnanhangdrüse) ist die oberste Schaltzentrale für → Hormone, die z.T. als *Inhibiting*- (Hemmung) oder *Releasing*-Faktoren (Freisetzung) andere Hormonsysteme steuern. Die wichtigsten Hypophysenhormone sind: Adrenocorticotropes Hormon (ACTH), Antidiuretisches Hormon (ADH, Vasopressin), Oxytocin, Follikelstimulierendes Hormon (FSH), Luteinisierendes Hormon (LH), Prolaktin (PRL), Somatotropes Hormon (Wachstumshormon, GH), Thyroideastimulierendes Hormon (TSH). Häufigste Tumore sind Hypophysenadenome, die meist langsam wachsen und gutartig sind. Symptome werden oft erst auffällig, weil die Geschwulst auf die Sehnervenkreuzung drückt und → Gesichtsfeldeinschränkungen verursacht (Scheuklappensehen). Hormonaktive Hypophysentumore verursachen eine Überfunktion des eigenen Systems, drücken aber auf benachbartes Gewebe, dadurch kommt es oft zur Unterfunktion anderer Hormonsysteme. *Somat. / Psy.*: Allgemeinsymptome sind: Häufige Kopfschmerzen, Sehstörungen. Wachstumshormontumor: Gigantismus bzw. → Akromegalie, exzessives Schwitzen, Gelenkschmerzen, Taubheitsgefühle, Bluthochdruck, Herzschwäche. ACTH-Tumor: → Morbus Cushing, Gewichtszunahme, Muskelschwäche, Bluthochdruck, Immunschwäche, Depression. → Prolaktinom: Menstruationsstörungen, Sterilität, Brustwachstum, Milchfluss, Verlust der Libido, Stimmungsveränderungen. TSH-freisetzende Tumore führen zur Schilddrüsenüberfunktion (→ Hyperthyreose).

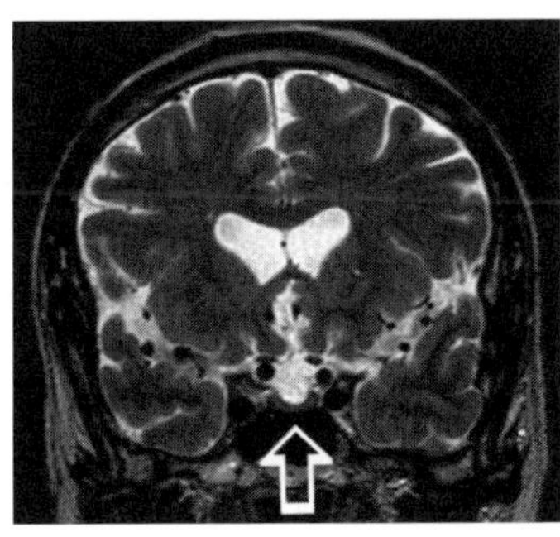

Abb. 35: Hypophysentumor

Hypothyreodismus: Unterfunktion der Schilddrüse, → Hypothyreose.

Hypothyreose ist eine mangelnde Versorgung des Körpers mit → Schilddrüsenhormonen (T3 und T4 → Hormone). Hierdurch laufen Stoffwechselprozesse langsamer ab. Besteht die Schilddrüsenunterfunktion ab der Geburt, so kommt es zum → Kretinismus (Entwicklungsdefizite von Skelett u. Nevensystem). Bei Auftreten im Erwachsenenalter fallen die Beschwerden zunächst kaum auf, da sie sich nur langsam entwickeln. Die psychischen Auffälligkeiten gehen den organischen Beschwerden voraus. Auch bei ausreichender Medikation bleibt ein Teil der Betroffenen psychisch auffällig. (s.a. → Hypoparathyreoidismus). *Somat.*: Körperl. Schwäche, Müdigkeit, leichtes Frieren, trockene Haut, borstige Haare, raue Stimme, chronische Verstopfung, Schwellung des Gesichts, Pulsverlangsamung, langsame Reflexe, niedriger Blutdruck, grundlose Gewichtszunahme, Zyklusstörungen, Erektionsstörungen. Lebensbedrohliche Form ist das hypothyreote Koma (Myxödemkoma) mit stark verlangsamtem Herzschlag, niedrigem Blutdruck, niedriger Körpertemperatur und flacher Atmung. *Psy.*: Antriebsmangel, depressive Stimmung, Appetitlosigkeit, Angstsymptome, Gedächtnisstörungen, verlangsamte Sprache, Lethargie, Libidomangel, selten auch psychotische Symptome.

Hypotonie: → Blutdruck.

Hypovitaminosen sind Krankheiten durch Vitaminmangel infolge von Unter- oder einseitiger Ernährung (erhöhter Vitaminbedarf in Schwangerschaft und Stillzeit), Aufnahmestörungen (z. B. bei Darmerkrankungen, durch Antibiotika), Gallenerkrankungen, angeborenen Defekten der Vitaminverarbeitung, mangelnder Sonnenbestrahlung bzw. Lichtallergie (Sonnenlicht ist wichtig für Vitamin-D-Bildung), durch Infektionen, bei Stress, infolge von Alkohol-, Nikotin- und Drogenmissbrauch, bei Leber- und Nierenfunktionsstörungen, bei Diabetes. *Somat.*: Vitamin-A-Unterversorgung verursacht Sehstörungen (Nachtblindheit), trocken-schuppige Haut. Durch Mangel an Vitamin B2 (Riboflavin), B6 (Pyridoxal), B9 (→ Folsäure), B12 (Cobolamin) kommt es zur Blutarmut (→ Anämie) mit blasser Haut, Leistungsverminderung, Kopf- und Bauchschmerzen, Übelkeit, niedrigem Blutdruck, Schwindel. Fehlen von Vitamin B1 (Thiamin) führt zu Kreislaufstörungen, mangelhafter Nervenfunktion, Wassersucht und Muskelschwund. Vitamin-B2-Unterversorgung führt zu Hautproblemen, Sehstörungen und Wachstumsproblemen bei Kindern. Defizit an Vitamin B3 (→ Niacin) und Tryptophan haben Verdauungsbeschwerden, Störungen des Nervensystems und Hautveränderungen zur Folge. Vitamin-C-Mangel führt zu Zahnfleischbluten, Entzündungen der Schleimhaut, Blutungen, Skorbut und erhöhter Infektanfälligkeit. Vitamin-D-Mangel führt zur Brüchigkeit der Knochen, Rachitis, Verdickung der Gelenke, Wirbelsäulenverkrümmung. *Psy.*: Fehlen von Vitaminen B2, B6, B12 führt zu Müdigkeit, Abgeschlagenheit, Konzentrationsdefiziten, mangelnder Belastbarkeit; Vitamin-B3-Mangel führt zu Verwirrtheitszuständen; Vitamin-C-Defizit zu Depressionen und Persönlichkeitsveränderungen; Vitamin-D-Mangel zu Unruhe.

Hypoxie: Hypoxie ist Sauerstoffmangel (z. B. bei Lungenerkrankungen); Anoxie das vollständige Fehlen von Sauerstoff (z. B. Ertrinken). Zur Hypoxie kommt es z. B. auch durch Blutarmut (→ Anämie), bei Herzinfarkt, bei → Höhenkrankheit, durch Unterkühlung, durch → Vergiftungen (z. B. → Kohlenmonoxidvergiftung). *Somat.*: Graubläuliche Hautfarbe (Zyanose), Atemnot, Blutdruckanstieg, erhöhter Herzschlag, Muskelschwäche, Ohnmacht. *Psy.*: Bei akutem Sauerstoffmangel: Unruhe, Angst, Panikgefühle, Verwirrtheit, Ohnmacht. Bereits schlecht belüftete Räume (insbesondere mit vielen Menschen) zeigen nach wenigen Stunden ein drastisches Absinken der Sauerstoffkonzentration, das Konzentrationsdefizite, Bewusstseinstrübungen, Schläfrigkeit und Schwindelgefühle hervorruft, was mitunter als Panikanfall fehlinterpretiert wird. Sauerstoffmangel hat sonderbarerweise auch euphorische Effekte und wird insbesondere in Verbindung mit sexuellen Handlungen zur Steigerung der Lust benutzt (autoerotische Asphyxie).

I

Ibotensäure: → Fliegenpilz.

ICU-Syndrom: Intensive Care Unit, → Intensivstation.

Ignis sacer: → Ergotismus, → LSD.

Immunreaktionen: Auf Eindringen von Antigenen (Bakterien, Viren, Pilze, Parasiten, Gifte) reagiert der Körper mit einer Immunreaktion (Entzündung), der betroffene Bereich rötet sich, wird warm, schwillt an und schmerzt (→ Histamin). Eine immunologische Antwort kann lokal begrenzt bleiben (z. B. Insektenstich) oder sich über Lymph- und Blutbahn ausbreiten (generalisierte, systemische Infektion, z. B. Viruserkrankung). Bei → Allergien führen harmlose Substanzen (z. B. Blütenpollen) oder körpereigene Stoffe (z. B. bei Rheuma) zu einer Reaktion des Abwehrsystems. Man trennt akute von chronischen Immunantworten (z. B. → Multiple Sklerose, → Morbus Crohn). Die überwiegend frei im Blut beweglichen Zellen des Immunsystems (z. B. weiße Blutkörperchen) verständigen sich über das Eindringen von Keimen mittels Botenstoffen (z. B. Immunpeptiden). Diese wirken auch auf das ZNS und rufen dort das typische Krankheitsgefühl hervor, das den Patienten zwingt, sich zu schonen. Bei chronischen Entzündungen und Autoimmunerkrankungen können diese psychischen Einschränkungen phasenweise oder dauerhaft bestehen. Kleine Entzündungsherde können so gut im Körper versteckt sein, dass sie schwer auszumachen sind, führen dann aber zu unerklärlichen Leistungsminderungen. Blutuntersuchungen (erhöhte Blutsenkungsgeschwindigkeit u. Anzahl Leukozyten, Menge der Immunglobuline, s. Anhang am Buchende) können aber zeigen, dass eine Entzündung vorliegt. *Somat.*: Verstärkte Durchblutung (Rötung), Temperaturerhöhung, Flüssigkeitsansammlung, lokale Schmerzen an der Entzündungsstelle. Bei systemischen Infektionen: häufige Kopfschmerzen, Schwächegefühle, körperliche Leistungsminderung, Müdigkeit, erhöhtes Ruhe- und Schlafbedürfnis. *Psy.*: Konzentrationsdefizite, verringerte Belastbarkeit, Tendenz zum sozialen Rückzug, verstärkte Introversion, latente Depressivität, Denkstörungen. Bei akuten, schweren Immunreaktionen auch Benommenheit bis Delir.

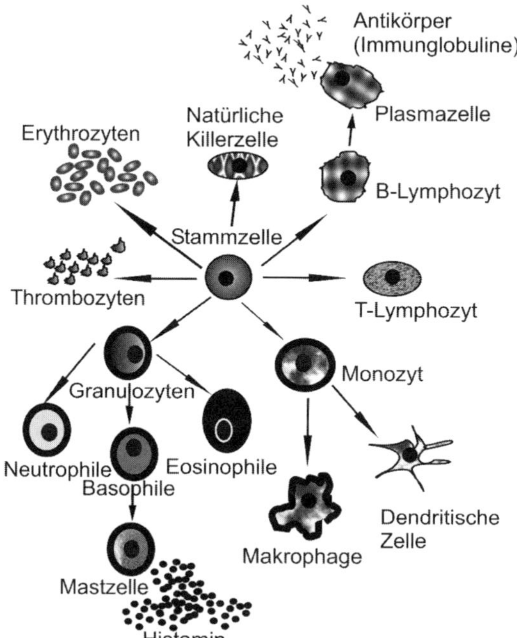

Abb. 36: Differenzierung der Blut- und Immunzellen aus der Stammzelle

Impfung: Impfungen führen zu → Immunreaktionen, meist nur mit subklinischer Symptomatik und leichten körperlichen und kognitiven Beschwerden.

Impotenz (erektile Dysfunktion) kann Anzeichen von psychischen (überwiegend Depressionen, Angst- und Zwangsstörungen) oder körperlichen Erkrankungen sein (z. B. Arteriosklerose, Diabetes, Übergewicht, Hypophysenstörungen, Testosteronmangel, Hodentumor) oder durch Medikamenten-Nebenwirkungen entstehen (z. B. Beta-Blocker, Antidepressiva, Neuroleptika). *Somat.*: Erektions- und / oder Ejakulationsstörungen. Bei Testosteronmangel auch Gewichtszunahme und allgemeine körperl. Leistungsschwierigkeiten. *Psy.*: Versagensängste, Selbstwertproblematik, Depressivität.

Infektionen („Ansteckung"): → Immunreaktion.

Insulin: → Blutzucker, → Hormone.

Insulinom ist ein meist gutartiger Tumor (z. B. Adenom) der Langerhans-Inseln (B-Zellen) der Bauspeicheldrüse (Pankreas). Hormonaktive Tumore, die Insulin produzieren, führen zu häufigen Zuständen der Unterzuckerung (→ Blutzucker, → Hormone). Frauen sind doppelt so häufig betroffen wie Männer. Kohlenhydrataufnahme lässt die Symptome rasch, aber nur vorübergehend, verschwinden. *Somat.*: Schwindelanfälle, Schweißausbrüche, Schwäche, Kopfschmerzen, Sehstörungen, Gewichtszunahme durch Heißhungerattacken, z. T. Hautkribbeln, Lähmungserscheinungen, Krämpfe, Koma, Tod. *Psy.*: Ständige Hungergefühle, Stimmungsschwankungen, Konzentrations-, Sprach- und Bewusstseinsstörungen durch Unterzuckerung.

Insult: Gefäßverschluss, → Schlaganfall.

Intelligenzminderung bezeichnet ein angeborenes, oder in der frühen Kindheit erworbenes, Defizit geistiger Fähigkeiten. Man differenziert: 0. Lernbehinderung (IQ 70–84); I. leichte Intelligenzminderung (IQ 50–69); II. mittelgradige (IQ 35–49); III. schwer (IQ 20–34) und IV. schwerste Intelligenzminderung (IQ < 20). Mögliche Ursachen: (1) Genetisch chromosomal (z. B. → Down-Syndrom, Klinefelter-Syndrom), (2) Pränatal stoffwechselbedingt (z. B. → Phenylketonurie), (3) Pränatal umweltbedingt (z. B. → Alkohol-Embryopathie), (4) Perinatale Geburtskomplikationen (z. B. → Hypoxie) und (5) Postnatale Schädigungen (z. B. → Schädel-Hirn-Trauma, → Enzephalitis). *Somat.*: Schwere und schwerste Intelligenzminderungen werden häufig von Missbildung und körperlichen Behinderungen (z. B. Spastik) begleitet. *Psy.*: I. Bei leichter Intelligenzminderung: Lernschwierigkeiten, in der Förderschule bildungsfähig, Konzentrationsdefizite, eingeschränktes Interesse, soziale und emotionale Unreife. II. Mittelgradige Intelligenzminderung: Entwicklungsverzögerungen, Lesen, Schreiben und Rechnen nur eingeschränkt möglich, Arbeit in geschützten Werkstätten unter Anleitung. III. Schwere Intelligenzminderung: keine Schulbildungsfähigkeit mehr, aber lebenspraktisch bildbar, dauernde Unterstützung notwendig. IV. Schwerste Form: Hochgradig eingeschränkte Kommunikationsfähigkeit, ständige Aufsicht notwendig.

Intensivstation ist eine Einrichtung im Krankenhaus für lebensbedrohlich erkrankte Patienten, die oft beatmet werden müssen und z. T. ins künstliche Koma versetzt worden sind. Dieses Umfeld begründet das ICU-Syndrom (*intensive care unit syndrome*). *Somat.*: Allgemeinsymptome meist Schmerzen, Schwäche, Bewegungsunfähigkeit, chronischer Schlafentzug, Durst. *Psy.*: Todesangst, Unfähigkeit zu kommunizieren (durch Beatmungsgerät), Hilflosigkeit, Depressionen, → hirnorganisches Psychosyndrom, → Neuropsycholog. Störungen, sensorische Monotonie, Albträume, Halluzinationen, Wahnvorstellungen, fehlende Orientierung. Später häufig posttraumatische Belastungsstörung mit von → Flashbacks begleiteten Angstzuständen.

Intersexualität betrifft Personen, deren Geschlecht nicht eindeutig zugeordnet werden kann. Nach dem Eva-über-Adam-Prinzip dominiert die Entwicklung zur Frau, wenn kein Y-Chromosom vorhanden ist, bzw. wenn bei männlichem Chromosomensatz (XY) Testosteron nicht wirkt. Bei weiblichem Genotyp (XX) entsteht eine Vermännlichung, wenn zuviel Testosteron gebildet wird. Da die Geschlechtszugehörigkeit für unsere Identität eine erhebliche Rolle spielt, kommt es oft zu sekundären psychischen Störungen. Man unterscheidet:

5-Alpha-Reduktase Mangel: Angeborener Defekt, bei dem Androstendion (→ Hormone) schon während der fötalen Entwicklung nicht in ausreichendem Maß in → Testosteron umgewandelt werden kann. Bei XY-Chromosomensatz besteht bei der Geburt ein eher weiblich aussehendes Genital. In der → Pubertät kommt es durch vermehrte Hormonproduktion in den Hoden zur Vermännlichung mit Peniswachstum.

Adrenogenitales Syndrom: Übermäßige Bildung von Testosteron in der Nebenniere durch Enzymmangel (21-Hydroxylase). Wenn dieser bereits im fötalen Stadium bestand, kommt es zur Bildung männlich aussehender Genitalien bei weiblichem XX-Chromosomensatz. Beim *late-onset*-AGS tritt die Vermännlichung erst in oder nach der Pubertät auf (Körperbehaarung, Bartwuchs, Stimmlage etc.).

Aromatasemangel: Durch Defizite eines Enzyms (Aromatase), das die Bildung von Östradiol aus Testosteron fördert, kommt es zum Östrogenmangel und erhöhten Testosteronwerten. Folge ist Vermännlichung (Virilisierung) von Frauen (XX).

Complete Androgen Insensitivity Syndrom (CAIS, Goldberg-Maxwell-Syndrom, Morris-Syndrom, Lub-Syndrom, Reifenstein-Syndrom, Gilbert-Dreyfus-Syndrom). Der Genotyp ist männlich (XY), Testosteron wird jedoch im fötalen Stadium nicht erkannt, Hoden bleiben im Bauchraum, die äußeren Genitalien entwickeln sich weiblich. Kindliches Erscheinungsbild nach der Pubertät.

Hermaphroditismus verus (echter Zwitter): Vollständige Ausprägung sowohl der inneren wie auch der äußeren weiblichen und männlichen Geschlechtsmerkmale. Meist besteht Gebärfähigkeit, oft ist aber die Spermienproduktion stark vermindert. Der Chromosomensatz ist meist XX, selten XY, mitunter XX / XY-Mosaik.

→ *Hydrozephalus internus* ist eine angeborene oder erworbene Erweiterung der Ventrikel (Hohlräume im Gehirn). Hierdurch kann es zur fehlenden Sexualentwicklung in der Pubertät kommen.

Klinefelter-Syndrom: Durch fehlerhafte Zellteilung besteht ein dreifaches Geschlechtschromosom (XXY). Die Genitalien sind männlich, durch mangelnde Testosteronproduktion kommt es in der Pubertät jedoch nicht zum männlichen Aussehen, die Spermienproduktion ist meist erheblich vermindert, z. T. Entwicklungsverzögerungen und Intelligenzmängel.

Olfaktogenitales Syndrom (Kallmann-Syndrom) beruht auf einer frühzeitigen Degeneration von Neuronen im Hypothalamus, die Gonadotropin-Releasinghormon (Freisetzung d. luteinisierendes Hormon, LH, → Hormone) produzieren. Folge ist fehlender Geruchssinn und Unterfunktion von Hoden und Ovarien; hierdurch bleibt bei beiden Geschlechtern die Geschlechtsreife aus oder verzögert sich stark, bei Frauen Ausbleiben der Regelblutung.

Partial Androgen Insensitivity Syndrom (PAIS): Bei männlichem Chromosomensatz (XY) schwache Reaktion auf Androgene (Testosteron). Aussehen der äußeren Genitalien zwischen weiblich, gemischt weiblich/männlich bis vollständig männlich. Unvollständige Entwicklung der inneren Geschlechtsorgane.

Pseudohermaphroditismus (Scheinzwitter) ist ein unklar definierter Oberbegriff für alle nicht echten Hermaphroditen.

Sexualhormone produzierende Tumore (Nebennierenadenome, Eierstock-, Hoden- und Hypophysentumore) können zuviel männliche oder weibliche Hormone produzieren. Abhängig vom Genotyp, dem Zeitpunkt der Tumorentstehung und dem ausgeschütteten Hormon kann es zu einer Beschleunigung oder Hemmung der normalen Sexualentwicklung kommen. Steht der Genotyp in Kontrast zu dieser Vermännlichung oder Verweiblichung, entstehen „Scheinzwitter".

Swyer Syndrom: Männlicher Chromosomensatz (XY), es fehlt jedoch der Testes-determinierende Faktor (TDF), der im fötalen Stadium zur Entwicklung der männlichen Genitalien notwendig ist. Weibliches Erscheinungsbild meist bei verkümmerten inneren Geschlechtsorganen; keine Menstruation, keine Empfängnis.

Testikuläre Feminisierung (Androgen Insuffizienz Syndrom, Androgenresistenz-Syndrom, männlicher Pseudohermaphroditismus, *„hairless woman"*). Bei männl. XY-Chromosomensatz fehlende bzw. eingeschränkt funktionsfähige Testosteron-Rezeptoren. Die Hoden verlassen den Leistenkanal nicht, das äußere Genital erscheint weiblich (der leere Hodensack täuscht Schamlippen vor, der unterentwickelte Penis wird für eine Klitoris gehalten). Zuordnung bei Geburt meist weiblich, infolge von fehlenden Sexualhormonen in der Pubertät aber keine weitere weibl. Entwicklung.

Transidentität (Transsexualität): Fehlerhafte Geschlechtsprägung im Gehirn. Das Aussehen des Körpers und der Genitalien entspricht nicht der mentalen Geschlechtsidentität. Nach Selbstfindungskrisen wird häufig die operative Geschlechtsumwandlung angestrebt.

Transvestismus: Übernahme von Kleidung und Verhaltensweisen des anderen Geschlechts, häufig auf erotischer Grundlage (fetischistischer Transvestitismus), zum Teil auch Übergang zur Transidentität.
Travestie: Transvestitismus in Bühnenshows.
Turner Syndrom: Der Geschlechtschromosomensatz besteht nur aus einem X-Chromosom. Die Geschlechtsorgane sind weiblich, in der Pubertät tritt aber keine Geschlechtsreife ein, da die Eierstöcke defizitär sind; meist Kleinwuchs und Entwicklungsstörungen.
Vaginalaplasie ist eine Missbildung der Vagina und / oder der Scheide (fehlend, zu kurz, stumpf endend). Bei vorhandenen Eierstöcken und Uterus kann bei Pubertätsbeginn dann kein Menstruationsblut austreten.
Weibliche Scheinzwitter: Unklar definierter Sammelbegriff.

Intoxikationen: → Vergiftungen

Intrauterinpessare („Spiralen“) werden zur Verhütung von Schwangerschaften in die Gebärmutter eingesetzt, meist Kupfer- oder Kupfer-Gold-Legierungen, die z. T. Hormonpräparate (meist Gestagene wie in der Antibabypille) enthalten, die allmählich abgegeben werden. Diese Hormonspiralen können Nebenwirkungen haben. *Mögl. somat. Nebenwirkg.*: Intrauterine Reizung, Entzündungen, Zyklusveränderungen (verlängerte, schmerzhafte Regel), Unterleibsschmerzen, erhöhtes Risiko für Uterusperforation (Durchstoßung), Eileiterschwangerschaft, Eierstockzysten und Krebs. *Mögl. psy. Nebenwirkg.*: Durch Hormonpräparate: Angst, Unruhe, Schlafstörungen, Panikattacken, Depressionen.

Involutionsdepression: → Altersdepression.

Ischämie, cerebrale bedeutet Blutleere im Gehirn, es kommt zur raschen Schädigung, da Nervenzellen nur wenige Minuten ohne Sauerstoffzufuhr überleben. Ursachen sind Verengungen oder Verschlüsse der hirnversorgenden Blutgefäße (→ Stenosen, Embolien, Thrombosen, → Schlaganfall) oder massiver Abfall des Blutdrucks (→ Herzinsuffizienz, → Blutdruck). Bei kurzer Unterversorgung kommt es zur → Transitorischen ischämischen Attacke (TIA) mit vorübergehender Symptomatik (10 Min. bis 24 Std.). *Somat.*: Häufige Kopfschmerzen, Schwindel, Schwarzwerden vor Augen. Ansonsten je nach Ort der Ischämie im Gehirn neurolog. Defizite, z. B. Bewegungs- (Lähmungen), Sensibilitäts- und Wahrnehmungsdefizite (z. B. Sehstörungen) usw. *Psy.*: Je nach Ort des Durchblutungsdefizits im Gehirn → neuropsycholog. Störungen, Persönlichkeitsveränderungen. Reaktiv auch Depressionen, sozialer Rückzug.

Isopropanol (CH_3-CH(OH)-CH_3) ist ein Alkohol, der z. B. zur Herstellung von Seifen, Polituren, Weichmachern, Desinfektionsmitteln, Frostschutzmitteln, Entwässerungs-, Konservierungs- u. Lösungsmitteln (→ Nagellackentferner) benutzt wird. Es wird z. T. als → Schnüffelstoff oder auch als Ersatzdroge von → Alkoholikern benutzt. *Somat.*:

Akute Isopropanolvergiftung: Kopfschmerzen, Schwindel, Blutdruckabfall bis Kreislaufkollaps, Übelkeit, Erbrechen, Koma, Tod durch Atemlähmung. Langfristig leichte Exposition (z.B. berufsbedingt): Rheumaähnliche Beschwerden, Leber-, Nieren- und ZNS-Schäden. *Psy.*: Trunkenheit, Benommenheit, Verwirrtheit, Koma. Bei chronisch-leichter Exposition: → Neuropsycholog. Störungen bis zu dementiellen Zuständen.

J

Johanniskraut (Hypericum perforatum) hat eine stimmungsaufhellende, antidepressive Wirkung. Seit 2009 sind hochdosierte Johanniskraut Präparate z.T. verschreibungspflichtig. *Mögl. somat. Nebenwirkg.*: Leichte Magen-Darm-Beschwerden, allergische Reaktionen (erhöhte Sonnenempfindlichkeit), Müdigkeit, Unruhe. *Psy.*: Leicht antidepressiv, dezent stimmungsstabilisierend.

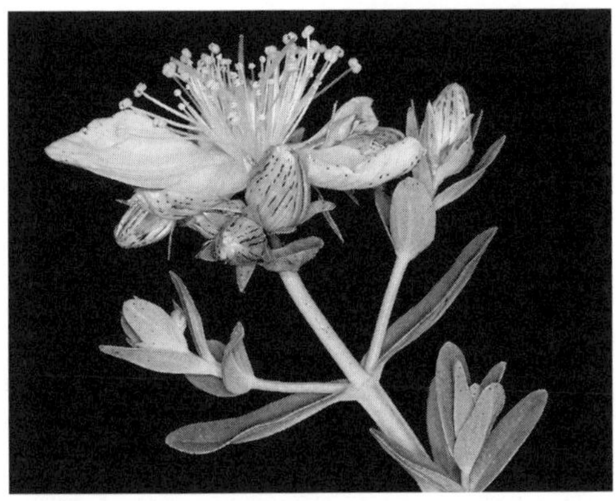

Abb. 37: Johanniskraut mit antidepressiver Wirkung

Juckreiz führt zu permanentem Kratzen; ein Reflex, der insbesondere nachts kaum unterdrückt werden kann. Kratzen erzeugt Mikroläsionen u. → Histaminausschüttung, die das Jucken verstärken (Juckreiz-Kratz-Teufelskreis). Ursachen z.B.: Akne, → Alkoholismus, → Allergien, Arteriosklerose, → Bluthochdruck, → Diabetes, Hautkrankheiten (Nesselsucht, Neurodermitis, Hautkrebs, Hautpilze, trockene Haut usw.), Insektenstiche und Parasiten (z.B. Krätze, Läuse), → Leberkrankheiten, Leukämie, Lichtallergie, Vitamin-, Mineralstoff- und Spurenelementemangel, → Nierenkrankheiten, Sonnenbrand, unerwünschte Medikamenten-Nebenwirkungen, Unverträglichkeit gegen Badezusätze, Duftstoffe usw. *Somat.*: Bei chronischem Kratzen Hautveränderungen. *Psy.*: Durch Schlafmangel verursachte → neuropsycholog. Störungen.

Gefühle der Hilflosigkeit führen zu Depressionen, z.T. auch zu Aggressionen, Ungeduld und Verzweiflung. Rückzug vom sozialen Leben aufgrund äußerer Entstellung.

K

Kaffee ist ein coffeinhaltiges Getränk aus der gemahlenen Kaffeebohne. Es enthält (wie schwarzer Tee und Cola Produkte) Coffein und das Vitamin → Niacin. *Somat.*: Erhöhung von Blutdruck, Herzfrequenz und Blutzuckerspiegel; Entwässerung (→ Dehydration). Anregung der Dopaminproduktion (Wirkung auf → Parkinsonismus). Übermäßiger Kaffeekonsum oder Coffein-Intoleranz: Herzjagen, trockener Mund, Zittern, Schlaflosigkeit, Magenbeschwerden, Durchfall, Sodbrennen, Krämpfe. *Psy.*: Kurzfristig leicht beruhigende Wirkung durch bessere Durchblutung des Schlafzentrums; dann anregend, leicht antidepressiv, stimmungsaufhellend. Coffein blockiert die schlaffördernde Wirkung von Adenosin. Bei übermäßigem Konsum oder bei Coffein-Intoleranz: Unruhe, Nervosität, Hektik, Angstzustände bis Panik, Unkonzentriertheit, Gedankenflucht, Albträume.

Kälte: → Temperatur.

Kalzium: → Hyperkalzämie, → Hypokalzämie.

Kastration (Gonadektomie) ist die operative Entfernung der Keimdrüsen (Gonaden), d.h. beim Mann Entfernung der Hoden (Orchiektomie, Orchidektomie). Weibliche Kastration → Ovarektomie. Eine medikamentöse Kastration ist durch → Antiandrogene möglich, Testosteronmangel hat ähnliche Auswirkungen. *Somat*: Bei Kastration von Kindern: Ausbleiben des Stimmbruchs (Kastratenstimme), ausbleibende Entwicklung der männlichen Geschlechtsmerkmale, zarte, blasse, unbehaarte Kinderhaut, eunuchoider Hochwuchs mit Hang zur Fettansammlung, Muskelschwäche, rasche Ermüdbarkeit. Bei Kastration nach der Pubertät: Unfruchtbarkeit (jedoch nicht zwangsläufig völlige Impotenz, da Testosteron auch in den Nebennieren produziert wird). Risiko für Osteoporose, Zuckerkrankheit, Bluthochdruck. *Psy.*: Ausbleiben oder starke Verringerung des Sexualverlangens, Antriebsarmut, verringerte Aggressivität, Neigung zu Depressionen, z.T. auch psychosoziale Diskriminierung.

Kataplexie: Kontrollverlust über den gesamten Körper oder (ein- oder beidseitig) einzelne Muskelgruppen, z.B. nur der Gesichtsmuskulatur, mit Unmöglichkeit zu sprechen. Dauer zwischen Sekunden bis zu 30 Minuten. Auslöser sind stark emotional getönte Situationen (Lachen, Weinen, Angst, Überraschung, Freude), aber auch Niesen oder Husten. Kataplexie tritt in Verbindung mit → Narkolepsie auf. Es handelt sich um eine neurologische Schädigung und nicht um Epilepsie oder eine dissoziative Störung; Antidepressiva-Entzug erhöht das Auftreten. *Somat.*: Sturz oder schlaffes Sitzen durch Verlust der Muskelspannung. Häufig gelingt es aber, kurze Anfälle zu verbergen. *Psy.*: Im Anfall Erhalt des Bewusstseins, Angst (auch vor weiteren Anfällen); soziale Folgen (Schulprobleme, Berufsverlust), häufig reaktive Depressionen.

Katzenschrei-Syndrom (Chromosom 5p-Syndrom, CDC-Syndrom): Von dem französischen Kinderarzt Jérôme Lejeune nach dem katzenähnlichen Schreien der betroffenen Kinder benannte genetisch bedingte Krankheit (Verkürzung des kurzen Arms des 5. Chromosoms). *Somat.*: Minderwuchs, kleiner Kopf (Mikrozephalie), Muskelschwäche, rundes Gesicht, tiefsitzende Ohren, abgeflachte Nasenwurzel, weit auseinanderliegende Augen, kleine, sichelförmige Hautfalte im inneren Augenwinkel, nach außen abfallende Lidachsen, häufige Seh- und Augenprobleme, gesteigerte Reflexe; verzögerte motorische Entwicklung. Lebenserwartung weitgehend normal. *Psy.*: Katzenschreiartige Lautäußerungen im frühen Kindesalter durch Kehlkopf-Fehlbildung (die sich später verlieren); verzögerte Sprachentwicklung, oft kognitive Beeinträchtigungen.

Ketamin ist ein Narkose- und Schmerzmittel mit kreislaufstabilisierenden, aber unangenehmen, psych. Nebenwirkungen. Daher wird es überwiegend bei Tieren, kleinen Kindern und Unfallopfern eingesetzt. Aufgrund der halluzinogenen Wirkung wird es auch als Rauschdroge benutzt. *Somat.*: Kurzzeitige Narkose und Schmerzfreiheit unter Beibehaltung der Reflexe, dissoziative Anästhesie. *Psy.*: Albträume, visuelle Halluzinationen, Depersonalisation, Gefühl sich aus dem eigenen Körper zu lösen (→ Sterbe-Erlebnisse).

Ketoazidose (diabetische): Insulin senkt den → Blutzuckerspiegel und reduziert die Umwandlung von Fett in Glukose. Bei Insulinmangel eines Diabetikers kommt es zur Überzuckerung, außerdem wandelt der Körper zuviel Fett in Zucker um (Lipolyse). Als Nebenprodukt entstehen Ketonkörper (z.B. → Aceton), durch die das Blut sauer (azidotisch) wird. *Somat.*: Acetongeruch des Atems (ähnlich Nagellack oder faulige Äpfel), gesteigerte Atemtätigkeit (Abgabe von Kohlendioxid senkt den Säuregehalt), übermäßige Entwässerung zur Zuckerausscheidung, dadurch Flüssigkeitsdefizit (→ Dehydration), Kreislaufstörungen, Appetitlosigkeit, Übelkeit, Erbrechen, Schwäche, Müdigkeit. Unbehandelt: Ketoazidotisches Koma, Tod. *Psy.*: → Neuropsycholog. Störungen, unsinnige Sätze, Bewusstseinsveränderungen, Desorientierung.

Kieferhöhlenentzündung: → Nasennebenhöhlenentzündung.

KISS-Syndrom (Kopfgelenk-induzierte Symmetriestörung, Atlasblockierung) benennt eine Störung im Bereich des obersten Halswirbels (→ Halswirbelsäule), der den Kopf trägt, in der Nähe des Hirnstammes liegt und um den sich die hirnversorgende Arteria vertebralis schlängelt. Es bestehen enge Verbindungen zum Gleichgewichtsorgan, Seh-

und Hörzentrum. Eine Blockade in diesem Bereich führt schon im Kindesalter zum „Schiefhals", der eine Störung der Körpersymmetrie bewirkt. *Somat.*: Frühsymptome: Gleichgewichts- und Bewegungsauffälligkeiten (z.B. beim Gehen lernen, Dreirad fahren), Muskelhypertonie. Spätsymptome: Schwindel, Gleichgewichtsstörungen, chronische Nacken- und Kopfschmerzen, Probleme mit Fein- und Grobmotorik, Schlafstörungen, Ohrgeräusche (Tinnitus). *Psy.*: Konzentrationsprobleme (Folge von Schlafstörungen, Nacken- und Kopfschmerzen). Umstritten ist, ob durch das KISS-Syndrom weitere Probleme ausgelöst werden können (z.B. Sprach-, Lese- und Rechtschreibprobleme, aggressives Verhalten, Nervosität).

Klimakterium: → Wechseljahre.

Klüver-Bucy-Syndrom: Schädigung des Limbischen Systems (beidseitige mediale Temporallappenläsion, z.B. bei Schädel-Hirn-Trauma oder Herpes simplex Enzephalitis), oft in Verbindung mit einem posttraumatischen → apallischen Syndrom. *Somat.*: Orale Handlungsautomatismen, alles wird zum Mund geführt. *Psy.*: Euphorie, Fresssucht, allgemeine Enthemmung, Verlust des Schamgefühls, Hypersexualität, Furchtlosigkeit, Gedächtnisstörungen bis zur Demenz.

Knoblauch senkt den Blutdruck und ist daher gesund für Menschen mit hohem → Blutdruck. Bei Menschen mit zu niedrigem Blutdruck kann erheblicher Knoblauchverzehr zu einem Blutdruckabfall führen (→ Ischämie). *Somat.*: Müdigkeit, Schwindel, Schwächegefühle. *Psy.*: Konzentrations- und Denkstörungen, Abgeschlagenheit.

Koffein: → Kaffee.

Kohlenhydrate (Saccaride) stellen neben Fett und Eiweiß die wichtigste Nahrungsquelle dar. Hierzu gehören Zucker, Fruchtzucker, Milchzucker, aber auch Stärke (z.B. aus Kartoffeln). Insbesondere die Energieversorgung des Gehirns ist von Kohlenhydraten (Glukose) abhängig; das Gehirn belohnt uns daher für das Essen aller süß schmeckenden Nahrungsmittel. Süßigkeiten erhöhen im Gehirn die Ausschüttung von Serotonin und machen kurzfristig glücklich. *Somat.*: Überschüssige Kohlenhydrate werden in Fett umgebaut und gespeichert. Bei Kohlenhydratmangel wird Fett wieder in Zucker umgewandelt (Weiteres → Hungern). *Psy.*: Aufnahme von Kohlenhydraten macht leicht euphorisch; Süßigkeiten können daher süchtig machen. Mangel an Kohlenhydraten erzeugt Konzentrationsstörungen, mürrische Stimmung, Reizbarkeit, Depressivität.

Kohlendioxidvergiftung (*Essoufflement*, Hyperkapnie): Kohlendioxyd (CO_2) ist ein farb-, geruch- und geschmackloses Gas, das z.B. in Mineralwasser enthalten ist. Blut transportiert den eingeatmeten Sauerstoff (O_2) zu den Zellen und das Kohlendioxyd wieder zur Lunge. In der normalen Außenluft ist es zu 0,03 % vorhanden; in der ausgeatmeten Luft zu ca. 4 %. Beim → Hyperventilationssyndrom wird zuviel CO_2

ausgeatmet. Zur Kohlendioxidvergiftung kommt es z.B. bei Tauchern, trotz hoher Atemanstrengung hat der Taucher das Gefühl zu ersticken, Folge ist Hechelatmung, diese führt zu einer weiteren Erhöhung der CO_2-Konzentration bei reduzierter Sauerstoffaufnahme. *Somat.*: Atemnot, flacher schneller Atem, Kopfschmerzen, hektische Bewegungen, Ohrensausen, Blutdruckanstieg, Tod durch Ersticken. *Psy.*: Panik, Bewusstseinsveränderungen, Bewusstlosigkeit.

Kohlenmonoxidvergiftung entsteht durch Einatmen von Kohlenmonoxyd (CO). Es lagert sich mit vielfach hoher Affinität an Hämoglobin als Sauerstoff, dieses Carboxyhämoglobin blockiert die Aufnahme von Sauerstoff im Blut völlig, es kommt zur → Hypoxie. Neben der akuten Kohlenmonoxidvergiftung (z.B. Brand, Suizid durch Abgase in geschlossener Garage) gibt es auch eine chronische Form (z.B. bei defektem Ofenrohr oder Abgaseintritt im Autoinnenraum). Bei 25% Carboxyhämoglobin-Anteil erste Vergiftungserscheinungen, ab 50% Ohnmacht, ab 60% Koma, darüber hinaus dann Tod. *Somat.*: Gesunde rosige Hautfarbe, Kopfschmerzen, Schwindel, Übelkeit, Herzrasen, Atembeschwerden, Sehstörungen, Müdigkeit, Abfall d. Körpertemperatur, Schock, Ohnmacht, Krämpfe, Koma, Tod. *Psy.*: Bei akuter Kohlenmonoxidvergiftung: Unruhe, Angst, Panik, Verwirrtheit, Ohnmacht. Bei chronischer Kohlenmonoxidvergiftung: Konzentrationsdefizite, kognitive Schwierigkeiten, Bewusstseinstrübungen. Bei überlebter Vergiftung oft dauerhafte Leistungsminderung, → Neuropsycholog. Störungen und Wahrnehmungsdefekte (z.B. Blindheit, Hörstörungen).

Kohlenwasserstoffe (Tetrachlorkohlenstoff, Trichlorethylen, Tetrachlorethylen, Chloroform u.a.) werden als Treibgas für Sprays benutzt (FCKW), als Lösungsmittel (Fleckenwasser) und als Ausgangsstoff für viele chem. Produkte. *Somat.*: Bei Hautkontakt mit chlorierten/halogenisierten Kohlenwasserstoffen: Rötung, Blasenbildung, Augenreizung. Bei Inhalation: Reizung der Atemwege, Schwindel, Kopfschmerzen, Übelkeit, Atemprobleme, Herz-Kreislaufversagen. Bei Überleben einer Vergiftung mit Kohlenwaserstoff können nachfolgende Leber- und Nierenschäden bestehen bleiben. *Psy.*: Rauschzustand, Narkose, Koma.

Kokain (Cocain, Koks, Schnee, s.a. → Crack) ist eine aus dem südamerikan. Cocastrauch oder synthetisch hergestellte Droge. Aufnahme meist durch Einsaugen des weißen Pulvers in die Nasenschleimhaut, dort Übergang ins Blut. Es bewirkt im Gehirn vermehrte Ausschüttung von → Dopamin und → Noradrenalin und Hemmung der Wiederaufnahme dieser → Neurotransmitter. Die Wirkung setzt innerhalb weniger Minuten ein, dauert ca. eine halbe Stunde und ist nach ca. 2 Stunden abgeklungen. Bei Injektion schneller, intensiver aber kürzer; bei oraler Aufnahme langsamer, schwächer aber längerdauernd. Bei Mischkonsum mit anderen Drogen (z.B. Ecstasy) u.U. lebensbedrohliche

Komplikationen. Hohes psychisches Abhängigkeitspotential mit Toleranzentwicklung und Dosissteigerung, bei eher geringer körperlicher Entzugssymptomatik. *Somat.*: Beschleunigte Körperfunktionen, Herzfrequenz- und Blutdrucksteigerung, erweiterte Pupillen, Hemmung des Empfindens von Schmerz, Temperatur, Hunger, Müdigkeit. Taubheitsgefühle, Schlaflosigkeit, z.T. körperbetonte Halluzinationen. Überdosierung: Kopfschmerzen, Übelkeit, Fieber, Herzrhythmusstörungen, Angina-Pectoris-Anfälle, Krämpfe, Koma. Bei häufiger Einnahme: Zerstörung der Nasenscheidewand, Gewichtsverlust, Immunschwäche, körperlicher Verfall, Sehstörungen, Leberschäden, Impotenz. Durch Schädigung der Blutgefäße besteht ein hohes Risiko für Schlaganfall oder Herzinfarkt. Gefahr des Kokainschocks bei Unverträglichkeit. *Psy.*: Euphorie, Gefühl gesteigerter Leistungsfähigkeit, Unterdrückung von Müdigkeit, gesteigertes sex. Verlangen. Zum Teil aber auch Ängste und Panik. Bei chronischer Einnahme: Vernachlässigung und Risiko eines → psychotischen Drogenverlaufs. Häufige Langzeitfolgen: Amotivationales Syndrom, unrealistisch übersteigertes Selbstbild, sexuelles Desinteresse ohne Droge, massive Stimmungsschwankungen (Aggressivität, Ängste, Selbstmitleid).

Koma: Erhebliche, längerdauernde Bewusstseinsverminderung aufgrund einer Hirnschädigung. Einteilung z.B. mit der *Glasgow-Coma-Scale* in verschiedene Grade. Ursachen sind z.B. → Schädel-Hirn-Traumen, → Schlaganfälle, → Enzephalitis, → Hypoxie (Sauerstoffmangel), → Vergiftungen, erhöhter → Hirndruck. Schwerverletzte Patienten werden auf der → Intensivstation häufig in ein medikamentöses, künstliches Koma versetzt, zur Unterstützung der Heilung, Schmerzreduzierung, und um sie im verwirrten Zustand eines → hirnorganischen Psychosyndroms ruhig zu stellen. Siehe auch: → Apallisches Syndrom, → Akinetischer Mutismus, → Locked-in-Syndrom, → Klüver-Bucy-Syndrom. *Somat.*: Steife Haltung, fehlende Willkürmotorik. Vegetative Abläufe (Herzschlag, Atmung, Verdauung) laufen automatisiert weiter. Reflexe z.T. noch intakt (z.B. reflektorische Augenbewegungen), was Angehörige zu der Annahme verleitet, der Patient wäre wach. Die Dauer des Komas lässt Rückschlüsse auf die verbleibenden neurologischen Defizite zu. *Psy.*: Je nach Komatiefe kaum oder völlig fehlende Willkürhandlungen, kaum oder keine Reaktionen auf Reizung von außen. Beim Aufwachen aus dem Koma schwerste → neuropsycholog. Störungen, die sich sehr langsam und oft nur teilweise bessern.

Kontrazeptiva (Schwangerschaftsverhütung, „Pille") sind Medikamente, die in den Hormonhaushalt der Frau eingreifen. Sie enthalten meist → Östrogene und Gestagene (→ Hormone) zur Unterdrückung von Eireifung und Follikelsprung. Die heute üblichen niedrig dosierten „Mikropillen" haben vergleichsweise geringe Nebenwirkungen im Vergleich zu den früheren hochdosierten Präparaten. *Mögl. somat. Nebenwirkg.:*

Übelkeit, Erbrechen, Gewichtszunahme, Spannungsgefühle in den Brüsten, selten auch Bluthochdruck, Störungen der Leberfunktion, Darmgeschwüre, Thrombosen (erhöhtes Schlaganfallrisiko in Verbindung mit Rauchen). *Mögl. psy. Nebenwirkg.*: Stimmungsveränderungen, Nervosität, Libidoverlust. Infolge Einführung von Kontrazeptiva hat sich das menschliche Sexualverhalten erheblich verändert mit massiven intim-partnerschaftlichen und gesellschaftlichen Folgen.

Kopfschmerzen umfassen neben → Migräne überwiegend Spannungskopfschmerzen. Man trennt (1) den primären vom (2) sekundären Kopfschmerz als Folge von Gehirnkrankheiten (z. B. Tumor), benachbarten Entzündungen (z. B. → Nasennebenhöhlen), Stoffwechselstörungen, → Allergien (z. B. Nahrungsmittel), Vergiftungen (z. B. → Alkohol). Ursache ist eine angeborene oder erworbene, erniedrigte Schmerzschwelle des Gehirns, zu der äußere Belastungen (z. B. Überforderung, Angst, Fehlhaltungen, Schlafmangel, → Wetterwechsel, schlechtes Sehen) hinzukommen. Kopfschmerzmedikamente erzeugen bei Dauergebrauch chronische Kopfschmerzen. Die Ursache herauszufinden, ist schwierig, da sich meist mehrere Auslösefaktoren addieren müssen, damit es zum Kopfschmerzanfall kommt. Hier hilft ein Schmerztagebuch. *Somat.*: Kopfschmerz kann lokal begrenzt oder großflächig verteilt sein. Die Schmerzqualität variiert zwischen stechend-bohrend bis dumpfdrückend. Routinetätigkeiten können meist noch ausgeführt werden. Begleitbeschwerden: Übelkeit, Erbrechen, Schwindel, Sehstörungen, Lichtscheu. *Psy.*: Konzentrations-, Gedächtnis- und Denkstörungen, Stimmungslabilität, erhöhte Lärm- und Lichtempfindlichkeit, sozialer Rückzug. Bei Chronifizierung oft Entwicklung einer reizbar depressiven Persönlichkeit.

Körperdysmorphe Störungen beschreiben die ausufernde gedankliche Beschäftigung mit tatsächlichen oder eingebildeten körperlichen Mängeln. Beginn fast immer in der → Pubertät, wo diese Auseinandersetzung mit dem Aussehen weitgehend normal ist, dann zunehmende Übersteigerung. Alle psychosozialen Probleme werden mit dem äußeren Makel in Verbindung gebracht. Oft exzessive Pflegerituale und Versuche, das als unschön empfundene Körperteil zu verbergen, Aufsuchen von Dermatologen, ästhetischen bzw. Schönheits-Chirurgen. Da die Ursache meist in einer tieferliegenden Selbstwertproblematik liegt, nützen plastische Operationen wenig, es kommt entweder zur Unzufriedenheit mit dem Ergebnis oder zur Fixierung auf einen anderen Makel. *Somat.*: Subjektiv störend empfundene Abweichung des Äußeren, z. B. zu große Nase, abstehende Ohren, zuviel/zuwenig Haarwuchs, schiefe Zähne, Falten, zu kleine oder zu große Körperproportionen (Muskeln, Hände, Füße, Busen, Penis) usw. *Psy.*: Zwanghaftes Denken an die störenden Äußerlichkeiten, laufendes Überprüfen des Aussehens im Spiegel, Ängste wegen des „Makels“ abgelehnt zu werden, Depressionen, z. T. Suizidgedanken.

Korsakow-Syndrom entsteht durch dauerhafte Schädigung des Gehirns. Ursachen sind z. B. chronischer → Alkoholmissbrauch, → Vergiftungen, → Enzephalitis (Hirnentzündung). *Somat.*: Durch die Hirnschädigung meist begleitende neurolog. Störungen. *Psy.*: Völliger Zusammenbruch der Merk- und Lernfähigkeit für Neues bei intaktem Altgedächtnis (Lebensdaten, Allgemeinbildung), oft zeitliche Desorientierung, z. T. auch Antriebsarmut, starke Stimmungsschwankungen. Typisch sind Konfabulationen, d. h. überzeugendes Auffüllen von Erinnerungslücken mit älteren Erinnerungen oder Phantasiegeschichten.

Kortikobasale Degeneration ist eine langsam fortschreitende, neurodegenerative Hirnerkrankung des höheren Lebensalters mit meist asymmetrisch auftretendem Gewebeschwund in der Substantia nigra, im hinteren Frontal- und vorderen Parietallappen. Im mikroskopischen Gewebeschnitt findet man Ablagerung von Tau-Proteinen (abnorme Faserbündel) in Nervenzellen und Stützgewebe. *Somat.*: Atypischer → Parkinsonismus, Apraxie (Störung in der Abfolge von Bewegungen), gesteigerte Muskeleigenreflexe, Zittern, Myoklonien (unwillkürliche, unregelmäßige Muskelkontraktion), Gangstörungen. *Psy.*: → Neuropsycholog. Störungen bis zur Demenz, Persönlichkeitsveränderungen, affektive Störungen (insbesondere Depressionen).

Kortisol: → Cortisol.

K.O.-Tropfen: Meist hochdosierte → Benzodiazepine, z. T. auch → Ketamin, → Scopolamin, früher Barbiturate. Die Verabreichung führt (insbesondere in Verbindung mit Alkohol) zu Muskelschwäche, Wehrlosigkeit, Schläfrigkeit, Bewusstseinsverlust, häufig mit Gedächtnislücken (Blackout) für das weitere Geschehen. Benutzung überwiegend in Verbindung mit kriminellen Delikten (z. B. Vergewaltigung, sog. *date-rape-drug*).

Krabbe-Krankheit: → Morbus Krabbe.

Krebserkrankungen (Onkologie): Körperzellen reproduzieren sich durch Teilung, dazwischen liegt eine lange Phase, in der sie ihre Funktion erfüllen. Durch Schäden an der DNS können Zellen beginnen, sich viel zu häufig zu teilen. Meist erfüllen sie ihre ursprüngliche Funktion nicht mehr oder nur noch unzureichend (seltener durch pure Masse zu stark). Da es sich um körpereigenes Gewebe handelt, reagiert das Immunsystem in der Regel nicht auf den Tumor (d. h. keine Entzündung). Oft wird die Geschwulst erst entdeckt, wenn sie tastbar geworden ist oder das betreffende Organ soweit zerstört hat, dass es seine Funktion nicht mehr erfüllt. Man differenziert gutartige (benigne) und bösartige (maligne) Tumore; letztere wachsen infiltrativ in das umliegende Gewebe und neigen zur Bildung von Tochtergeschwülsten (Metastasen), die via Blutbahn weggeschwemmt werden und dann in anderen Organen (z. B. Leber, Nieren, Lunge) hängenbleiben und dort wachsen. Beide Tumorarten können langsam (über Jahrzehnte) oder sehr schnell wachsen (Tumor-Verdoppelungszeit z. T. nur wenige Tage), daher kann man an einem aufgrund seiner Lage nicht operierbaren, gutartigen Tumor durchaus sterben. Risikofaktoren sind: Strahlen (z.B. Radioaktivität), toxische Substanzen (z.B. Lösungsmittel, Pestizide), Krebsauslösende Viren (z.B. Eppstein-Barr), Immunschwäche (z.B. AIDS), Alter (sprunghafter Anstieg ab dem 50. Lebensjahr). *Somat.*: Überproportionales Wachstum einer Zellart, Verdrängung gesunden Gewebes, schließlich Organversagen, Schmerzen meist erst in der Endphase. *Psy.*: Eine Krebsdiagnose löst Depressionen, Ängste bis hin zu Panikanfällen, z.T. auch aggressive Reaktionen, aus. Selbst nach Ausheilung oft posttraumatische Belastungsstörung, hypochondrisches oder zwanghaftes Verhalten (übersteigertes Meiden ungesunder Situationen, Gesundheitsrituale usw.). Hirntumore können zu Persönlichkeitsveränderungen (→ hirnorganisch bedingte psychische Störungen) und → neuropsycholog. Störungen führen. In der Endphase einer Krebserkrankung kommt es durch Organversagen (Leber, Niere) zu Vergiftungserscheinungen mit kognitiven Defiziten. Siehe auch: → Adenom, → Akromegalie, → Cushing-Syndrom, → Hirntumor, → Hyperprolaktinämie, → Hypophysentumor, → Insulinom, → Nebennierenadenom, → Nebennierenkarzinom, → Neuroendokrine Tumore, → Phöochromozytom, → Prolaktinom, → Schilddrüsenadenom, → Strahlentherapie, → Zytostatika.

Kreislauf-Dysregulation: Zu niedriger wie auch zu hoher → Blutdruck führen leicht zu unspezifischen Symptomen, die von den Betroffenen dann u.U. als Angstanfall interpretiert werden. *Somat.*: → Schwindel, Ohrensausen, → Zittern, Schwäche, Gang- und Standunsicherheit, Sturzgefahr. *Psy.*: Konzentrations-, Leistungs- und Bewusstseinsstörungen bis hin zu Benommenheit oder Ohnmacht, z.T. Angst.

Kretinismus entsteht durch eine ab der Geburt bestehende Schilddrüsenunterfunktion (→ Hypothyreose). Zunächst sind die Kinder durch Reste der mütterlichen Hormone unauffällig, die Defizite werden dann rasch immer offenkundiger. *Somat.*: Zunächst verlängerte Neugeborenen-Gelbsucht, Trinkschwäche, Bewegungsarmut, Obstipation (Verstopfung). Später: Typische Gesichtsform mit eingesunkener Nasenwurzel und hervorstehender Stirn, verringertes Längenwachstum des Körpers, sehr große Zunge, verlangsamte Herzfrequenz, teigige Haut. *Psy.*: Zunächst übermäßig brave Kinder, die wenig schreien und viel schlafen. Ohne Gabe von Schilddrüsenmedikamenten kommt es zu schweren Entwicklungsverzögerungen mit → Intelligenzminderung.

Kreutzfeld-Jakob-Krankheit: → Creutzfeldt-Jakob.

Kryptokokkose ist eine → Pilzerkrankung (Mykose) durch den Hefepilz *Cryptococcus neoformans*. Primärinfektion überwiegend durch Inhalation der Pilzsporen; via Blutbahn siedelt der Pilz sich dann in inneren Organen an. Bei Befall der Hirnhäute bzw. des Gehirns kommt es zur → Meningitis bzw. → Enzephalitis. Gefährdet sind überwiegend Patienten mit geschädigtem Immunsystem (z.B. Kinder, Alte, AIDS).

Somat.: Husten, Fieber, Lymphknotenschwellung, Hautgeschwüre. Bei Organbefall (z. B. Milz und Leber): Vergrößerung mit Funktionsdefiziten, Risiko eines Organversagens. Bei → Hirnhautentzündung: Kopfschmerzen, Nackensteifigkeit, Übelkeit, Erbrechen. Bei → Enzephalitis zusätzlich Bewegungs- und Sensibilitätsstörungen, Lähmungen, epileptische Anfälle, unbehandelt Koma, Tod. *Psy.*: Typische Krankheitszeichen einer → Infektion, bei Befall von Hirnhäuten und Gehirn rasch zunehmende → neuropsychologische Störungen, Bewusstseinstrübung, Delir.

Kupfer benötigt der Körper in winzigen Mengen (2–3 mg tgl.), durch Kupfermangel wird die Bildung neuer roter Blutkörperchen gestört. *Somat.*: Kupfermangel: Blutarmut (→ Anämie) mit Müdigkeit, Blässe, Durchfall, Haarausfall, frühes Ergrauen, Atemstörungen, Unfruchtbarkeit, Wachstumsverlangsamung, hohe Infektanfälligkeit. Kupfervergiftung: Leber- u. Nierenfunktionsstörungen, Risiko für Arthritis, Herzinfarkt, Nervenerkrankungen (Demyelinisierung) mit neurolog. Störungen. *Psy.*: Kupfermangel: Konzentrationsdefizite, Depressionen. Weiteres → Anämie. Kupfervergiftung: → Enzephalopathie.

L

Lachgas (N_2O, *Nitrous Oxide*) ist ein farb- und geruchloses Gas, das als eines der ersten Betäubungsmittel eingesetzt wurde, heute aber häufiger als Rauschdroge benutzt wird. *Somat.*: Wirkungsdauer nach Inhalation wenige Sekunden bis zu zwei Minuten, Hautprickeln, Wärmegefühl, Schleiersehen, Tunnelblick, schwereloses Gefühl, Schwindel, Taubheitsgefühle, Schmerzdämpfung, Narkose, Gefahr zu ersticken. Hinterher: Kopfschmerzen. Bei chronischem Gebrauch: Organ- und Nervenschäden. *Psy.*: Euphorie (grundloses Lachen), vermindertes Zeitempfinden, leichte visuelle (selten akustische) Halluzinationen. Bei Überdosierung: Verwirrung, Bewusstlosigkeit. Bei chronischem Gebrauch: dauerhafte Gedächtnisstörungen.

Lähmung, periodische ist eine (meist vererbte) Erkrankung, die durch Kaliummangel (hypokaliämisch) oder Kalium-Überschuss (hyperkaliämisch, Adynamia episodica hereditaria, Gamstorp-Syndrom) verursacht wird. Die ersten Symptome tauchen meist schon in der Kindheit oder Jugend auf. Somat.: Lähmungsanfälle zunächst im Abstand von Monaten mit koninuierlicher Zunahme an Häufigkeit und Schwere. Etwa um das 50. Lebensjahr herum klingen die Lähmungsanfälle wieder ab. Häufigstes Auftreten nachts oder morgens. Oft gehen Völlegefühl, Hautkribbeln oder Schweißausbrüche voraus. Dann entwickelt sich eine symmetrische Muskelschwäche, beginnend meist im Rumpf, die dann innerhalb einiger Stunden in Richtung Körperperipherien voranschreitet. Die Lähmungen können Stunden bis Tage anhalten und verschwinden dann wieder. Psy.: Seelische Erregung provoziert das Auftreten. Das Bewusstsein ist völlig erhalten. Siehe auch: → Kataplexie.

Lakritze (Süßholz, Glycyrrhizia glabra) stammt von einer Pflanzenart aus der Unterfamilie der Schmetterlingsblütler. Aus den Wurzeln wird Lakritze hergestellt. *Somat.*: Lakritze führt zur Blutdruckerhöhung, wirkt beruhigend auf Magen und Darm, schleimlösend, Hustenreiz beruhigend, antibakteriell und antimykotisch, es erhöht die Kaliumausscheidung bei gleichzeitiger Natriumeinbindung. Lakritze wirkt antientzündlich und krampflösend. Bei Überdosierung: Ödeme (Wasseransammlungen), Herz-Kreislaufbeschwerden, Schwindel, Schlafstörungen. *Psy.*: Leicht aktivierende Wirkung; die Herzschlagbeschleunigung wird z. T. als Angst interpretiert.

L-Dopa (Levadopa) ist die Vorstufe des → Neurotransmitters → Dopamin und wird in der Nervenzelle zu Dopamin umgebaut. Es passiert die Blut-Hirn-Schranke und kann dadurch den Dopaminspiegel im Gehirn erhöhen. Hauptanwendungsgebiet ist die Behandlung von → Parkinsonismus. Bei langjähriger Verabreichung kommt es allerdings zum allmählichen Wirkungsverlust, L-Dopa kann wegen psychotischer Nebenwirkungen aber nicht beliebig hoch dosiert werden (→ Anti-Parkinsonmittel). *Mögl. somat. Nebenwirkg.*: Blutdrucksenkung, Herzrhythmusstörungen, Schlaflosigkeit, Übelkeit, Appetitlosigkeit, abrupte Bewegungsstörungen, übermäßige motorische Unruhe (Hyperkinesie) oder Bewegungslosigkeit (Akinesie), Blutbildveränderungen. *Mögl. psy. Nebenwirkg.*: Unruhe, Agitiertheit, Albträume, Wahrnehmungsstörungen, Stimmungsveränderungen (von Euphorie bis Depression). Bei Überdosierung: Halluzinationen, Verwirrtheit, wahnhafte psychotische Zustände.

Lebensbedrohliche Krankheiten stellen für den Betroffenen ein psychisches Trauma dar. Zu trennen sind (1) akut lebensbedrohliche Zustände (z. B. Unfall) von (2) chronisch lebensbedrohlichen Erkrankungen (z. B. inoperabler Hirntumor, HIV-Infektion). *Somat.*: Körperliche Angstsymptome mit Herzschlagbeschleunigung, Schwitzen, Schlafstörungen, Magenbeschwerden, Kopfschmerzen usw. *Psy.*: Angst, Panik, Verzweiflung, Hilflosigkeit, Ohnmacht, Schock. Langfristig oft posttraumatische Belastungsstörung mit Grübeleien, Nervosität, Konzentrations-, Gedächtnis- und Denkstörungen, Reizbarkeit, Schreckhaftigkeit, Hypervigilanz. Bei chronischen Erkrankungen mitunter neidvolles Vermeiden sozialer Kontakte zu Gesunden. Oft zwanghafte Rituale, die ein Überleben sichern könnten.

Leberfunktionsstörungen: Neben diversen Aufgaben bei der Nahrungsmittelverarbeitung arbeitet die Leber an der Ausfilterung von Giftstoffen aus der Blutbahn, die dann über Galle, Darm und z. T. über die Niere ausgeschieden werden. Durch Kontakt mit Giftstoffen in hoher Konzentration oder kontinuierliche, leichte Vergiftung erleidet die Leber Schäden. Außerdem bleiben Krebsmetastasen leicht in der Leber hängen (→ Krebserkrankung). Mit nachlassender Leberfunktion steigt die Konzentration von giftigen Stoffwechselprodukten zunehmend an, der Körper wird vergiftet. Typische Krankheiten sind z. B. Hepatitis, Leberzirrhose oder Leberdystrophie. Die meisten Lebererkrankungen sind zunächst kaum schmerzhaft; die Diagnose wird oft erst durch das Auftreten einer Gelbsucht gestellt (infolge mangelhaften Abbaus des roten Blutfarbstoffs (Hämoglobin) färben sich Augen, Haut und Fingernägel gelbbräunlich). *Somat.*: Unzureichende Umwandlung von → Hormonen führt z. B. zu Menstruationsstörungen, Hodenatrophie, sekundärer Diabetes oder Neigung zu Unterzuckerung, Wasseransammlungen im Bauchraum (Bauchwassersucht, Aszites), Ödeme mit Gelenkschmerzen. Außerdem Blutungsneigung (durch mangelnde Bildung von Gerinnungsfaktoren), Vitaminmangelsymptome (da fettlösliche Vitamine nicht mehr verarbeitet werden). Deutlich verlängerte Wirkung von Alkohol, Drogen und Medikamenten mit Kumulationseffekten und Vergiftungszuständen. Bei schwerer Leberschädigung: Erhöhte Infektanfälligkeit, ständige Müdigkeitsgefühle, Kreislauflabilität, Sehstörungen (z. B. Nystagmus der Augen), Enzephalopathie durch Vergiftung des Gehirns, Koma, Tod. *Psy.*: Anwachsende → neuropsycholog. Störungen, Libidoverlust, zunehmende Abgeschlagenheit. Schließlich Wahrnehmungsschwierigkeiten, Verwirrtheit, dementielle Symptome.

Leukodystrophien entstehen aufgrund einer meist erblich bedingten Störung des Lipid- und Lipoidstoffwechsels (Körperfette, → Lipidstoffwechselstörung). Es kommt zur zunehmenden Degeneration (Entmarkung) der weißen Substanz des ZNS, z. T. auch peripherer Nerven, mit neurologischen Defekten ab der Kindheit. *Somat.*: Bewegungsstörungen, Schwierigkeiten bei der Nahrungsaufnahme, Entwicklungsverzögerungen. Im Erwachsenenalter: Spastischer Gang, Störungen der Sensibilität u. Bewegungskoordination (Ataxie), → Zittern, Sehstörungen, epileptische Anfälle. *Psy.*: Psychische Retardierung, Verhaltensauffälligkeiten, Schwierigkeiten beim Sehen, Hören, Sprechen; Lern- und Intelligenzdefizite bis zur Demenz.

Levadopa: → L-Dopa.

Lewy-Body-Demenz ist eine der häufigsten neurodegenerativen Erkrankungen im Alter. Sie kann eigenständig auftreten oder in Verbindung mit → Parkinsonismus. Benannt nach dem dt. Neurologen Friedrich H. Lewy finden sich überproportional viele sog. Lewy-Körperchen in den Nervenzellen; hierdurch wird zu wenig → Dopamin ausgeschüttet. → Neuroleptika (Medikamente, die Dopamin blockieren) verstärken die Symptomatik. *Somat.*: Extrapyramidalmotorische Bewegungsstörungen (unwillkürliche Bewegungen wie beim Parkinsonismus), Sturzgefahr,

Schlafstörungen. *Psy.*: Fluktuierende, kognitive Defizite, ausgeprägte Aufmerksamkeits- und Vigilanzschwankungen, abhängig von der aktuellen Verfassung. Chronisch progredient zunehmende Beeinträchtigungen wie bei anderen Demenzen. Typisch sind detaillierte visuelle Halluzinationen, → REM-Schlaf-Verhaltensstörungen, vorübergehende Bewusstseinsstörungen. Zum Teil auch Depression und Wahn.

Lichtscheu (Photophobie) bezeichnet eine Überempfindlichkeit der Augen oder des Gehirns gegenüber Helligkeit, seltener auch eine echte Phobie aufgrund psychischer Ursachen. Bei vielen Augenerkrankungen (z. B. Aphakie, Bindehautentzündungen, Iridozyklitis), → Nasennebenhöhlenentzündung, → Migräne, → Hirnhautentzündung u. a. ist Lichtscheu ein typisches Symptom. Lichtscheu ist nicht zu verwechseln mit Sonnenallergie (Lichtdermatose, Mallorca-Akne), bei der die Betroffenen auf Sonnenlicht allergisch reagieren. *Somat.*: Brennende u. tränende Augen, Druckgefühle im Kopf, Kopfschmerzen. *Psy.*: Meiden von Helligkeit, ständiges Tragen von Sonnenbrillen, Abdunkeln von Räumen. Phobische Reaktionen auf Sonnenschein, z. T. soziale Defizite durch Weigerung, an Aktivitäten im Freien teilzunehmen.

Liebe: → Phenylethylamin.

Lipidstoffwechselstörung (Dyslipoproteinämie): Blut hat einen bestimmten Fettanteil (insbes. Triglyceride und Cholesterin). Man trennt die „guten" Blutfette (*high density lipoproteine*, HDL, ungesättigte Fettsäuren, z. B. Omega-3-Fettsäuren) von den „bösen" (*low densitiy lipoprotein*, LDL, gesättigte Fettsäuren). Die LDL (z. B. in Fleisch, Wurst, Chips, Schokolade) tragen das Cholesterin in den Körper und lagern sich an den Gefäßwänden ab (→ Arteriosklerose), die HDL (z. B. in Raps- und Olivenöl, Fisch) lösen es und tragen es in die Leber. Steigt der Fettspiegel über das normale Maß, kann es zu Krankheiten kommen, die aber meist erst nach Jahrzehnten Symptome zeigen. Man unterscheidet: (1) Primäre Hyperlipoproteinämie (Lipoprotein besteht aus Fett und Eiweiß u. wirkt als Transportprotein für Fette), diese umfasst Hypercholesterinämie, Hypertriglyceridämie, Hyperlipidämie als Kombination aus einem Übermaß an Cholesterin und Triglycerin. (2) Sekundäre Form als Folge einer anderen Erkrankung (z. B. → Adipositas, → Schilddrüsenüberfunktion, Diabetes mellitus, Gallen- und → Nierenstörungen, → Alkoholismus, Einnahme von: → Östrogenen, → Glucocorticoiden, Psychopharmaka). *Somat.*: Hypercholesterinämie durch Erhöhung der LDL-Partikel bei niedrigem HDL-Cholesterin-Serumspiegel plus Bluthochdruck und Übergewicht ist ein Risikofaktor für Herzinfarkt und Schlaganfall, da der Durchmesser der Blutgefäße durch die Arteriosklerose immer enger wird. Kribbeln oder Taubheitsgefühle in den Gliedmaßen deuten auf eine arterielle Durchblutungsstörung hin. Außerdem werden die Gefäßwände „brüchiger", bei Bluthochdruck kommt es zu Mikro-Rissen, Entzündungen und Bildungen von

Blutgerinnseln (→ Mikroangiopathie). Bei erblich bedingten Formen frühzeitige Atherosklerose; typisch sind Xanthome, d. h. Auslagerungen der Fette auf der Haut, z. B. als gelbe Knötchen, weißgelblicher Ring im Auge oder Kornea-Trübungen („gesottene Fischaugen"). *Psy.*: Allmählich zunehmende Verschlechterung aller kognitiver Funktionen infolge mangelhafter Hirn-Durchblutung; langsame Persönlichkeitsveränderungen.

Liquid Ecstasy (Gamma-Hydroxybuttersäure, Gamma-Hydroxybutyrat, GHB, *Fantasy*) ist eine synthetisch hergestellte Droge in Form einer farblosen Flüssigkeit mit salzigseifigem Geschmack. Chemisch nicht mit dem üblichen → Ecstasy (MMDA) verwandt. Wirkungseintritt je nach Aufnahmeart nach 5–20 Minuten, Wirkungsdauer ca. 1,5–4 Stunden. *Somat.*: Schwindel, Kribbeln, herabgesetzte Herzschlagfrequenz, niedriger Blutdruck, sensibilisierte Sinnesorgane. Bei hoher Dosis: Komaähnlicher Schlaf. Langzeitfolgen: Schlafstörungen, Zittern, Muskelkrämpfe. *Psy.*: Euphorisch, beruhigend, angstlösend, antidepressiv, sexuell anregend, herabgesetzte Hemmschwellen, Rededrang, verstärkte Sinneswahrnehmung, Halluzinationen, Derealisations- und Depersonalisationserlebnisse. Langzeitfolgen: Ängstlichkeit, Depressionen, psychische Abhängigkeit, innere Unruhe, Aggressivität.

Liquorfistel: Durchbruch zwischen Hirn und umliegendem Gewebe, meist infolge eines Schädelbasisbruchs. Hierdurch tritt meist über die Nase Flüssigkeit aus dem Gehirn aus. Es kommt zum Verlust der normalen Druckverhältnisse im Gehirn, darüber hinaus besteht das Risiko einer aufsteigenden Infektion (→ Hirnhautentzündung, → Enzephalitis). *Somat.*: Laufende Nase, chronische Kopfschmerzen, Leistungsminderung. *Psy.*: Abgeschlagenheit, → neuropsycholog. Störungen mit schwankender Belastbarkeit.

Lithium ist ein Salz, das die Erregbarkeit im ZNS beeinflusst; chemisch ähnelt es Natrium, das zur Funktion von Nervenzellen unabdingbar ist. Lithium wird als Medikament zur psychischen Stabilisierung eingesetzt; die kurzfristige Wirkung ist gering, sinnvoll ist nur die Langzeitgabe über Jahre hinweg. *Mögl. somat. Nebenwirkg.*: → Zittern, vermehrter Durst und Harndrang, Durchfall, Übelkeit, Müdigkeit, Muskelschwäche, Hautauschläge. Langfristig Risiko für: Gewichtszunahme, Schilddrüsenvergrößerung, Wassereinlagerungen im Gewebe, verringerte Nierenleistung. *Psy.*: Psychisch stabilisierend, antidepressiv. Auch bei bipolaren affektiven Störungen (manisch-depressiv) prophylaktisch wirksam.

Locked-in-Syndrom: Schlaganfall (Ischämie im Versorgungsgebiet der Arteria basilaris), seltener auch Blutungen im Bereich des Pons im Hirnstamm, mit der Folge völliger Bewegungsunfähigkeit. Das Syndrom tritt auch im Endstadium von → Amyotropher Lateralsklerose (ALS) auf. *Somat.*: Völlige Bewegungsunfähigkeit (spastische Tetraplegie), die Patienten können meist nichts bewegen, nicht sprechen und bestenfalls mit Augenbewegungen reagieren. Sie werden oft für komatös oder hirntot gehalten. *Psy.*: In der Regel intakte Intelligenz, erhaltenes Bewusstsein, Denken und Hören sind völlig intakt, das Sehen kann eingeschränkt sein durch Blicklähmungen. Erhebliche reaktive Depression aufgrund des Zustandes und der fehlenden Kommunikationsmöglichkeit.

Lösungsmittel: Inhalation von giftigen Lösungsmitteln (z.B. Benzin, Toluol, Chloroform, Trichloräthylen, Diethylether) hat psychische Effekte. Berufsgruppen mit hohem Expositionsrisiko (Lackierer, Chemiearbeiter) erleiden langfristig damit u.U. Hirnschäden (sog. „Lösungsmittelsyndrom" als anerkannte Berufskrankheit). Einige Drogenabhängige benutzen sie in Form von → Schnüffelstoffen (→ Poppers) als Ersatzdrogen. *Somat.*: Nach Exposition oft Kopfdruck, Kopfschmerzen, z.T. Übelkeit, Schwindel, Müdigkeit. Langfristig: Organschäden (Lunge, Leber, Nieren, ZNS), Polyneuropathien, häufig Wahrnehmungsdefizite (Blindheit, Taubheit), motorische Störungen (z.B. Zittern, Ataxie). Überdosierung: Bewusstlosigkeit, Atemlähmung, Tod. *Psy.*: Sedierender und leicht euphorisierender Effekt, schwereloses Gefühl, oberflächlicher Schlaf mit Traumgestalten. Bei chronischer Exposition: Zunehmender kognitiver Abbau, → neuropsycholog. Störungen, bis zu dementiellen Zuständen. Überdosierung: Delirium.

Löten: Die Verbindung von Metallstücken geschieht in der Elektronikindustrie oft durch Löten. Beim Handlöten entstehen Dämpfe, die u.U. eingeatmet werden. Lote enthalten z.B. Zinn, Blei, Zink, Cadmium, Silber, Wismut, Kupfer und Aluminium. Die Gesundheitsgefährdung geht insbesondere von Blei und Cadmium aus. Außerdem sorgen Flussmittel (Kolophonium, Zinn- und Zinkchloride, organische Säuren) dafür, dass Oxidschichten vom Metall entfernt werden. Bei der Zersetzung von Kolophonium entstehen Aldehyde mit krebserregender Wirkung. *Somat.*: Reizung der Augen und Atemwege, Kopfschmerzen, Ermüdungserscheinungen, allergischen Reaktion, Blutbildveränderungen, erhöhtes Krebsrisiko. *Psy.*: Risiko für ZNS-Schädigung mit → neuropsycholog. Störungen.

LSD (Lysergsäurediäthylamid) ist eine halluzinogene Droge, deren Wirkstoff aus einem auf Getreide wachsenden Pilz (Mutterkorn) gewonnen wurde, dessen psychedelische Wirkung schon im Mittelalter bekannt war (*ignis sacer*, → Ergotismus). LSD wurde insbesondere durch die Hippie-Bewegung der 1960er Jahre bekannt. Die Wirkung beruht auf einer Ähnlichkeit mit Neurotransmittern (insbesondere Serotonin). *Somat.*: Veränderung des Körperschemas. *Psy.*: Gefühl einer Bewusstseinserweiterung, Kleinigkeiten enthalten kosmische Bedeutung, intensive kaleidoskopartige Wahrnehmungen bei geschlossenen Augen, veränderte Zeitwahrnehmung. Gefahr von → Horror-Trips (→ psychotischer

Drogenverlauf) mit massiver Angst und → Flashback. Gefahr der Auslösung einer chronischen → drogeninduzierten Psychose.

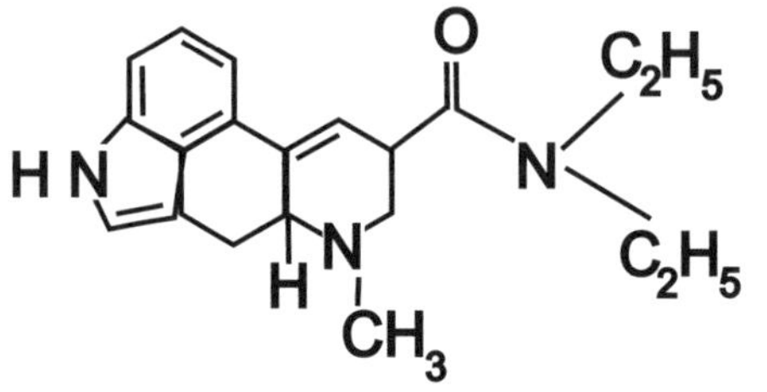

Abb. 38: Chemische Formel von LSD

Lues: → Progressive Paralyse.

Lues, konnatale ist die Infektion eines ungeborenen Kindes mit Syphilis während der Schwangerschaft. *Somat.*: Sattelnase, Hautveränderungen, Zahndefekte, Seh- und Hörstörungen, Missbildungen innerer Organe. Später kann sich das Vollbild einer → Progressiven Paralyse entwickeln. *Psy.*: Entwicklungsverzögerungen, schwere Intelligenzdefizite.

Lungenembolie: Verstopfung der Lungenarterien durch einen Embolus (losgelöster Blutpfropf meist aus den tiefen Beinvenen) mit Ausfall des Gasaustausches dieses Lungenteils. Das hinter der Verstopfung liegende Lungengewebe kann absterben. *Somat.*: Akute Luftnot mit überhöhter Atemfrequenz, atemabhängiger Schmerz, Husten, Blutdruckabfall mit nachfolgendem Herzrasen, Zyanose (Blaufärbung der Haut). *Psy.*: Todesangst, massive Panik, ZNS-Schädigung mit → neuropsycholog. Störungen bei schwerer → Hypoxie.

Lungenerkrankungen (z. B. Lungenentzündung, Asthma, Lungenkrebs, → Lungenembolie usw.) führen zum verminderten Gasaustausch mit Sauerstoffmangel und erhöhtem Kohlendioxidgehalt im Blut (→ Hypoxie). *Somat.*: Akut: Zyanose mit blassbläulicher Haut (besonders Lippen),

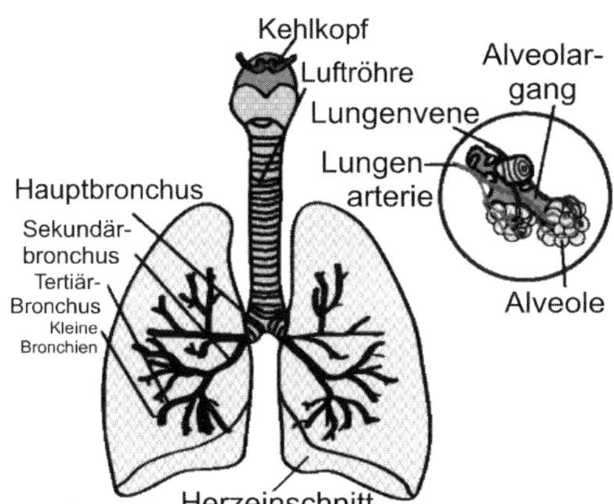

Abb. 39: Querschnitt der Lunge

Herzschlagbeschleunigung, erhöhter Blutdruck, z. T. Schweißausbruch, Zittern, vorgebeugt steife Körperhaltung (um die Lungenventilation zu verbessern). Bei chronischen Lungenerkrankungen: Körperliche Schwäche, Schlafstörungen, Kopfschmerzen, zunehmende Organschädigung durch Sauerstoffdefizit. *Psy.*: Akut: Panikgefühle zu ersticken. Bei chronischen Lungenerkrankungen: Zunehmende → neuropsycholog. Störungen durch wiederkehrende Unterversorgung des ZNS mit Sauerstoff. Teilweise sozialer Rückzug wegen der Peinlichkeit von Hustenanfällen in der Öffentlichkeit. Sekundäre Neurotisierung mit zwanghaft phobischen Verhaltensweisen (übersteigerte Angst vor abgasbelasteter oder „verbrauchter" Luft; bei allergischen Asthmatikern andererseits Meiden der freien Natur).

Lupus erythematodes ist eine chronisch entzündliche Autoimmunerkrankung, bei der das Abwehrsystem Antikörper gegen eigenes Gewebe herstellt. Meist schubweiser Verlauf im Abstand von ca. 1,5 Jahren. Lupus gehört zur Gruppe der Kollagenosen (Rheumaerkrankungen). Man unterscheidet zwei Formen: den Haut-Lupus (kutaner Lupus erythematodes) und den Organ-Lupus (systemischer Lupus erythematodes). Sonnenlicht fördert die Erkrankung. *Somat.*: Beim Haut-Lupus entstehen sich ausbreitende, berührungsempfindliche, scheibenförmig gerötete Herde mit Randwall, deren Oberfläche rau ist, im Zentrum ist die Haut dünn und glänzend, vorwiegend an Nase, Stirn, Wangen, Ohren, Brust oder Schultern. Im Zentrum sitzt ein harter Sporn („Tapeziernagelphänomen"). Nach der Abheilung hinterlassen sie eine helle Narbe bzw. haarlose Stellen. Oder Hauterscheinungen in Form eines Schmetterlingserythems an Wangen und Nasenrücken. Es besteht Photosensibilität, Geschwüre der Nasen-und Mundschleimhaut, Fieber, Gewichtsabnahme, Gelenkentzündungen, Arterienverschlüsse (Raynaud Syndrom). Beim seltenen Organ-Lupus können innere Organe befallen sein (z. B. Gelenke, Muskeln, Nieren, Herz, Leber, Lunge und Gehirn). *Psy.*: Depressive Reaktionen durch die Entstellung im Gesichtsbereich. Bei Organ-Lupus mit Befall des ZNS sind auch → neuropsycholog. Störungen und psychotische Episoden möglich.

M

Magen-Darm-Erkrankungen (z. B. Magen- oder Zwölffingerdarmgeschwür, → Morbus Crohn, Colitis ulcerosa, Magenkrebs, Darmkrebs usw.) führen durch Appetitlosigkeit, Übelkeit, Durchfälle häufig zur verminderten Nahrungsaufnahme. Durch Veränderungen der Darmzotten bei entzündlichen Darmerkrankungen kann Nahrung den Darm durchwandern, ohne in den Körper aufgenommen zu werden. *Somat.*: Unterernährung (→ Hungern), z. T. mit Mangel an Mineralstoffen (→ Elektrolytentgl.) und Vitaminen → Hypovitaminose), Schwäche, Apathie, Müdigkeit, Blutarmut (Eisenmangelanämie, perniziöse Anämie–Vitamin-B_{12}-Mangel). *Psy.*: Angstgefühle bei akuten Beschwerden. Bei Unterernährung und Elektrolytmangel → neuropsycholog. Störungen. Risiko für Demenz durch Vitamin-B_{12}-Mangel. Oft sekundäre Neurotisierung aufgrund von Angst vor akuten Magen-Darm-Problemen (z.B. Durchfall) in der Öffentlichkeit, sozialer Rückzug oder zwanghaft ritualisiertes Essverhalten einer umgrenzten Anzahl bestimmter Nahrungsmittel.

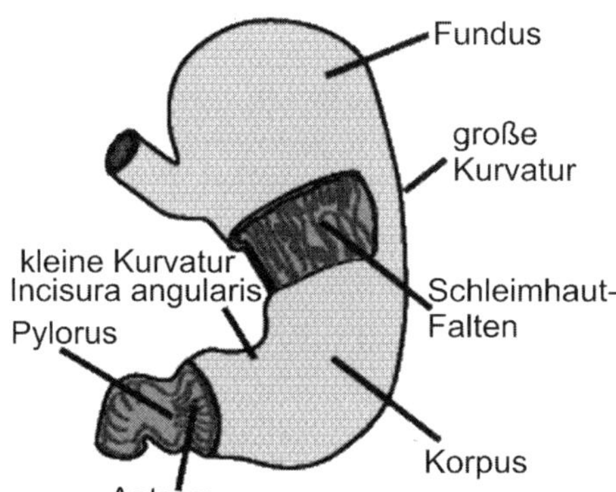

Abb. 40: Querschnitt durch den Magen

Magen-Darm-Medikamente beruhigen meist die übermäßige Darmmotilität, z.B. bei Durchfall; andere blocken die Magensäureproduktion oder wirken gegen Übelkeit und Erbrechen. Es gibt aber auch Medikamente, welche die Bewegungen des Darms erhöhen, z.B. gegen unklare Oberbauchbeschwerden oder bei Verstopfung. Für Letztere: *Mögl. somat. Nebenwirkg.*: Durchfall, Kopfschmerzen, Schwindel, Bewegungsstörungen (parkinsonähnlich), selten auch epileptische Anfälle. *Mögl. psy. Nebenwirkg.*: Unruhe, Nervosität, Angst. Selten auch Depression und Verwirrtheit.

Magic-Mushroom: → Psilocybin.

Mamillarkörper: Das Corpus mamillare ist ein Hirnteil im Limbischen System, das eine wichtige Rolle für Gedächtnisfunktionen spielt. *Psy.*: Bei Schädigung (z.B. Hirnverletzung, Alkoholismus) völlige Unfähigkeit, sich neue Informationen zu merken. Im Gespräch oft relativ unauffällig, da Erinnerungslücken mit Konfabulationen oder Wissen aus dem (meist intakten) Altgedächtnis aufgefüllt werden.

MAO-Hemmer sind Medikamente, die den Abbau (Monoaminooxidase) von monoaminergen Botenstoffen (z.B. → Dopamin, → Serotonin, → Noradrenalin) im Gehirn hemmen. Hierdurch erhöht sich der Spiegel dieser → Neurotransmitter (z.B. zwecks Depressions-Behandlung). Die älteren MAO-A-Hemmer werden wegen Nahrungsmittelunverträglichkeit selten eingesetzt, meist werden die neueren MAO-B-Hemmer benutzt, welche auch die Wirkung von → L-Dopa erhöhen (→ Parkinsonismus). *Mögl. somat. Nebenwirkg.*: Kopfschmerzen, Magen-Darm-Beschwerden, allergische Reaktionen, Fieber, Bewegungsstörungen, Schwindel, Blutdruckschwankungen, Herzarrhythmien, Schlafstörungen, Gewichtszunahme, Potenzstörungen. *Mögl. psy. Nebenwirkg.*: Antriebssteigerung, Unruhe, Psychosen, Verwirrtheit, selten auch paradoxe Wirkung (Verschlimmerung statt Besserung).

Marchiafava-Bignami-Krankheit bezeichnet den Schwund der isolierenden Zellschichten im Balken (Corpus callosum) des Gehirns (Demyelinisation). Die Ursache ist ungeklärt, es bestehen aber Verbindungen zu Mangelernährung und Alkoholismus. Das Syndrom kann chronisch schleichend (subakut) oder akut auftreten. *Somat.*: Bewegungsstörungen, Spastik, epileptische Anfälle, Koma, Tod. *Psy.*: Persönlichkeitsveränderungen, Intelligenzminderung, Sprachstörungen, Bewusstseinsveränderungen, Verwirrtheit, Demenz.

Marihuana: → Cannabis.

Masern-Enzephalitis: Masern sind eine Viruserkrankung, die meist in der Kindheit durchgemacht wird und folgenlos ausheilt. In seltenen Fällen kann es zur → Enzephalitis kommen. Typischerweise tritt die Symptomatik erst am 4.-6. Tag der Grunderkrankung auf, wenn diese bereits abklingt. Weiteres → Enzephalitis. *Somat.*: Innerhalb weniger Stunden Kopfschmerzen, Übelkeit, Erbrechen, neurologische Symptome mit rascher Verschlechterung, epileptische Anfälle. *Psy.*: Benommenheit, Verwirrung, Koma.

Medikamentenabhängigkeit: Die häufigsten Medikamente, von denen Menschen abhängig werden, sind: Abführ-, Aufputsch-, Beruhigungs- (→ Benzodiazepine), Schlaf- (→ Hypnotika) und Schmerzmittel (insbes. Kopfschmerztabletten), Codeinhaltige Hustenmittel, Nasentropfen. *Somat.*: Allmähliche Dosiserhöhung, körperl. Entzugssymptome bei Absetzen je nach Art des Medikaments. *Psy.*: Verstecktes Horten und ständiges Mitführen des Medikaments. Oft Kauf in unterschiedlichen Apotheken, damit die Menge nicht auffällt; z.T. in Behandlung bei mehreren Ärzten. Bei fehlender Einnahme: Nervosität, Angst, Gereiztheit und Symptomausbruch der Grundkrankheit, gegen die das Mittel eingenommen wird.

Megaloblastic Madness: Megaloblasten sind übergroße kernhaltige Vorstufen von roten Blutkörperchen. Sie entstehen insbesondere durch Vitamin-B12-Mangel und führen zur → Funikulären Myelose und zur → Anämie mit teils schwerer psychiatrischer Symptomatik.

Meniére-Krankheit: → Schwindelgefühle.

MELAS-Syndrom (Mitochondriale Enzephalopathie mit Lactatazidose und Schlaganfällen) ist eine vererbte Erkrankung von Störungen bei der Energiegewinnung von Zellen. (Mitochondrien). *Somat.*: Die Betroffenen sind oft kleinwüchsig, Diabetes mellitus, migräneähnliche Kopfschmerzen, schlaganfallartige Episoden (z. B. Halbseitenlähmung, kortikale Blindheit, Hörverlust), Übersäuerung des Blutes (Laktatazidose), Diabetes mellitus. *Psy.*: → Neuropsycholog. Störungen.

Melatonin ist ein → Hormon, das in der Zirbeldrüse (Epiphyse) des Gehirns gebildet wird und eine ausgeprägte Tagesrhythmik zeigt, bei Dunkelheit steigt die Produktion. *Somat*: Steuerung des Wach-Schlaf-Rhythmus. Gesundheitliche Probleme von Schichtarbeit und Jetlag hängen eng mit Melatonin zusammen. *Psy.*: Hoher Melatoninspiegel begünstigt die sog. Lichtmangeldepression (*seasonal affective disorder*) im Winterhalbjahr.

Meningitis: → Hirnhautentzündung.

Meningoenzephalitis: Gleichzeitige Meningitis (→ Hirnhautentzündung) und → Enzephalitis.

Menstruation: Im reproduktionsfähigen Alter der Frau läuft der Menstruationszyklus von durchschnittlich 28 Tagen ab. Er wird gerechnet vom 1. Tag der Monatsblutung bis zum letzten Tag vor der nächsten Blutung. Der Eisprung erfolgt bei einem 28 Tagezyklus am 14. Tag. Vom 1. Tag des Zyklus bis zum Eisprung findet die Follikelphase statt. Vom Eisprung bis zum Beginn der nächsten Monatsblutung die Lutealphase. Die Monatsblutung dauert zwischen 4 und 7 Tage. Sie ist durch → Hormone bedingt und dient der Erneuerung der Gebärmutterschleimhaut bei ausgebliebener Schwangerschaft. Die hierbei ausgeschütteten Sexualhormone haben bei einem Teil der Frauen, insbesondere kurz vor Einsetzen der Regelblutung, psychische Begleitwirkungen → Prämenstruelles Syndrom (PMS), → prämenstruell dysphorische Störung. *Somat.*: Spannungsgefühle in der Brust, Magen-Darm-Beschwerden (Übelkeit), Ödeme (Wasseransammlungen im Gewebe), Schwindel, Kopf-, Kreuz- und Rückenschmerzen, Herzrasen, Hautveränderungen, körperlicher Leistungsabfall. *Psy.*: Unruhe, innere Anspannung, Stimmungslabilität (Depressivität oder Reizbarkeit bis zur Aggressivität), Leistungsabfall. In Extremfällen: Verstärkung vorhandener affektiver Störungen, erhöhte Suizidalität, Neigung zu abnormen Reaktionen (z. B. Ladendiebstahl, unkontrollierte Affekthandlungen).

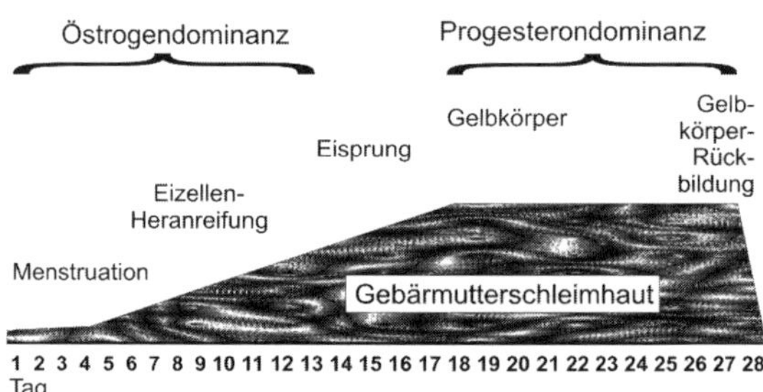

Abb. 41: Menstruationszyklus

Meskalin ist eine aus dem Peyote-Kaktus gewonnene halluzinogene Droge, die Wirksubstanz lässt sich aber auch synthetisch herstellen. Rauschdauer ca. 4–9 Stunden. *Somat.*: Nach Kauen von Peyote-Buttons zunächst starke Übelkeit, Erbrechen, Schweißausbruch, Temperatur- und Blutdruckanstieg. Überdosis: Zittern, Herzrasen (Tachykardie), Schock, Krampfanfälle, Atemlähmung. *Psy.*: Anfängliche Unruhe und Hyperaktivität, dann z. B. euphorische Glücksgefühle von religiöser Tiefe, fremdartiges Körpererleben, Gefühl geschärfter Sinneseindrücke, Wahrnehmungsveränderungen, intensives Farbensehen, halluzinatorische Visionen, Realitätsverlust. Nachwirkungen: Müdigkeit, bis zu 2 Tage anhaltende Abgeschlagenheit, z. T. Gedächtnisstörungen. Risiko einer dauerhaften → drogeninduzierten Psychose; spätere → Flashbacks. Bei Überdosis: Wahnhafte Erlebnisse, Verlust der Ich-Kontrolle, Körperschemastörungen, Angstattacken und Depressionen mit Suizidimpulsen. Bei chronischem Missbrauch: Interesselosigkeit, Apathie, Realitätsverlust.

Metaldehyd wird in Form von Brennstofftabletten als Ersatz für Brennspiritus zum Grillen benutzt und ist ein Schneckenbekämpfungsmittel. Bei versehentlichem Verzehr kommt es zu Vergiftungserscheinungen. *Somat.*: Magenschmerzen, Magenblutungen, Muskelsteifigkeit, epilept. Krämpfe, Nieren- u. Leberschädigung, Atemprobleme. *Psy.*: Verwirrtheit, Somnolenz bis Koma.

Meth (N-Methylamphetamin, Methamphetamin, Crystal) ist ein synthetisch hergestelltes → Amphetamin (Stimulans), das schon im 2. Weltkrieg zur Angstdämpfung und Leistungssteigerung diente. Benutzung in der Drogenszene durch Rauchen, Schnupfen, Injektion. Wirkungsdauer je nach Aufnahmeart bis zu ½ Tag. Schnelle Gewöhnung, rasche Dosissteigerung. Häufiger Konsum führt zum körperlichen Verfall innerhalb weniger Monate. *Somat.*: Starke Aktivierung mit Unterdrückung von Müdigkeit, Schmerz, Hunger u. Durst; Schlaflosigkeit. Überdosis: Erhöhte Körpertemperatur, Schwitzen, trockener Mund, plötzlicher Blutdruckabfall, Schwindel, Zittern. Bei langfristiger Einnahme: Gewichtsverlust, erhebliche Schäden an Haut, Schleimhaut, Nieren, ZNS. *Psy.*: Euphorie, erhöhtes Selbstvertrauen, gesteigertes Mitteilungsbedürfnis, Ausschaltung von Ängsten, Gefühl der Stärke, ungewöhnliche Reaktionsschnelligkeit, gesteigertes sexuelles Verlangen. Bei hoher Dosierung auch Halluzinationen. Nachwirkung: Massive Erschöpfung, Müdigkeit bei Unvermögen zu schlafen, Depressionen, Lethargie. Langfristig kommt es durch ZNS-Schädigung zu → neuropsycholog. Störungen, massiven Persönlichkeitsveränderungen (übersteigerter Narzissmus, Egozentrik, reizbar aggressives Verhalten). Hohe Gefahr von → drogeninduzierten Psychosen. Entzug: Depressionen, amotivationales Syndrom, oft Unfähigkeit zur Reintegration.

Methadon (Levomethadon, L-Polamidon, Methadon-Racemat) ist ein vollsynthetisches Opioid (→ Opiate) mit morphinähnlicher Wirkung ohne euphorische Effekte. Es wird als Ersatzdroge (Substitution) in der Suchtentwöhnung von Opiatabhängigen (z. B. Heroin) eingesetzt. Methadon verhindert Entzugserscheinungen, die Dosis muss von Woche zu Woche schrittweise verringert werden. *Mögl. somat. Nebenwirkg.*: Mattigkeit, Schlafstörungen, Magenschmerzen, Übelkeit, Erbrechen, Schwitzen, Juckreiz, Verstopfung, verlangsamte Atmung, kleine Pupillen, niedriger Blutdruck. *Mögl. psy. Nebenwirkg.*: Konzentrationsschwäche, Libidostörungen.

Methanol: → Methylakohol.

Methotexat (MTX) ist ein Medikament (Folsäreantagonist), das hemmend auf die Zellteilung wirkt. Es wird als → Zytostatikum bei Krebs (→ Krebserkrankungen) eingesetzt und bei Autoimmunerkrankungen (→ Allergien), wenn → Cortison nicht ausreicht. *Somat.*: Störungen aller Zellen, die sich häufig teilen (Haarausfall, Haut- und Schleimhautschäden), Übelkeit, Erbrechen, Durchfall, Magen-Darm-Blutungen, Störungen bei Sperma- und Eizellenreifung, Blutarmut (→ Anämie), Schädigung innerer Organe (Nieren, Leber, Gehirn), erhöhte Infektanfälligkeit, Schäden am Knochenmark. *Psy.*: Depressionen, → neuropsycholog. Störungen. In hoher Dosierung: Risiko für Gedächtnisminderung bis zu dementiellen Störungen.

Methylalkohol (Methanol) ist ein giftiger Alkohol, der in bestimmten Pflanzen vorkommt, insbesondere aber neben Ethanol (→ Alkohol) auch bei Gärungsvorgängen entsteht. Methylalkohol (Siedepunkt: 64 °C, Ethanol: 78 °C) und muss bei der Herstellung von Branntwein ausgefiltert werden. *Somat.*: Zunächst Latenzzeit zwischen 6 und 30 Std. ohne Symptome, dann Kopfschmerzen, Schwäche, Übelkeit, Erbrechen, Schwindel, Atembeschleunigung, Übersäuerung des Blutes (Azidose), Nervenschädigung. Wasseransammlungen im Gewebe (Netzhautödeme im Auge mit drohender Erblindung). Bei Überdosis: Tod. *Psy.*: Zunächst berauschende Wirkung ähnlich Ethanol. Bei ZNS-Schädigung dann später → Enzephalopathie mit schweren → neuropsycholog. Störungen.

Methylphenidat (z. B. Ritalin®, Medikinet®, usw.) ist ein auf das ZNS stimulierend wirkendes Medikament (→ Amphetamine, → Psychoanaleptika, → Stimulanzien). Es setzt im ZNS Noradrenalin, Dopamin und Serotonin frei und wird z. B. gegen das → Aufmerksamkeits-Defizit-Hyperaktivitäts-Syndrom (ADHS) eingesetzt. Durch die Erhöhung innerer Aktivierung nimmt das Bedürfnis nach Bewegung ab. *Mögl. somat. Nebenwirkg.:* Appetitverminderung, Magenbeschwerden, Kopfschmerzen, Schlafstörungen, z. T. Tics, selten Wachstumsverzögerungen. Kritisch diskutiert werden mögliche Toleranzentwicklung und Suchtgefährdung schon bei Kindern. *Psy.*: Erhöhte Wachheit und

Konzentrationsfähigkeit. *Mögl. psy. Nebenwirkg.*: Euphorie, innere Anspannung, gesteigerte geistige Leistungsfähigkeit, Unruhe, fehlendes Erschöpfungsgefühl. Bei hoher Dosis Erregung bis zu psychotischen Zuständen. Z. T. paradoxe Wirkung (Mattigkeit, verminderter Antrieb). Rückschlag (*rebound*): Nachwirkung mit erhöhter Unruhe. Überdosierung: Verstärkung der Hyperaktivität.

Midlife-Crisis (Klimakterium virile) ist eine sowohl hormonell wie auch psychosozial bedingte Krise der Lebensmitte, der Begriff bezieht sich vorwiegend auf Männer (bei Frauen: → Wechseljahre). Etwa ab dem 40. Lebensjahr sinkt der → Testosteronspiegel um ca. 1–2 % pro Jahr, bei Zunahme von Fettgewebe kann parallel der → Östrogenspiegel auch bei Männern steigen. *Somat.*: Gewichtszunahme, Rückbildung d. Muskulatur, Hitzewallungen, Leistungsminderung, Schlafstörungen, Müdigkeit, zunehmende Potenzstörungen. *Psy.*: Stimmungsschwankungen, Burnout-Gefühle, Depressionen, Konzentrationsdefizite. Mangelnde sex. Lust wird meist auf die langjährige Partnerin attribuiert, Suche nach jüngerer Geliebten, erhöhte Scheidungsquote. Gehäuft Verhaltensweisen, die eigentlich typisch für die → Pubertät sind.

Migräne ist ein anfallartig auftretender, meist einseitiger, Kopfschmerz von 4–72 Stunden Dauer, mit Zeiträumen von Tagen bis Jahren zwischen den Anfällen. Es sind mehr Frauen als Männer betroffen. Es gibt ein genetisches Risiko, zunehmend mehr Kinder leiden darunter. Ursachen: Zentraler „Migräne-Generator" im Hirnstamm, Schwankungen des Botenstoffs Serotonin, leichte Entzündungen der Hirngefäße. Es gibt individuell unterschiedliche Auslösefaktoren (Trigger), z. B.: Stress, Überreizung (Lärm, grelles Licht), Schlafmangel, körperliche Anstrengung, hormonelle Schwankungen, Nahrungsmittelallergien, Nikotin, Alkohol, Medikamente. Ein Kopfschmerz-Tagebuch kann helfen, Auslöser festzustellen. Beim *Status migraenosus* geht ein Migräneanfall in den nächsten über. *Somat.*: (1) Vorphase (Prodromal): Abrupte Stimmungsveränderungen Stunden bis Tage vor dem Anfall, Appetitlosigkeit oder Heißhungerattacken. (2) Auraphase: Man unterscheidet Migräne mit Aura und ohne Aura. Wenn keine Aura vorliegt treten Übelkeit, Lichtscheue und Lärmempfindlichkeit zusammen mit einem pulsierenden, hämmernden oder bohrenden Kopfschmerz auf. Wenn es eine Auraphase gibt, treten neurologische Symptome (bei ca. 10 % der Betroffenen) mit Photopsien (heller, leicht oszillierender Zackenkranz, der von der Mitte zur Peripherie des Gesichtsfeldes wandert und einem Gesichtsfeldausfall nach sich zieht) auf. Oft auch halbseitige Sensibilitätsstörungen und Lähmungen, Sprachstörungen oder Schwindel. Aura-Symptome beginnen, breiten sich aus, intensivieren sich und klingen wieder ab. Gesamtdauer meist weniger als 1 Stunde. (3) Kopfschmerzphase: Zunehmende, stechend-bohrend-pulsierende Kopfschmerzen, Übelkeit, Erbrechen, Lichtscheu. Bei der *„migraine* *accompagnée*" zusätzlich neurologische Symptome: Durch das Gesichtsfeld ziehende Flimmerskotome, Kribbeln, lähmungsartige Schwächen in einem Gliedmaß, Schwindel. (4) Rückbildungsphase: Abnahme der Symptome, Müdigkeit, Abgeschlagenheit, totale Erschöpfung. *Psy.*: Im akuten Anfall → neuropsycholog. Störungen, → Hypersensibilität, sozialer Rückzug. Bei häufiger Frequenz der Attacken oft zwanghaft ritualisiertes Verhalten, um potentielle Auslöser zu vermeiden.

Mikroangiopathie ist eine arteriosklerotische Veränderung kleiner Blutgefäße (Arteriolen u. Kapillaren), parallel existiert meist auch eine Makroangiopathie (bezogen auf große Blutgefäße). Ursachen z. B.: Bluthochdruck, Diabetes mellitus, Stoffwechselerkrankungen (→ Morbus Binswanger). *Somat.*: Minderdurchblutungen, die allmählich zur Nekrose (Absterben von Gewebe) führen. Schwerwiegendste Folgen sind Nierenversagen, Blindheit, Herzinsuffizienz, neurologische Störungen und arteriosklerotische → Enzephalopathie. *Psy.*: Zunehmende → neuropsycholog. Störungen, Persönlichkeitsveränderungen, demenzielle Entwicklung.

Mikrozephalus (Mikrozephalie) ist ein angeborenes, zu kleines Großhirn (Anenzephalus ist das völlige Fehlen der Großhirn-Hemisphären; diese Kinder sind nach der Geburt meist aber nur wenige Tage überlebensfähig). Mikrozephalus kann durch genetische Defekte (z. B. → Down-Syndrom oder → Katzenschrei-Syndrom), durch fruchtschädigende Einflüsse während der Schwangerschaft (z. B. Alkohol- oder Rötelnembyopathie) oder als Folge der Einwirkung giftiger Substanzen in einem sehr frühen Stadium der Embryonalentwicklung bedingt sein. *Somat.*: Fehlende oder niedrige Stirn mit vorspringenden Augenwülsten und fliehendem Kinn („Vogelgesicht"), z. T. auch → Hydrocephalus („Wasserkopf"). Massive Entwicklungsverzögerungen mit körperlicher Retardierung, erhebliche neurologische Defizite, spastische Lähmungen, Neigung zu epileptischen Anfällen. *Psy.*: Hochgradige Retardierung mit schwersten Intelligenzdefiziten.

Minimale cerebrale Dysfunktion (MCD): → Wahrnehmungsstörungen, → Aufmerksamkeits-Defizit-Hyperaktivitäts-Syndrom.

Mondphasen haben kaum Einfluss auf die Psyche. Die Anziehungskraft des Mondes ist stets gleich und ändert sich nicht mit den Mondphasen; lediglich bei unbewölktem Nachthimmel und Vollmond ist es draußen heller. Studien zu Aggressivität, Depressivität, Ausbruch psychischer Störungen, Heilungsverlauf von Krankheiten, Häufigkeit von Verkehrsunfällen und Menstruationsbeginn zeigten keinerlei signifikante Korrelation zu den Mondphasen. *Somat.*: – *Psy.*: Schlafstörungen bei Vollmond.

Mongolismus: → Down-Syndrom.

Morbus Addison: → Addisonkrankheit.

Morbus Basedow: → Basedow.

Morbus Binswanger: Nach dem Schweizer Neurologen Otto Binswanger (1852–1929) benannte Hirnerkrankung (Multiinfarktsyndrom). Infolge von jahrelangem überhöhten arteriellen → Blutdruck kommt es zur → Mikroangiopathie mit Schädigung der Gefäßwände (fibrinoide Nekrosen). Folgen sind Minderdurchblutung und thrombembolische Mikroinfarkte des Gehirns (vorwiegend Stammganglien, Marklager, Hirnstamm). Desweiteren findet sich eine diffuse Demyelinisierung des Marklagers. Mangelnde Informationsübermittlung im Gehirn durch Schädigungen der Assoziationsfasern. Zusätzlich existieren alzheimerähnliche Veränderungen. *Somat.*: → Parkinsonismus mit Muskelsteifheit, Zittern und Bewegungsarmut. *Psy.*: Zunehmende → neuropsycholog. Störungen, Routinearbeiten gelingen weiterhin. Typisch ist die Stimmungslabilität (dysphorisch bis depressiv). Zum Teil hypochondrische oder wahnhafte Verhaltensweisen. Im Endstadium vermehrte nächtliche Verwirrtheitszustände mit Agitiertheit, Desorientierung, Verkennung der Umwelt und deliranten Episoden, schließlich Demenz.

Morbus Biermer: → Perniziöse Anämie.

Morbus Crohn ist eine chronisch oder schubweise verlaufende Entzündung des Darms. Es sind die tiefen Wandschichten des gesamten Darms betroffen, v.a. der letzte Teil des Dünndarms (Ileum) und der Dickdarm (Kolon). Überlappungen zur **Colitis ulcerosa**, die sich auf die oberflächlichen Wandschichten des Dickdarms beschränkt; beide gehören zu den chronisch entzündlichen Darmerkrankungen (CED), bei denen das eigene Abwehrsystem den Darm angreift (Autoimmunerkrankungen). Ursachen sind: Genetische Vorbelastung, Nahrungsmittelallergien, oft löst Stress einen Krankheitsschub aus. Die Entzündungen hinterlassen Narben, die den Darm verengen und die Nahrungsaufnahme verschlechtern (→ Hunger), z.T. kommt es zu Abszessen (Eiteransammlungen), Fisteln (fehlerhafte Verbindungsgänge zu anderen Organen) und zu Darmverschlüssen. Bei ⅔ der Morbus-Crohn-Betroffenen werden Operationen nötig. Colitis ulcerosa verläuft meist harmloser mit besserer Prognose. *Somat.*: Bauchschmerzen, bei Morbus Crohn überwiegend im rechten Unterbauch, bei Colitis ulcerosa überwiegend linksseitig; Blähungen, schmerzhafter Stuhldrang, 3 bis 10 Durchfälle pro Tag (bei Colitis meist blutig-schleimig), leichtes Fieber, Appetitlosigkeit, Gewichtsverlust, Krankheitsgefühl. Begleitend z.T. auch allergisch bedingte Gelenk-, Augen-, Leberentzündung, Haut- und Schleimhautveränderungen. Bei erkrankten Kindern: Wachstumsstörungen. *Psy.*: Im Krankheitsschub: Abgeschlagenheit, Leistungsversagen, Depressionen. Aufgrund der Durchfälle Gefahr der → Dehydration (Flüssigkeitsmangel) mit vorübergehenden → neuropsycholog. Störungen; durch mangelhafte Nahrungsverwertung und Appetitlosigkeit Symptome der Unterernährung (→ Hunger). Durch die chronischen

Unterleibsschmerzen z.T. Persönlichkeitsveränderungen (reizbar bis depressiv). Wegen der unberechenbar auftretenden Durchfälle z.T. sozialer Rückzug und sekundäre Neurotisierung; zwanghaftes Meiden potenziell allergieauslösender Nahrungsmittel.

Morbus Gaucher ist eine vererbte Erkrankung des Fettstoffwechsels mit Mangel des Enzyms Glukozerebrosidase. Dieses Enzym findet sich in den Zellen des Monozyten-Makrophagen-Systems. Fehlt es, kommt es zur Anreicherung von Glukozerebrosid, das beim Abbau alter Blutzellen anfällt. Es kann nicht weiter zerlegt werden und sammelt sich in den Gaucher-Zellen in Milz, Leber und Knochenmark an, was zum Funktionsverlust führt. *Somat.*: Vergrößerte Milz und Leber, Blutmangel (→ Anämie), Gerinnungsstörungen, Immunschwäche (Mangel an weißen Blutkörperchen), besonders häufig sind Atemwegsinfekte, Wachstumsstörungen bei Kindern, Knochen- und Gelenkschmerzen, Abbauprozesse des Nervensystems mit Störungen der Bewegungsmotorik, Krampfanfälle. Bei akutem Verlauf: Tod der betroffenen Kinder innerhalb der ersten 3 Lebensjahre; bei mildem subakuten Verlauf: späterer Krankheitsbeginn u. längere Lebenserwartung. *Psy.*: Psychische Retardierung, Verhaltensauffälligkeiten, fortschreitender geistiger Abbau.

Morbus Krabbe (Globoidzellen-Leukodystrophie) ist eine angeborene Stoffwechselstörung (Entmarkungskrankheit des Myelin-Stoffwechsels), bei der die weiße Substanz des zentralen und peripheren Nervensystems (markhaltige Axone) zerfällt. Man unterscheidet die bereits bei der Geburt auffälligen Kinder (infantiler „Früh-Krabbe“) von den „Spät-Krabbe“. *Somat.*: Zunächst unauffällige Säuglinge zeigen nach ca. ½ Jahr vermehrt Versteifung der Glieder, Unruhezustände, später epileptische Krämpfe, Steifigkeit (Spastik), überstreckter Rücken, Bewegungslosigkeit. Im weiteren Verlauf: Schluckstörungen, Erblindung. Die infantile Form wird selten älter als 1 Jahr. Bei Spät-Krabbe-Kindern dieselben Störungen, aber später und abgemildert. *Psy.*: Beim Spät-Krabbe: Entwicklungsverzögerungen, schwere geistige Defizite.

Morbus Niemann-Pick ist eine angeborene Störung des Lipid- und Lipoidstoffwechsels (Körperfette). Beim Typ A wird durch Fehlen eines Enzyms Sphingomyelin (ein Fett in Nervenscheiden) nicht abgebaut und sammelt sich an. Dies führt zu schweren neurologischen Störungen, die Kinder werden kaum älter als 5 Jahre. Typ B tritt erst ab ca. 10 Jahren auf und zeigt wenig neurologische Beschwerden. Beim Typ C kommt es zur Anhäufung von Cholesterin und anderen Stoffwechselprodukten. Dieser Subtyp bricht erst im Schul- oder Erwachsenenalter aus. *Somat.*: Probleme bei der Nahrungsaufnahme, aufgetriebener Bauch (Milz- und Lebervergrößerung), Gelbsucht, hämatologische Anomalien (→ Anämie), Lungenschwierigkeiten (z.B. Kurzatmigkeit), Infektanfälligkeit, neurologische Auffälligkeiten. Beim Typ A sehr rascher körperlicher

Verfall. Typ B: Kleinwuchs. Typ C: Schlaf-, Bewegungs- und Sehstörungen, → Kataplexie, epileptische Anfälle, Kälte- und Wärmeunempfindlichkeit. *Psy.*: Zunehmender Verlust einfacher Fähigkeiten, Sprach- und Sprechstörungen, Lernschwierigkeiten, fortschreitender intellektueller Abbau, teilw. reaktive Depressionen, Demenz.

Morbus Wilson: → Hepatozerebrale Degeneration.

Morphium: → Opiate.

Motion sickness: → Seekrankheit.

Mouches volantes (Flying Flies) sind Unreinheiten (z.B. Abbauprodukte, Zellreste), die im oder auf dem Auge schwimmen. Sie können nur bei bestimmtem Lichteinfall wahrgenommen werden (im Dunkeln sitzend, Richtung Fenster blickend), man nimmt sie dann aber vergrößert wahr (wie durch ein Mikroskop). Typisch ist das Wegtreiben, sobald man versucht, hinzublicken, kurz danach trudeln die Objekte aber wieder in die Mitte des Gesichtsfeldes. *Somat.*: Normales Abbauprodukt, in der Regel kein Anzeichen für eine körperliche Erkrankung. *Psy.*: Gelegentlich als Halluzination fehlgedeutet oder als Parasiten im Auge.

Mukolipidosen und **Mukopolysaccharidosen:** Sehr seltene, vererbte Kohlenhydrat-Stoffwechselstörungen. Mukolipidose entsteht aufgrund von Enzymmangel (bei der Mukolipidose-I Neuraminidasemangel, bei der Mukolipidose-II und -III Phosphattransferasemangel), was zu Störungen im Abbau bestimmter Zuckerketten führt. Bei den Mukopolysaccharidosen liegen Enzymdefekte im Faser- und Knorpelgewebsstoffwechsel vor, sowie Defekte lysosomaler Enzyme für den Abbau komplexer Kohlenhydrate (Mukopolysaccharide). *Somat.*: Funktionsstörungen an Leber, Milz, Auge, Gehirn, Körper- und Skelettbau, schwere Bewegungsstörungen. Bei Mukolipidose: auffallende Gesichtszüge (dicke Wangen u. Augenlider, kleine Nase mit flacher Nasenwurzel, hohe Stirn, dichte Haare, tiefsitzende Ohren, breiter Mund, kleine Zähne), kurzer Hals, dünne Brust bei großem Bauch, Buckel, kurze Extremitäten, Tatzenhände, Kleinwuchs. *Psy.*: Entwicklungsverzögerung, schwere geistige Retardierung.

Mukoviszidose (zystische Fibrose) ist eine genetisch bedingte Stoffwechselerkrankung (die Epithelzellmembranen weisen defekte Clorid-Kanäle auf). Der Wassergehalt von Sekreten im Bronchial-, Verdauungs-, Geschlechtssystem und in den Schweißdrüsen ist zu niedrig, es bildet sich zähflüssiger Schleim. Insbesondere in der Lunge kann das Sekret nicht abtransportiert werden und stellt einen guten Nährboden für Krankheitserreger dar. (s.a. → Lungenerkrankungen). *Somat.*: Chronischer Husten, häufige Lungenentzündungen, Lungenschwäche mit Sauerstoffmangel und Erstickungsanfällen (Folge des chronischen Sauerstoffmangels sind „Uhrglasnägel“ und „Trommelschlägelfinger“). Verdauungsstörungen, chronische Durchfälle, hohes Risiko für: Diabetes, Untergewicht, Gallensteine, Unfruchtbarkeit. *Psy.*: Reaktive

Depressionen, posttraumatisches Belastungssyndrom, Ängste. Bei häufigem starken Sauerstoffmangel (→ Hypoxie) können sich u. U. → neuropsycholog. Störungen entwickeln.

Multiinfarkt-Demenz (vaskuläre Demenz) entsteht als Folge von Durchblutungsstörungen des Gehirns. Ursache sind Verengungen oder Verschlüsse von Hirn-Blutgefäßen (→ Arteriosklerose, → Mikroangiopathie). Hierdurch kommt es zum Sauerstoffmangel (→ Ischämie) und zum Absterben von Hirngewebe. Die Funktionsausfälle sind zunächst gering und bilden sich anfangs gut zurück. Durch stetig weitere minimale „Schlägele" kommt es aber zur zunehmenden Schädigung. Typisch sind die plötzlichen, sprunghaften Verschlechterungen. Risikofaktoren sind: Arteriosklerose, Rauchen, Herzerkrankungen, hoher Blutdruck, Übergewicht, hohe Cholesterinwerte, Diabetes. *Somat.*: Neurolog. bedingte Lähmungen, Bewegungs-, Koordinations- und Sensibilitätsstörungen (früher und häufiger als bei der Alzheimer-Demenz). *Psy.*: Zunehmende → neuropsycholog. Störungen, Persönlichkeits- u. affektive Veränderungen. Typisch ist anfangs eine hohe, durchblutungsbedingte Variabilität geistiger Leistungen und zunächst gute Wiederherstellung. In der Endphase schwerste kognitive Defizite (wie bei anderen Demenzen).

Multiple Sklerose (MS, Enzephalomyelitis disseminata) ist die häufigste neurologische Erkrankung des (jungen) Erwachsenenalters. Sie kann schubweise oder chronisch verlaufen und gut- oder bösartig sein. Ursache ist eine Autoimmunerkrankung mit multiplen Entzündungen der Isolationshüllen (Markscheiden) der Nervenfasern des Zentralen Nervensystems (ZNS). Die Entzündungsherde werden später durch Narbengewebe ersetzt, dadurch entsteht eine krankhafte Verhärtung (Sklerosierung) des Gehirns. Bei der schubweise verlaufenden, gutartigen Form kommt es meist zur Rückbildung der Symptome in den schubfreien Zeiten. *Somat.*: Augenschmerzen, schleierartige Sehstörungen (Entzündung des Sehnerven), Doppelbilder, Sensibilitätsstörungen (Taubheitsgefühle oder Ameisenlaufen), anfangs als Kraftlosigkeit empfundene Muskellähmungen (oft nur einseitig), steife Muskulatur, Müdigkeit, Nackenbeugezeichen (schmerzhafter Schlag entlang der Wirbelsäule bei Beugung des Kopfes nach vorne), später zunehmende Gleichgewichtsprobleme, Gangunsicherheit, Zittern, Harninkontinenz, Geschmacks-, Sexual- und Schlafstörungen. *Psy.*: Lese-, Wortfindungs- und Sprechschwierigkeiten (langsam-schleppende Sprache mit abgehackten Silben); Stimmungsschwankungen (reizbar bis euphorisch), depressive Symptome, z. T. Antriebslosigkeit.

Multisystematrophie (MSA) ist eine degenerative Erkrankung des Zentralnervensystems, bei der mehrere Hirnteile betroffen sind (z. B. Kleinhirn, Hirnstamm, Pyramidenbahnen, extrapyramidales System). Typisch ist die relativ rasche Verschlimmerung der Symptomatik. *Somat.*: Standunsicherheit, häufige Stürze, Zittern, Muskelzuckungen der Extremitäten, → Parkinson-Symptomatik (Bewegungsarmut, Muskelsteifheit, Zittern), Mängel der Blutdruckregulation (Schwarzwerden vor den Augen beim Aufstehen), Gleichgewichts-, Bewegungs-, Blasen-, Erektions-, Schluck- und Schlafstörungen (→ REM-Schlaf-Verhaltensstörung, Schlafapnoe). *Psy.*: Sprachstörungen (Dysarthrie), weitere neuropsychologische Defizite sind eher selten.

Münchhausen-Syndrom wurde benannt nach dem gleichnamigen Lügen-Baron. Kennzeichen ist krankhaftes Lügen (*Pseudologia phantastica*) selbst bei Kleinigkeiten, bei denen das Lügen keinen Sinn macht. Im medizinischen Bereich werden Krankheiten vorgetäuscht, oft ziehen die Betroffenen von einem Arzt/Krankenhaus zum nächsten. Nicht selten werden diverse Eingriffe und sogar Operationen vorgenommen. Eine Sonderform ist das „Münchhausen-Syndrom *by proxy*", hier wird von dem Betroffenen ein Familienangehöriger (meist das Kind) so manipuliert, dass ständige Krankenhausaufenthalte erzwungen werden.

Muskatnuss wird als Gewürz benutzt. Eine Überdosis kann aber giftig sein. *Somat.*: Übelkeit, Erbrechen, Magenschmerzen, Mundtrockenheit, Kopfschmerzen, Herzrasen, Bluthochdruck, Schwindel, Zittern, epilept. Krämpfe, Leberschädigung. *Psy.*: Ruhelosigkeit, Angst, Halluzinationen, Levitationsphänomene.

Myokardinfarkt: → Herzinfarkt.

Mykose: → Pilzerkrankung.

N

Nagellackentferner enthält → Aceton oder → Isopropylalkohol; letzteres wird z. T. als Ersatzdroge von → Alkoholikern getrunken.

Narkolepsie sind anfallartige Zustände von Schlafdrang mit Störung der Schlafrhythmik; Beginn meist ab dem 25. Lebensjahr, überwiegend Männer, bei Kindern selten. Ursachen sind Schäden der Wach-Schlaf-Steuerung im Gehirn mit Verlust der Hypokritin-Zellen im Hypothalamus und Störungen bestimmter Botenstoffe (→ Azetylcholin, → Noradrenalin), vermutlich auf Basis einer erblichen Komponente. *Somat.*: Phasenweise hohe Tagesmüdigkeit, plötzliches Einschlafen am Tag mit Dauer von Sekunden bis Minuten; z.T, werden Handlungen hierbei automatisiert weitergeführt, z. T. gepaart mit → Kataplexie (plötzliche Muskelerschlaffung). Nachts wenig erholsamer, fragmentierter Schlaf mit verschobenen Traumphasen. Bei nächtlichem Aufwachen oft Schlaflähmungen (Schlafparalyse), der Betroffene fühlt sich hellwach, kann sich aber beim besten Willen nicht bewegen. *Psy.*: Häufige visuelle (hypnagoge oder hypnopompe) Halluzinationen, überwiegend nachts. Vom Umfeld mitunter als „Schlafmützen" beschimpft, kann es sekundär zu Depressionen kommen. Häufig ist die bisherige Berufsausübung nicht mehr möglich (Kfz-Führen, Kundenverkehr, Maschinenbedienung). Halluzinationen und Anfälle von Schlaflähmung können zu reaktiven Ängsten führen.

Narkose: → Operation.

Narkotika sind Medikamente, mit denen sich über Inhalation oder Injektion eine Sedierung bis hin zum völligen Bewusstseinsverlust auslösen lässt. *Mögl. somat. Nebenwirkg.*: Blutdruckabfall (z. T. auch erhöhter Blutdruck), Atemschwierigkeiten, Übelkeit, Erbrechen, Hautrötungen, Kopfschmerzen, verstärkter Speichelfluss, Schwindel, Herzrhythmusstörungen, Überempfindlichkeitsreaktionen. *Mögl. psy. Nebenwirkg.*: In minimaler Dosierung zunächst euphorische Stimmung, z. T. auch erregte Agitiertheit, Absenkung der sexuellen Hemmschwelle (ähnlich Alkohol), in höherer Dosierung → Benommenheit, Sedierung, neuropsycholog. Störungen, Desorientiertheit, erzwungener Schlaf, halluzinationsartige (Alp)-Träume, Narkose mit völligem Bewusstseinsverlust.

Nasennebenhöhlenentzündung (Sinusitis): Die Nasennebenhöhlen umfassen die Stirnhöhlen (über der Nase), die Siebbeinhöhlen (zwischen Nase und innerem Augenwinkel) und die Kieferhöhlen (beidseitig direkt neben der Nase). Entzündungen treten bei Erkältungen oder Allergien akut auf, sind oft → Allergie bedingt und werden leicht chronisch. Dabei handelt es sich um eine Schwellung der Nasennebenhöhlenschleimhaut mit anfangs schleimiger, bei bakteriellem Infekt rein eitriger Absonderung. *Somat.*: Bei der akuten Sinusitis: Schnupfensymptome (Schwellung der Nasenschleimhaut, erschwerte Nasenatmung, eitrig-gelber Ausfluss aus der Nase), Druckgefühl und z. T. starken Schmerzen im Bereich der Nebenhöhlen, hinter den Augen oder über den Zähnen, Krankheitsgefühl, leichtes Fieber, starke Kopfschmerzen. Bei der chro-

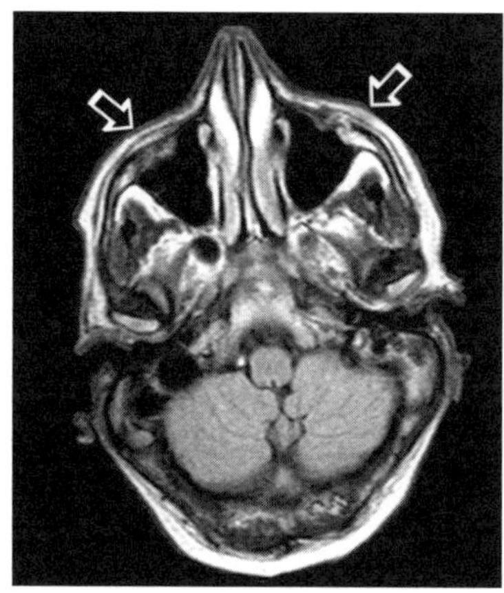

Abb. 42: Nasennebenhöhlen

nischen Form: Unspezifisches Druckgefühl im Gesichtsbereich, häufige mittelgradige Kopfschmerzen, dauerhaft verstopfte Nase (Folge: Nasentropfenabhängigkeit), allgemeines Schwächegefühl. Die Infektion kann sich ausbreiten und den Sehnerv angreifen (Gefahr der Erblindung) oder zur → Hirnhautentzündung (Meningitis) führen. *Psy.*: Durch Infektion in direkter Nähe zum Gehirn Konzentrationsdefizite, kognitive Schwierigkeiten, ständige Abgeschlagenheit und Unlust. Bei der chronischen Form reaktive Depressivität und oft sozialer Rückzug durch Kopfschmerzen und Unwohlsein.

Natrium: → Hypernatriämie, → Hyponatriämie.

Near-Death-Studies: → Sterbe-Erlebnisse.

Nebennieren liegen an der Niere und produzieren Hormone. Im (1) Nebennierenmark werden → Adrenalin und → Noradrenalin hergestellt, gespeichert und auf Anregung des sympathischen Nervensystems freigegeben. Die (2) Nebennierenrinde bildet Mineralkorticoide, Glukocorticoide und Sexualhormone. → Aldosteron wirkt auf die Niere, es reguliert Elektrolyt- und Wasserhaushalt und damit auch den Blutdruck. → Cortisol und das Cortison steuern die Stressbewältigung, sie erhöhen in Stresssituationen den Blutzucker und besitzen antientzündliche Effekte (Immunsuppression). In der Nebennierenrinde werden außerdem Sexualhormone (Androgene) hergestellt, insbesondere → Testosteron und → DHEA.

Nebenniereninsuffizienz ist die mangelhafte Funktion der Nebennieren (→ Hormone). Man unterscheidet: (1) Die primäre Form (→ Morbus Addison) durch Autoimmunerkrankungen, Krebs, Infektionen (z. B. Tbc), Blutungen und Medikamente (z. B. Enzymblocker). (2) Die sekundäre Nebenniereninsuffizienz durch verminderte Sekretion des → Hormons ACTH aus der Hypophyse, das die Hormonproduktion in der Nebenniere steuert. Unsachen dafür können lang andauernde → Cortison-Einnahmen sein, Tumoren, Trauma, Entzündungen etc. Siehe auch: → Cushing-Syndrom. *Somat.*: Müdigkeit, Muskelschwäche, bräunliche Hautverfärbung, niedrige Pulsfrequenz und Blutdruck (Hypotonie), Veränderungen des Blutbildes. Bei → Addison-Krise auch Delir. *Psy.*: Apathie, Depressionen und sozialer Rückzug. Bei → Addison-Krise auch Psychosen.

Nebennierenadenom: Ein Adenom ist ein gutartiges Geschwulst aus Schleimhaut oder Drüsengewebe, das u. U. Hormone herstellen kann. Die Nebennierenrinde produziert Mineralokortikoide, Androgene und Glukokortikoide (→ Hormone). Das Nebennierenmark schüttet → Adrenalin und → Noradrenalin aus. *Somat./ Psy.*: Folgen sind z. B. → Cushing-Syndrom (übermäßigen Produktion von → Cortisol) oder das Conn-Syndrom (primärer Hyperaldosteronismus mit zu hoher Aldosteron-Produktion; Folgen sind z. B. hoher Blutdruck, → Elektrolytveränderungen, Muskelschwäche und -krämpfe, gesteigerter

Durst, Lähmungen, Herzrhythmusstörungen). Andere Nebennierenadenome bewirken erhöhte Produktion von → Androgenen (männliche Geschlechtshormone, Folge: Vermännlichung bei Frauen) und → Östrogenen (weibliche Geschlechtshormone; Folge beim Mann: Verweiblichung mit Brustentwicklung, Rückbildung der Hoden, Abnahme der sexuellen Lust, Stimmveränderungen). Bildet der Tumor einen Überschuss der Stresshormone Adrenalin und Noradrenalin, so kommt es zu anfallsweisem Bluthochdruck mit Herzklopfen, Herzrhythmusstörungen, Kopfschmerzen, Schwitzen, Blässe, Übelkeit, Gewichtsabnahme (s. auch: → Phäochromozytom).

Nebennierenkarzinom ist ein seltener, meist aber bösartiger Krebs, der schon im Kindesalter auftreten kann und zum → Cushing-Syndrom führt. Der Tumor kann hormonaktiv (Vermehrung der Hormonproduktion) oder nicht hormonaktiv sein (Verminderung der Hormonproduktion durch Verdrängung gesunden Gewebes). *Somat./Psy.*: Symptome ähnlich wie → Nebenniereninsuffizienz, → Nebennierenadenom bzw. auch → Phäochromozytom. Infolge der Raumverdrängung durch den Tumor kommt es zusätzlich zu aufgetriebenem Bauch, Druckgefühl, Appetitlosigkeit und Gewichtsabnahme.

Nebenschilddrüse befindet sich an der Rückseite der Schilddrüse. Die dort liegenden vier Epithelkörperchen bilden → Parathormon, das Wirkung auf Kalziumspiegel, Knochenstoffwechsel und Nierenfunktion hat. Zur Nebenschilddrüsenüberfunktion (→ Hyperparathyreoidismus) kommt es z. B. durch einen Tumor (meist → Adenom); sekundär auch bei chron. Niereninsuffizienz (→ Nierenfunktionsstörung). Folge ist erhöhter Kalziumspiegel (→ Hyperkalzämie). Zur Unterfunktion (Hypoparathyreodismus) kommt es, z. B. nach Operationen oder Bestrahlung der Schilddrüse. *Somat.*: (1) Überfunktion: Nierenschwäche (Insuffizienz), Nierensteine, Osteoporose, Knochenschmerzen, erhöhtes Risiko für: Bauchspeicheldrüsenentzündung, Magen- und Zwölffingerdarmgeschwür. (2) Unterfunktion: Muskelkrämpfe (Tetanie), Sensibilitätsstörungen, Durchfälle, Harndrang, Atemnot, epilept. Anfälle, Haut-, Nagel- u. Haarveränderungen, Verkalkung der Augenlinse oder der Basalganglien im Gehirn. *Psy.*: (1) Überfunktion: Allgem. Verlangsamung, depressionsähnliche Verstimmungen. Bei schwerer Hyperkalzämie: Halluzinationen und Verwirrung. (2) Unterfunktion: Unruhe, Angst, Reizbarkeit.

NET-Syndrom: → Neuroendokrine Tumore.

Neuroborreliose: → Borreliose.

Neurodermitis (atopische Dermatitis, atopisches Ekzem, endogenes Ekzem) ist eine chronisch schubweise auftretende Entzündung der Haut, infolge einer Überfunktion des Immunsystems meist auf genetisch bedingter Basis. Es werden große Mengen Antikörper gebildet (Immunglobuline der Klasse E, IgE), außerdem wird → Histamin ausgeschüttet, das den Juckreiz hervorruft. Auslöser sind individuell unterschiedlich, z.B. Infektionen, Hitze/Kälte, Hautreizung (z.B. Wolle), Nahrungsmittel- und andere Allergien, Stress. *Somat.*: Trockene, raue, schuppige Haut mit Mangel an Hautfetten, gestörte Schweißbildung und Temperaturregelung der Haut. Bei Kleinkindern: Milchschorf, später Ekzeme an den Streckseiten der Gelenke und im Gesicht, Hals und Oberkörper. Quälender Juckreiz mit nicht unterdrückbarem Kratzen, welches das Jucken aber weiter verstärkt, dadurch Schlafstörungen. Bei chronischer Neurodermitis: Baumrindenartige Vergröberungen der Haut (Lichenifikation), juckende und stark zerkratzte Knoten am ganzen Körper. Neigung zu Hautinfektionen u. Entzündungen der Augenbindehäute. *Psy.*: Im akuten Schub: Gefühle von Hilflosigkeit, Ausgeliefertsein und Angst. Durch den Schlafmangel Konzentrationsdefizite, z.T. erhöhte Reizbarkeit. Bei entstelltem Aussehen oft reaktive Depressivität und sozialer Rückzug.

Neuroendokrines System umfasst alle Zellen, die an der Sekretion und Verarbeitung von Neurohormonen beteiligt sind. Bestehend aus APUD-Zellen (*amine and precursor uptake and decarboxylation-Zellen*), die fähig sind → Hormone herzustellen, zu speichern, bei Bedarf abzugeben, bzw. darauf zu reagieren. Zum neuroendokrinen System gehören u.a. Hypothalamus, Hypophyse, Nebenschilddrüse, Verdauungstrakt (z.B. Bauchspeicheldrüse), Nebennierenmark, (Para-)Sympathikus; Eierstöcke und Hoden. Mit dem Begriff wird die Trennung von Hormon- und Nervensystem weitgehend aufgegeben, da oft gleiche Botenstoffe benutzt werden und die Wechselwirkungen stark verzahnt sind. Erkrankungen siehe z.B.: → Addison-Krankheit, → Basedow, → Blutzucker, → Cortisol, → Cushing-Syndrom, → Hashimoto-Thyreoiditis, → Hepatozerebrale Degeneration, → Hyperparathyreoidismus, → Hyperthyreose, → Nebenniereninsuffizienz, → Nebennierenkarzinom.

Neuroendokrine Tumore (Apudom, Karzinoid, endokriner Tumor, Kulschitzky-Tumor) entstehen durch übermäßiges Wachstum von entarteten Zellen des → neuroendokrinen Systems. Ein Teil der Tumore ist hormonaktiv (NET-Syndrom) und führt zur Hormonüberproduktion; der andere Teil ist nicht-hormonaktiv, verdrängt gesundes Gewebe und führt zur hormonellen Unterfunktion. Karzinoide können gutartig (benigne, abgegrenzt, nicht invasiv) oder bösartig (maligne, infiltrativ, metastasenbildend, karzinogen) sein; sie können je nach Typ schnell oder langsam wachsen. Neuroendokrine Tumore kommen z.B. vor in: Magen, Darm, Bauchspeicheldrüse, Bronchialsystem, Eierstöcken, Thymusdrüse usw. *Somat./Psy.*: Je nach betroffenem hormonellen Gewebe. Weiteres s. z.B. → Akromegalie, → Blutzucker, → Cushing-Syndrom, → Hyperprolaktinämie, → Hypophysenadenom, → Hypophysentumor, → Insulinom, → Impotenz, → Intersexualität, → Nebennierenadenom, → Nebennierenkarzinom, → Krebserkrankungen,

→ Phäochromozytom, → Schilddrüsenadenom, → Testosteron, → Vasopressin.

Neuroleptika (Antipsychotika) sind Medikamente, die beruhigend wirken und Wahn und Halluzinationen verringern. Man unterscheidet: (1) Niederpotente Neuroleptika haben eine schwach anti-psychotische aber stark beruhigende, schlaffördernde Wirkung und werden gegen Angst, Erregungszustände, Manien, Schlafstörungen, Schmerzen, Erbrechen, bei Alkoholentzug und zur Unterstützung von Narkosen eingesetzt. (2) Hochpotente Neuroleptika werden zur Behandlung der produktiven Symptomatik bei Schizophrenie und anderen Psychosen verabreicht, sie sind stark antipsychotisch und nur schwach sedierend. Man trennt außerdem die älteren (klassischen, typischen) Neuroleptika, mit erheblichen Nebenwirkungen auf die Bewegungsfähigkeit, von den neuen atypischen Neuroleptika, die weniger Nebenwirkungen haben. Die klassischen Neuroleptika blockieren überwiegend das → Dopaminsystem im Gehirn; Medikamente der neuen Generation wirken auf fast alle monoaminergen Transmitter mit unterschiedlichem Profil, haben dadurch ein breiteres Wirkungsspektrum und können besser an die individuellen Probleme angepasst werden. *Mögl. somat. Nebenwirkg.*: Bewegungsstörungen, Muskelverkrampfungen, Unruhe in den Beinen, reversible Früh- bzw. irreversible Spätdyskinesien (z. B. unwillkürliche Schmatz- und Zungenbewegungen), medikamenteninduzierter → Parkinsonimsmus (Bewegungsarmut, erhöhte Muskelspannung, Zittern), z. T. auch Bewegungsunruhe, Müdigkeit, Mundtrockenheit, Schwitzen, Verstopfung, Potenz- u. Menstruationsstörungen, Gewichtszunahme, Blutbildveränderungen. Beim malignen neuroleptischen Syndrom kommt es zu Fieber, Muskelsteifigkeit, Bewegungsstarre, Bewusstseinsstörungen, starkem Schwitzen, beschleunigter Atmung. *Mögl. psy. Nebenwirkg.*: Abhängig vom Typ des Neuroleptikums: beruhigend, sedierend, schlaffördernd, antriebshemmend, → neuropsycholog. Störungen, reduzierte Reaktionsfähigkeit, missmutige Stimmung, Depressivität.

Neuropsychologische Störungen: Kognitive u. psych. Defizite als direkte Folge neurologischer Schäden (z. B. → Enzephalitis, → Enzephalopathie, → Hirntumor, → Schädel-Hirn-Trauma, → Schlaganfall usw.). *Somat.*: Allgem. Verlangsamung, verminderte Reaktionsschnelligkeit, oft Koordinations-, Hör- , Seh- und somatosensorische Wahrnehmungsprobleme. *Psy.*: Konzentrations-, Gedächtnis-, Sprach- (Aphasie) und Intelligenzdefizite, Probleme in den Bereichen Lesen, Schreiben, Rechnen, Orientierung. Häufig auch hirnorgan. bedingte Persönlichkeitsveränderungen (z. B. Affektlabilität, Distanzlosigkeit) und reaktive Angst oder depressive Verstimmungen.

Neurosyphilis (Syphilis, Neurolues): → Progressive Paralyse.

Neurotransmitter sind biochemische Botenstoffe. Aktivierte Neurone erzeugen ein elektrisches Potential, das über ein Axon weitergeleitet wird.

Diese Bahn endet in einem synaptischen Endköpfchen, aus dem dann Botenstoffe freigelassen werden. Diese Neurotransmitter werden von Rezeptoren umliegender Nervenzellen aufgenommen, die dann ihrerseits eine elektrische Erregung erzeugen und weiterleiten. Überschüssige Botenstoffe werden von der Ursprungszelle wieder aufgenommen (*Re-uptake*) oder im Intrazellulärraum enzymatisch inaktiviert und abgebaut (z. B. MAO = Monoaminooxydase, Azetylcholinesterase usw.). Im Gegensatz zu den biochemisch ähnlich oder identisch aufgebauten → Hormonen wirken Neurotransmitter deutlich kürzer, meist nur im Millisekundenbereich. Man unterscheidet: (1) Monoamine (biogene Amine):

Adrenalin: → Adrenalin.

Dopamin: → Dopamin.

Histamin: → Histamin.

Melatonin: → Melatonin.

Noradrenalin: → Noradrenalin.

Octopamin ist ein Neurotransmitter, der normalerweise nur bei wirbellosen Tieren vorkommt. Bei langfristiger Gabe von MAO-Hemmern (→ Antidepressiva) kann Noradrenalin beim Menschen durch Octopamin ersetzt werden, dies verursacht u. a. Blutdruckstörungen (Orthostase-Reaktion) und erhöhte Erregbarkeit von Muskelzellen.

Serotonin: → Serotonin.

Tyramin löst vermehrte Freisetzung von Noradrenalin aus. Es findet sich auch in vielen Nahrungsmitteln (z. B. Käse, Wein, Schokolade) und führt dann u. U. zu Blutdruckkrisen, Kopfschmerzen und Migräne.

(2) Neuropeptide: Neuropeptide wirken wie Hormone, oder sie bewirken als Co-Transmitter eine Modulation der Wirkung anderer Botenstoffe (unterstützend oder hemmend). Sie wirken deutlich langsamer als z. B. die monoaminergen Neurotransmitter. Bislang wurden weit über 60 unterschiedliche Neuropeptide identifiziert, Beispiele sind:

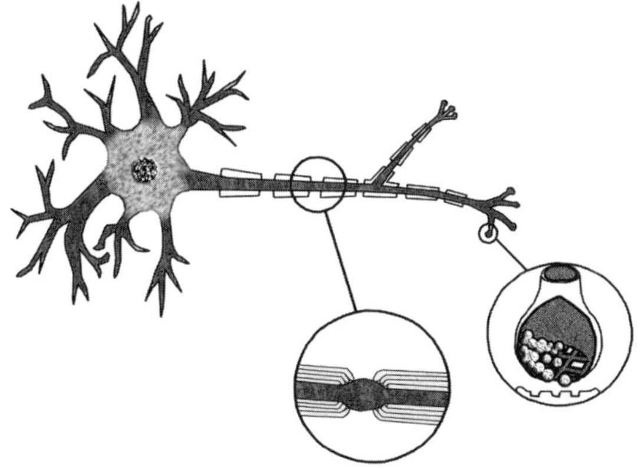

Abb. 43: Neuron mit Axon und synapt. Endkopf, aus dem Botenstoffe freigelassen werden.

Galanin spielt eine Rolle, z.B. bei Nahrungsaufnahme, Verdauung, Stoffwechsel, Reproduktionsfähigkeit, Schmerzwahrnehmung, Steuerung anderer Botenstoffe, Entwicklung des ZNS.

GHRH (*growth hormone releasing hormone*) beeinflusst die Ausschüttung von Wachstumshormonen in der Hypophyse. Eine Überproduktion (z.B. durch einen Tumor) führt zu Hochwuchs (Gigantismus) bzw. bei Erwachsenen zur → Akromegalie.

Hypokretine (Orexine) sind auf andere Nervenzellen erregend wirkende Neuropeptide; sie werden im Hypothalamus produziert und spielen bei der Schlaf-Wach-Regulation eine wichtige Rolle. Bei → Narkolepsie- (zwanghaftes Einschlafen) und → Kataplexie-Patienten (Anfälle plötzlicher Starrheit) ist der Hypokretinspiegel stark erniedrigt.

Neurokinine (Tachykinine) sind Gewebshormone; sie spielen eine Rolle bei Blutdruckregulation, Blutgerinnung, Entzündung und Schmerz. Neurokinin-A wirkt als Neurotransmitter im ZNS erregend auf andere Nervenzellen, Neurokinin-B setzt den Beginn der → Pubertät in Gang, Substanz-P spielt eine Rolle bei Schmerzübertragung und Entzündungsreaktionen.

Neuropeptid-S (NPS) erhöht die Aufmerksamkeit, erzeugt Schlaflosigkeit und hilft beim Verlernen von Angst durch Beeinflussung der Amygdala.

Neuropeptid-Y beeinflusst Neurone des noradrenergen Systems und wirkt damit z.B. auf Blutgefäßkontraktion, Insulinfreisetzung, Magen-Darm-Motilität, Immunsystem, Hunger und Angst.

Opioide sind körpereigene, opiumähnliche Botenstoffe, die auch synthetisch hergestellt werden (z.B. als Medikament). Sie bekämpfen Schmerz und wirken im ZNS beruhigend (sedierend), angstlösend und euphorisierend. Im restlichen Körper führen sie zur verminderten Atmung bis zum Ersticken, zu Verstopfung (Obstipation), Harnverhalt, Hustendämpfung, Herzfrequenz- und Blutdrucksenkung, Pupillenverengung. Zu den Opioiden gehören Endorphin, Enkephalin und Dynorphin.

Oxytocin: → Hormone.

Somatostatin: → Hormone.

Vasopressin: → Hormone.

(3) Aminosäuren:

Gamma-Aminobuttersäure: → GABA.

Glutaminsäure: → Glutamat.

Asparaginsäure (Aspartat) wirkt ähnlich wie → Glutamat auf die NMDA-Rezeptoren, jedoch nicht so stark. Es kommt auch in Nahrungsmitteln vor (z.B. Spargel) und wird in Tablettenform als Nahrungsmittelergänzung verkauft.

Glyzin (Aminoessigsäure) wirkt überwiegend als hemmender Botenstoff im ZNS. Glycin bewirkt z.B. die Herabsetzung des Muskeltonus. Strychnin und Tetanus-Toxin hemmen Glycin, hierdurch kommt es zu lebensbedrohlichen Muskelkrämpfen. An NMDA-Rezeptoren wirkt Glycin stimulierend. Es ist wie Glutamat zur Geschmacksverstärkung (E640) erlaubt.

(4) Sonstige:

Azetylcholin: → Azetylcholin.

Stickstoffmonoxyd (NO) ist ein Co-Transmitter und spielt eine Rolle bei der Erweiterung von Blutgefäßen. Es hat eine schnelle, kurze Wirkung auf die glatte Muskulatur und bewirkt Erschlaffung des Penis.

Niacin (Niacinsäure, Nicotinsäure) ist ein Vitamin B und spielt eine wesentliche Rolle bei Stoffwechselvorgängen und der Regeneration von Haut, Muskeln und Nerven. Es ist z.B. enthalten in: Fleisch, Eiern, Milch, Vollkornprodukten, Erdnüssen, Champignons, Bierhefe. *Somat.*: Niacinmangel hat Pellagra zur Folge, eine Krankheit mit verminderter körperl. Belastbarkeit, Hautveränderungen (Juckreiz), Durchfall, Schleimhautentzündungen, langfristig ZNS-Schädigung. Niacinüberdosierung führt zur Erweiterung der Hautgefäße (rosa Hautfarbe), Blutdrucksenkung, Schwindelgefühlen. *Psy.*: Niacinmangel (Pellagra) hat Leistungsminderung, Depressionen u. (durch ZNS-Schädigung), langfristig Demenz zur Folge.

Niemann-Pick'sche Krankheit: → Morbus Niemann-Pick.

Nierenfunktionsstörungen: Aufgabe der Nieren ist nicht nur die Entfernung von überflüssigem Wasser, sondern primär die Ausscheidung der darin gelösten z.T. giftigen Substanzen. Ist die Nierenfunktion eingeschränkt (Oligurie), dann sammeln sich diese Stoffe an, vergiften den Körper und es kommt zu Ödemen (Wasseransammlungen im Gewebe). Eine Niereninsuffizienz kann akut oder chronisch auftreten, verläuft aber zunächst symptomarm, oft wird die Störung erst bei völligem Nierenversagen entdeckt. Häufigste Ursachen sind: Infektionen, Entzündungen (Glomerulo-Nephritis) und Vergiftungen der Nieren, Zuckerkrankheit (diabetische Nephropathie), Bluthochdruck, Schmerzmittelmissbrauch, Nierensteine. Wenn keine Nierentransplantation möglich ist, wird der Betroffene zum Dialyse-Patienten (→ Dialyse-Enzephalopathie). Siehe auch: → Urämische (nephrogene) Enzephalopathie. *Somat.*: Bei Nierenschwäche: juckende Haut (Einlagerung von Giften), Schlafstörungen durch vermehrt nächtliches Urinieren, Übelkeit, z.T. Erbrechen, Durchfall, Atemschwierigkeiten (durch Wassereinlagerung in der Lunge), Müdigkeit, Kopfschmerzen, Blutdruckschwankungen, Herzrhythmusstörungen, Blutarmut, Gerinnungsstörungen, erhöhte Infektanfälligkeit, Knochenerweichung. Bei völlig fehlender Urinausscheidung (Anurie) kommt es durch die Harnvergiftung zu schweren ZNS-Störungen, epilept. Krämpfen, Koma, Tod. *Psy.*: Bei chron. Nierenschwäche: Leistungsknick, unspezifisches Unwohlsein, zunehmende Konzentrations- und andere → neuropsycholog. Störungen. Bei völlig fehlender Harnausscheidung: Verwirrtheit, Bewusstlosigkeit, Koma.

Nikotin ist ein aus der Tabakpflanze gewonnenes → Alkaloid. Es wirkt in geringer Menge zunächst stimulierend auf die nikotinergen → Azetylcholin-Rezeptoren und fördert die Ausschüttung von → Adrenalin, → Dopamin und → Serotonin. Später wirkt Nikotin dann beruhigend und muskelentspannend. Bei Überdosierung hat es blockierende bis lähmende Wirkung auf das ZNS. Früher wurde es als Pflanzenschutzmittel (Insektizid) eingesetzt; da es Landarbeiter vergiftete, besteht Anwendungsverbot. Beim Rauchen einer Zigarette kommt nur ein Bruchteil des Nikotins in den Körper, dagegen kann der orale Verzehr von Zigaretten, insbesondere bei Kleinkindern, tödliche Folgen haben. Durch Stimulierung des Selbstbelohnungszentrums im Gehirn ist das Suchtpotential hoch, es wird rasch ein unterschwelliges Verlangen erzeugt. *Somat.*: Herzschlagbeschleunigung, Blutdruckerhöhung, vermehrte Magensäureproduktion und Magen-Darm-Tätigkeit, Absinken der Körpertemperatur. Durch Gefäßverengung hohes Risiko für: Durchblutungsstörungen („Raucherbein"), beschleunigte Hautalterung, Impotenz, vorgezogene → Wechseljahre, schlechtere Wundheilung. Stark erhöhtes Risiko für: Maculadegeneration mit Erblindung, Herzinfarkt, Schlaganfall, Krebs. Überdosierung (Verzehr von Zigaretten oder Nikotin-Tabletten): Durchfall, Übelkeit, Erbrechen, Herzrasen, Schwindel, Rausch, Krämpfe, (Atem-)Lähmungen, Tod. Bei Nikotin-Entzug: Kopfschmerzen, unspezifisches Unwohlsein. *Psy.*: Kurzfristig anregend, leistungssteigernd, verbesserte Aufmerksamkeits- und Gedächtnisfunktionen, Appetitverringerung, dezent euphorisierende Wirkung. Langfristig Aufmerksamkeitsverringerung mit Konzentrationsverbesserung nur nach dem Rauchen. Aufgrund der gefäßverengenden Wirkung erhöhtes Risiko einer Demenz. Überdosis: Angstzustände (durch Herzrasen). Bei Nikotin-Entzug: Stimmungslabilität mit Unruhe, Reizbarkeit, Aggressionen oder Depression.

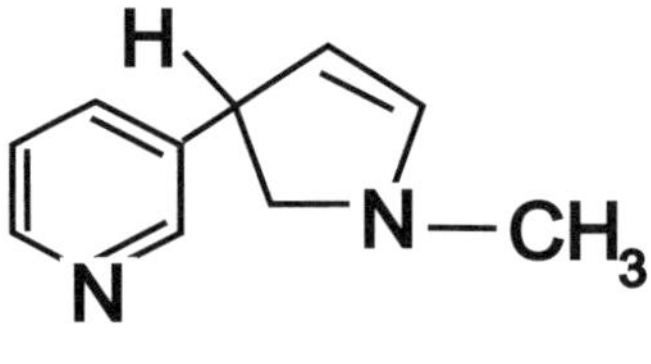

Abb. 44: Chemische Formel von Nikotin

Nootropika: → Antidementiva.

Noradrenalin und → Adrenalin werden als Hormone in Nebennierenmark und Zellen des sympathischen Systems gebildet; dieselben Substanzen kommen auch als → Neurotransmitter vor. Ausgehend vom Locus Coeruleus bildet Noradrenalin ein Transmittersystem im Gehirn. Die hormonelle Wirkung von Noradrenalin ist überwiegend ähnlich aber schwächer als die von Adrenalin, z. T. allerdings auch entgegengesetzt.

Somat.: Als Hormon Herzfrequenz- u. Blutdrucksteigerung, Gefäßverengung, Schleimhautabschwellung, kaum Wirkung auf den Blutzuckerspiegel, schmerzhemmende Wirkung. *Psy.*: Als Neurotransmitter im ZNS hat es aktivierende Wirkung und ist für Wachheitsgrad, Aufmerksamkeit und Entstehung von Angst verantwortlich. Überfunktion führt z. B. zu Erregung, Panik, Albträumen, z. T. zu Halluzinationen. Unterfunktion / Hemmung führt zu Müdigkeit, Sedierung. Ein zu geringer Noradrenalinspiegel steht in Relation zur Depression. Das → Aufmerksamkeits-Defizit-Hyperaktivitäts-Syndrom wird mit Medikamenten behandelt, die den Noradrenalin- und Dopamin-Spiegel im Gehirn anheben. → Amphetamine, → Kokain, → Nikotin erhöhen den Noradrenalinspiegel. Siehe auch: → Phäochromozytom.

Normdruck-Hydrocephalus: Das Gehirn schwimmt in *Liquor cerebrospinalis*, einer Flüssigkeit, die fortlaufend im Gehirn gebildet wird (ca. 500 ml tgl.) und auch wieder abgebaut werden muss. Bei einem → Hydrocephalus ist diese Balance gestört. Bei Kindern kommt es hierdurch zum „Wasserkopf" (→ Hydrocephalus), bei Erwachsenen kann durch Liquorstau der ideopathische Normdruck-Hydrocephalus entstehen. Die meiste Flüssigkeit befindet sich in den Ventrikeln des Gehirns, die sich aufblähen und auf das Gehirn drücken. Dieser Überdruck ist oft nur nachts bemerkbar, tagsüber ist er normal. Beim Normdruck-Hydrocephalus existiert also eine geringe Erhöhung des Liquordruckes, er kommt meist im Alter vor (mehr Männer als Frauen), wird aber selten erkannt. Therapie: Legung eines Shunt-Ventil-Systems. *Somat.*: Häufige Kopfschmerzen (bes. nachts und morgens), Geh- und Bewegungsstörungen (Schlurfen, Stolpern, Sturzneigung) bei nächtlichem Aufstehen, Schwindel, Harninkontinenz, Sehstörungen. *Psy.*: „Startschwierigkeiten" am frühen Morgen, Reizbarkeit, Müdigkeit, zunehmende Gedächtnisschwierigkeiten, Wesensveränderungen, Apathie, leichte Demenz, Bewusstseinsstörungen.

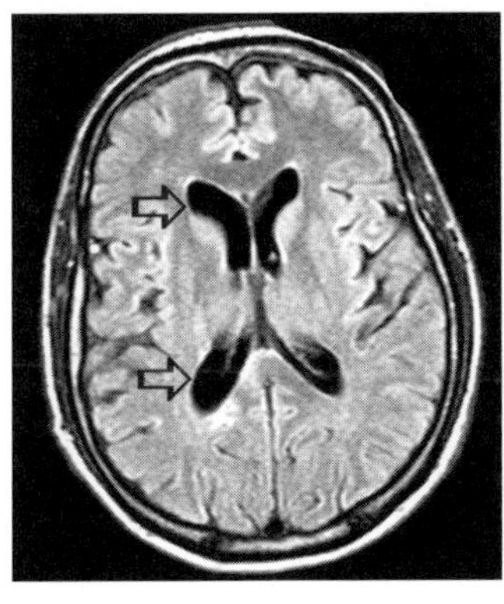

Abb. 45: Normdruck-Hydrocephalus: geringe Erhöhung des Liquordrucks in den Ventrikeln (s. Pfeile).

Nucleus accumbens: → Selbstbelohnungssystem.

O

Ohnmacht (Synkope, Kollaps) ist ein max. 1 Min. dauernder Bewusstseinsverlust durch vorübergehenden Sauerstoffmangel im Gehirn. Bei längerer Dauer spricht man von Bewusstlosigkeit. Ursachen sind z. B.: → Blutdruckabfall, Blutarmut (→ Anämie), → Herzinsuffizienz, → Transitorische ischämische Attacken, starke Reizung des Nervensystems (z. B. Schlag an Kopf oder Hals, plötzliche massive Schmerzen), Unterzuckerung (→ Blutzucker). *Somat.*: Im Vorfeld meist Schwindelgefühle, Blässe, Übelkeit, Schwitzen, verlangsamter Puls (z. T. aber auch kompensatorisches Herzrasen), dann sackt die Person in sich zusammen und ist kurzfristig nicht mehr ansprechbar. *Psy.*: Durch Blutdruckabfall im Vorfeld oft → neuropsycholog. Störungen; reaktive Angst vor Peinlichkeit d. Umfallens in der Öffentlichkeit.

Onkologie: → Krebserkrankungen.

Opiate wirken auf opioide Rezeptoren im Gehirn (→ Neurotransmitter). Hierzu gehören das, aus dem Schlafmohn produzierte, Rohopium und das daraus gewonnene stärkere Morphium, welches auf chemischem Weg zu Heroin veredelt werden kann. Während Opium überwiegend geraucht wird, lassen sich Morphium und Heroin injizieren und führen so zum intensiven „Flash". Ein synthethisches Opiat, das keine Glücksgefühle vermittelt, ist die Ersatzdroge → Methadon. Codein, ein → Hustenmedikament, gehört zu den Opiaten. *Somat.*: Schmerzstillung, Dämpfung des Atemzentrums (Atemstillstand bei Überdosis), Verkrampfungen im Magen-Darm-Bereich, Harnverhaltung, Blutdruckregulationsstörung. *Psy.*: Im akuten Rausch: starkes Glücksgefühl, gefolgt von intensiven Wachträumen (Morphium von *morpheus* = Gott des Schlafs), Angstreduzierung (Heroin von *hero* = Held). Bei dauerhafter Einnahme: zunehmende Persönlichkeitsveränderungen, amotivationales Syndrom, Vernachlässigung des Äußeren, Interesselosigkeit, sozialer Rückzug, Apathie, Verwahrlosung.

Opioide: → Neurotransmitter.

Opioid-Agonisten sind Medikamente, die überwiegend zur Schmerzhemmung, bei sonst unbehandelbaren chronischen oder sehr starken Schmerzen, eingesetzt werden (z. B. Codein, Fentanyl, Hydromorphon, Methadon). Sie wirken an Empfangsstellen für → Opioide, sowohl am peripheren Schmerzrezeptor als auch im Gehirn. *Mögl. somat. Nebenwirkg.*: Atemhemmung, Unterdrückung des Hustenreizes, Blutdrucksenkung, Kreislaufstörungen, Schwitzen, Verstopfung, Krämpfe. *Mögl. psy. Nebenwirkg.*: Sedierung, Euphorie, u. U. Sucht.

Operationen stellen immer eine psych. Belastung dar. Präoperativ kommt es zu Ängsten und Grübeleien über mögliche Komplikationen, Risiken und Heilungserfolg. Die Wahrscheinlichkeit, an einer Narkose zu sterben, liegt heute bei < 0,01 %; statt Vollnarkosen werden überwiegend

Teilnarkosen durchgeführt (z.B. Spinal-, Peridual-, Plexusanästhesie). Ältere Menschen sind anfälliger für Komplikationen und postoperative Schlaganfälle. Patienten mit häufigen Vollnarkosen haben ein höheres Risiko, an Demenz zu erkranken. Siehe auch → Postkardiotomie Psychose. *Somat.*: Präoperativ: Schlafstörungen, Appetitmangel. Postoperativ: Narkosefolge z.B. Somnolenz, Übelkeit, Erbrechen, Zittern, Heiserkeit (durch die Intubation), selten Blutdruck- und Herzrhythmusstörungen. *Psy.*: Präoperativ: Unruhe, Nervosität, Ängste, Depressivität. Postoperativ: Narkosebedingte Bewusstseinstrübung bis zur Verwirrtheit, z.T. mit wahnhaft-psychotischen Zuständen und → neuropsycholog. Störungen. Im Aufwachraum oft mit Halluzinationen durchsetzte Albträume (→ Hirnorgan. Psychosyndrom).

Osteochondrose: → Halswirbelsäule.

Östrogene (Estrogene) sind die weiblichen Sexualhormone (→ Hormone). Die wichtigsten Untergruppen sind Östradiol, Östron und Östriol. Östrogen wird in den Eierstöcken und (auch bei Männern) in Nebennieren und Körperfett produziert und außerdem aus der Umwelt aufgenommen, etwa Xenoöstrogene aus Nahrungsmitteln (z.B. Hopfen, Leinöl, Soja; durch verbotene Mastmittel z.T. in Fleisch). *Somat.*: Ausbildung der weibl. Geschlechtsmerkmale in der → Pubertät, monatlicher Zyklus, Bildung von Scheidensekret, Heranreifen u. Wanderung der Eizelle, bei Schwangerschaft: Vorbereitung d. Milchbildung, Fänger von freien Radikalen im Körper, Senkung d. Blutfettwerte, Flüssigkeitsspeicherung. Östrogenmangel: Hitzewallungen, Schweißausbrüche, Scheidentrockenheit (Risiko für Scheiden- und Blaseninfektionen). Östrogenüberschuss: Anschwellen der Brüste, Berührungsempfindlichkeit, Kopfschmerzen, schwere Beine, Kribbeln in den Extremitäten, starke Menstruationsblutung. *Psy.*: Positive Wirkung auf Hirnfunktionen (z.B. Konzentrationsfähigkeit); protektive Wirkung für Herzinfarkt u. Schlaganfälle. Bei Östrogenmangel: Verminderung der sexuellen Reaktionen, Konzentrations- und Gedächtnisdefizite. Östrogenüberschuss: → Östrogendominanzsyndrom.

CH_3 OH HO

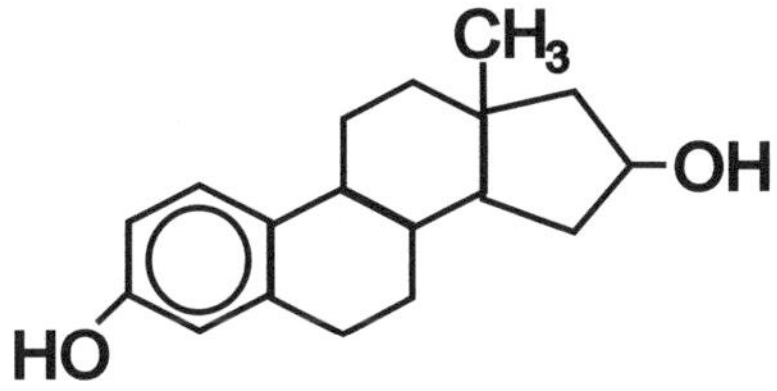

Abb. 46: Chemische Formel von Östradiol (Untergruppe der Östrogene)

Östrogendominanzsyndrom: Der körperliche Zustand einer Frau hängt nicht vom absoluten Blutspiegel ihrer Sexualhormone ab, sondern von ihrem Verhältnis zueinander. In der 1. Hälfte des Menstruationszyklus spielt → Östrogen die Hauptrolle, nach dem Eisprung → Progesteron

(→ Hormone). Die Östrogendominanz in Phasen niedriger Progesteronproduktion bewirkt → Pubertäts-Beschwerden und das → prämenstruelle Syndrom (PMS). Bei Beginn der → Wechseljahre verringert sich zunächst Progesteron, hierdurch kommt es zur Östrogendominanz, erst später verringert sich dann auch Östrogen. Durch den Progesteronmangel wirkt Östrogen stärker, selbst wenn es in niedrigen Mengen produziert wird. Mitunter werden fälschlicherweise Östrogenpräparate gegen Beschwerden verschrieben, die auf Östrogendominanz beruhen. *Somat.*: Kopfschmerzen, Brustspannung, Gewichtszunahme, Wassereinlagerungen, geschwollene Füße, Heißhungerattacken, Schlaflosigkeit, Schwindel, Hitzewallungen, Zyklusstörungen, Unfruchtbarkeit. *Psy.*: Stimmungsschwankungen (Reizbarkeit, Ängste, Depressionen), mangelnde Libido, Antriebslosigkeit bei innerer Unruhe.

Ovarektomie ist die operative Entfernung der Eierstöcke, z.B. aufgrund eines Tumors, oft in Verbindung mit einer Entfernung der ganzen → Gebärmutter. Wurden beide Eierstöcke entfernt, verliert die betreffende Frau eine wichtige Hormonquelle (→ Östrogen, → Progesteron); bei jungen Frauen kommt es zum plötzlichen Einsetzen typischer Beschwerden der → Wechseljahre. *Somat.*: Fehlende Regelblutung, Hitzewallungen, Schwindel, Schweißausbrüche, Müdigkeit, Schlaflosigkeit, Gewichtszunahme, Risiko für Osteoporose u. kardiovaskuläre Probleme. *Psy.*: Depressionen, Stimmungslabilität, Rückgang der Libido.

Out-of-body-experiences: → Sterbe-Erlebnisse.

Oxytocin: → Hormone

Ozon ist ein aus drei Sauerstoffatomen bestehendes, sehr reaktionsfreudiges, gasförmiges Molekül. Es kommt in den höheren Schichten der Atmosphäre vor (Spaltung von Sauerstoffmolekülen durch Sonnenstrahlung, die sich dann zu Ozon zusammensetzen) und schützt die Erde vor schädlicher ultravioletter Strahlung. In Erdnähe entsteht Ozon bei Gewittern und durch die Reaktion von Stickstoffdioxid (NO_2 z.B. durch Autoabgase, Industrie, ältere Kopierer u. Laserdrucker) mit Sauerstoff, meist unter dem Einfluss von UV-Strahlung. In niedriger Konzentration geruchslos, in hoher Konzentration stechender, leicht chlorähnlicher Geruch. *Somat.*: Schleimhautreizung im Atemsystem, Husten, Atemnot bei Lungenerkrankungen, Kopfschmerzen, allgem. Befindlichkeitsstörungen, reduzierte Leistungsfähigkeit. Bei hoher Dosis: Augenbrennen, Schlaffheit, Gewebeentzündungen, Kreislaufbeschwerden, Schädigung des Erbmaterials. *Psy.*: Verlangsamung, Konzentrationsdefizite.

P

Panenzephalitis, subakute-sklerosierende: Meist schleichend verlaufende Hirnentzündung (→ Enzephalitis). Beginn überwiegend im Schulalter; Ursache ist eine Slow-Virus-Erkrankung mit Masern-Erregern. *Somat.*: Körperl. Leistungsabfall, schnelle Ermüdbarkeit, unwillkürliche Bewegungen (Myoklonien, Chorea, Athetose, Zusammenzucken), zunehmende vegetative Störungen, schließlich erstarren die Patienten regelrecht (extrapyramidale Tonussteigerung). Bis zum Tod vergehen Monate bis Jahre. *Psy.*: Psychische Veränderungen, Stimmungslabilität (Gereiztheit bis Depressivität), zunehmende → neuropsycholog. Störungen, insbes. Sprachprobleme bis zum völligen Verstummen. Bewusstseinsstörungen, Somnolenz, komatöser Zustand, schnell zunehmender dementieller Abbau.

Parasympatholytica (Anticholinergika) sind Substanzen, die die Wirkung des Botenstoffs → Azetylcholin blockieren (Ach-Antagonisten, → Anticholinergika, → Alkaloide), z. B. Atropin (→ Tollkirsche), Homatropin, Skopolamin. Sie hemmen den Parasympathikus, insbes. den Nervus Vagus. Als Medikament z. B. bei Herzrhythmusstörungen, Asthma, Magenschleimhautentzündung, Magen-Darm-Krämpfen, Magengeschwüren, Reisekrankheit, Weitstellung der Iris zur Augenuntersuchung, als Prämedikation für Narkose. *Somat.*: Blutdruck- und Herzfrequenzsteigerung (Tachykardie), Verminderung des Tonus der glatten Muskulatur, Pupillenerweiterung, Hemmung der Speichel-, Bronchial- und Schweißsekretion, Temperaturerhöhung. Bei Überdosierung: Übelkeit, Erbrechen, Schwächeanfälle, Kopfschmerzen, Hautausschläge. *Psy.*: Überdosierung: Agitiertheit, Verhaltensstörungen, paranoide Wahnideen, Halluzinationen, Bewusstseinstrübung, Verwirrtheit.

Parasympathikomimetika sind Substanzen, welche die Wirkung von → Azetylcholin (Ach) imitieren bzw. fördern und damit die Aktivität des Parasympathikus verstärken. Die (1) direkten Parasympathikomimetika wirken unmittelbar stimulierend auf die Ach-Rezeptoren (Cholinrezeptor-Agonisten, z. B. Muscarin), die (2) indirekten Parasympathikomimetika erhöhen den ACh-Spiegel insbesondere durch Hemmung des Abbaus von Azetylcholin im synaptischen Spalt (Cholinesterase-Hemmer, z. B. Physostigmin, Neostigmin und Insektizide, wie z. B. Alkylphasphate). Medikamentöser Einsatz z. B. als → Nootropikum (Antidementiva) und zur Therapie des Glaukoms (grüner Star, erhöhter Augeninnendruck). *Somat.*: Senkung von Blutdruck u. Herzfrequenz, Bronchien- u. Pupillen-Verengung, Blutgefäßerweiterung, vermehrte Drüsensekretion, Harndrang. Überdosierung: Kopfschmerzen, vermehrte Bronchial-Sekretion, Schweißausbruch, Blutdruckschwankungen, Seh- u. Bewegungsstörungen (Ataxie, Zittern, Krämpfe), Koma, Atemlähmung, Tod. *Psy.*: Aktivierend, verbesserte neuropsycholog. Funktionen, z. T. Angstgefühl.

Parathormon aus d. Nebenschilddrüse steigert die Kalziumaufnahme aus dem Darm und die Freisetzung aus den Knochen, d. h. Parathormon bewirkt normalerweise eine Entmineralisierung; es benötigt Vitamin

D, um zu wirken. Als Medikament wird Parathormon plus Vitamin D plus Calcium allerdings auch gegen Osteoporose (Knochenschwund) gegeben, da es in hoher Dosierung knochenaufbauend sein kann. *Mögl. somat. Nebenwirkg.*: Kopf- und Gliederschmerzen, Schwindel, Übelkeit, Blutarmut, Müdigkeit, Schwitzen. *Mögl. psy. Nebenwirkg.*: Depressionen. Siehe auch: → Hyperparathyreoidismus.

Parkinsonismus: Der (1) ideopathische Parkinsonismus entwickelt sich ohne bekannte Ursache, die (2) sekundäre Form kann z.B. aufgrund von Medikamenten (z.B. → Neuroleptika), Umweltgiften, Sauerstoffmangel, Schädel-Hirn-Traumen, Hirntumoren oder Infektionen des Gehirns entstehen. Die wichtigsten Botenstoffe für die Bewegungskontrolle sind → Dopamin und → Azetylcholin, die normalerweise ausbalanciert sind. Bei der Parkinson-Krankheit wird in der Substantia nigra zunehmend weniger Dopamin gebildet, wodurch Azetylcholin ein Übergewicht erhält. Bei der medikamentösen Therapie versucht man, die Dopaminkonzentration zu erhöhen, oder die Azetylcholinkonzentration abzusenken, damit das Gleichgewicht sich auf einem niederen Niveau einstellt. *Somat.*: Bewegungsarmut (Akinese), Schwierigkeiten eine Bewegung zu beginnen, mangelhafte Mimik (Maskengesicht, seltener Lidschlag), fehlendes Arm-Schwingen beim Gehen, schlürfende Trippelschritte. Beim *„freezing-effect"* völlige Bewegungsunfähigkeit. Rigor (Muskelsteifheit), bei passiver Bewegung wächserner Widerstand oder Zahnradphänomen (ruckartiges Nachgeben). Rhythmischer Ruhetremor (Zittern), der bei Bewegungen verschwindet. Schluckstörungen, Verlust der Kontrolle von Blase und Darm, exzessives Schwitzen, erhöhte Talgproduktion der Haut („Salbengesicht"), Schlafstörungen. *Psy.*: Depressionen, z.T. Wahrnehmungsstörungen (Farbsehen, Raumwahrnehmung, Körperkonstanz). Ohne Medikamentierung wirken die Betroffenen antriebsarm, zeigen verlangsamte Denkabläufe, leise-monotone Sprache, winziges Schriftbild. Ein Drittel entwickelt in einer sehr späten Phase eine Demenz mit Verwirrtheit. Bei Überdosierung mit → Dopaminago-

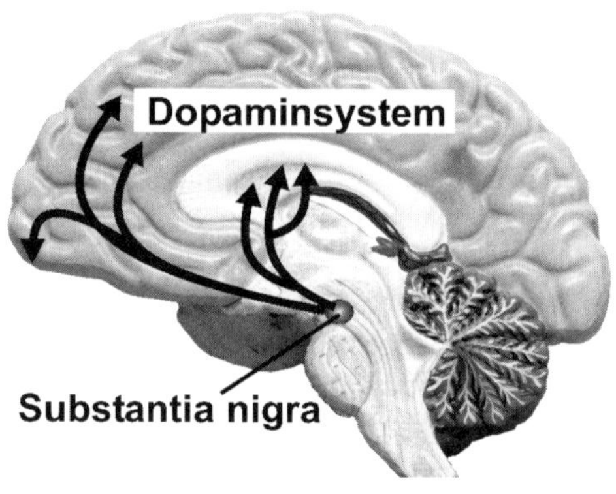

Abb. 47: Beim Parkinsonismus wird in der Substantia nigra zunehmend weniger Dopamin gebildet, wodurch Acetylcholin ein Übergewicht erhält.

nisten oder → L-Dopa kann es zu schizophrenieähnlicher Symptomatik mit Wahnvorstellungen und Stimmungslabilität kommen.

PCD: → Phenyl-Cyclidin-Piperidin.

PEA: → Phenylethylamin.

Pellagra: → Niacin.

Periarteriitis nodosa (Kussmaul-Maier-Krankheit) ist eine seltene Entzündung der Arterien (→ Vaskulitis) aufgrund einer Immunsystem-Überfunktion (Autoimmunerkrankung). Betroffen sind vor allem Herz, Nieren, Leber, Magen-Darm-Trakt, ZNS und peripheres Nervensystem. *Somat.*: Unspezifische Entzündungssymptome (Fieber, Muskel- und Gelenkschmerzen, Blutarmut, Bluthochdruck, Nachtschweiß, Gewichtsverlust). Die entzündeten Gefäßausbuchtungen sind als kleine Hautknötchen tastbar. Sekundäre Schädigung des Nervensystems mit Kopfschmerzen, Sehstörungen, epileptischen Anfällen, hohem Risiko für Herzinfarkt oder Schlaganfall. Bauchschmerzen (durch Darminfarkte oder Blutungen). *Psy.*: Reaktive Angst, → Neuropsycholog. Störungen, z. T. Verwirrtheit und Bewusstseinstrübung.

Perniziöse Anämie (Morbus Biermer) ist eine Blutarmut (→ Anämie) mit vergrößerten Blutkörperchen, die zu wenig roten Blutfarbstoff haben, infolge gestörter Vitamin-B12-Aufnahme aus dem Darm durch chronische Entzündungen (z. B. → Morbus Crohn), → Alkoholismus, Erbkrankheiten, durch Parasiten im Darm (Würmer) oder bei extrem vitaminarmer Kost. Das Krankheitsbild tritt oft gepaart mit einer → Funikulären Myelose auf. *Somat.*: Herzfrequenzerhöhung, Blässe, Müdigkeit, Schwäche, Kollapsneigung, Ikterus (Gelbfärbung der Haut), Verdauungsstörungen, Bauchschmerzen, Missempfindungen der Haut (Kribbeln, pelziges Gefühl, eingeschlafene Gliedmaßen), Gangunsicherheit, selten Lähmungen. *Psy.*: Geistige Leistungsverminderung, → neuropsycholog. Störungen.

Pestizide sind Gifte zum Schutz von Nutzpflanzen, Nutztieren, Nahrungsmitteln und Produkten (z. B. Holz, Teppichböden, Möbel) vor Schädlingsbefall. Man unterscheidet: Akrazide (gegen Milben), Algizide (Algen), Fungizide (Pilzbefall), Herbizide (Unkräuter), Insektizide (Insekten), Mulluskizide (Schnecken), Nematizide (Wurmbefall, → Frenzy), Rodentizide (Nagetiere). Neuere Pestizide haben auf Menschen angeblich kaum Wirkung, ältere Substanzen konnten zu akuten Vergiftungen führen, häufiger war eine dauerhaft geringe Belastung mit schleichend zunehmender Vergiftung. Einige Gifte reichern sich im Körper an und können nicht abgebaut werden. Viele verbotene Pestizide werden in Entwicklungsländern noch benutzt, und damit behandelte Waren werden nach Europa importiert. *Somat.*: Akute Vergiftung z. B.: Schwindel, Atembeschwerden, Bauchschmerzen, Übelkeit, Erbrechen, Kopfschmerzen, Krämpfe, Sehstörungen, Lungenödem; u. U. Tod durch Herz-Kreislaufversagen oder Atemlähmung. Chronisch leichte Vergiftung zeigt Langzeitfolgen wie: Zunehmende Leistungsverminderung, Lungen-, Leber- und Nieren-, Nervenschäden, Immunschwäche, Parkinsonismus, erhöhtes Risiko für Krebserkrankungen, Impotenz, Unfruchtbarkeit, Früh-, Miss- und Fehlgeburten. *Psy.*: Bei akuter Vergiftung z.B.: Abgeschlagenheit, Somnolenz (Schläfrigkeit) oder Unruhe, Beklemmung, Angst, Verwirrtheit, z.T. Halluzinationen, Bewusstlosigkeit, Koma. Chronisch leichte Vergiftung: Dauerhafte Leistungsminderung, → neuropsycholog. Störungen, Albträume, depressive Zustände, toxisch bedingte Psychosen.

Pflanzenschutzmittel (z.B. Parathion, Oxydemetonmethyl, Dimethoat etc.) beruhen z.T. auf Hemmung des Abbaus von Cholin-Botenstoffen, Folge bei versehentlicher Einnahme ist eine Vergiftung durch zuviel → Acetylcholin. *Somat.*: Je nach Wirkspektrum, z.B. vermehrte Bronchialsekretion, Schwindel, Erbrechen, Durchfall, Muskelschwäche, Muskelkrämpfe, Kopfschmerzen, epilept. Krämpfe, Atemprobleme, Koma. *Psy.*: Erregung, Angst.

Phäochromozytom ist ein Tumor des Nebennierenmarks, der zu 90% im Nebennierenmark vorkommt, sowie zu 10% im Grenzstrang des sympathischen Nervensystems, der ein Übermaß der Hormone → Adrenalin und → Noradrenalin bildet. *Somat.*: Bluthochdruckkrisen, Herzrasen, Kopfschmerzen, Schwitzen, Übelkeit, z.T. bis zu Dauerbluthochdruck, Gewichtsabnahme, Herzrhythmusstörungen. Unbehandelt langfristig erhöhtes Risiko für: Nierenschäden, Sehstörungen, Herzinfarkt, Schlaganfall. *Psy.*: Ausgeprägte Angstanfälle bis zur Todesfurcht. In der Endphase dauerhafte ängstliche Erregung.

Phenyl-Cyclidin-Piperidin (PCP) war ursprünglich ein Narkosemittel (ähnlich → Ketamin), das heute nur noch als psychedelisch wirkende Droge eingenommen wird (*angels dust*, Engelsstaub, *space base, sunshine*). Eingenommen meist als Pulver (z.T. auch Flüssigkeit) wirkt es 6–48 Stunden. Es interagiert mit NMDA-Rezeptoren (→ Neurotransmitter, → Glutamat); die Wirkung hängt vom aktuellen emotionalen Zustand ab und ist extrem unterschiedlich. *Somat.*: Enge Pupillen, beschleunigter Puls, in niedriger Dosierung Blutdruckanstieg, in hohen Dosen Blutdruckabfall, Schweregefühl in Armen und Beinen bis zu Bewegungsunfähigkeit, Schmerzunempfindlichkeit, gesteigerter Appetit (z.T. aber auch Übelkeit, Erbrechen). Überdosierung: Krämpfe, körperl. Erstarrung, Bewusstseinsverlust, Narkose, Koma, Atemlähmung. *Psy.*: Enthemmung, innere Unruhe, Erregtheit, Rastlosigkeit, Angst, Panik, z.T. aber auch Ruhe, Ausgeglichenheit, Benommenheit. Wahrnehmungsverzerrungen, verändertes Zeitgefühl, Konzentrations-, Gedächtnis-, Sprach-, Orientierungsstörungen, zusammenhangloses Denken, Verwirrtheit, Halluzinationen. Bei häufiger Einnahme: Hirnschäden mit intellektuellem Abbau. Langzeitfolgen: → Flashbacks, z.T. tagelange Verwirrtheitszustände, dauerhafte → drogeninduzierte Psychosen.

Phenylethylamin (PEA) ist ein Hormon, das chemisch mit → Amphetaminen eng verwandt ist. PEA spielt eine wesentliche Rolle bei Liebe und Sexualität und interagiert mit anderen Sexualhormonen (→ Hormone). Geringe Mengen sind in Schokolade enthalten. *Somat.*: Blutdrucksteigerung, Blutzucker-Erhöhung, Appetitverlust, orgasmusfördernd, Unterstützung der Ovulation (Eisprung), Schwindel. *Psy.*: Aktivierend anregende Wirkung, Wachheit, euphorisierend, antidepressiv, romantische Gefühle, Aufregung (Schmetterlinge im Bauch), vorübergehende neuropsychologische Defizite (typische Sprach-, Denk- und Urteilsstörungen Verliebter), z. T. Suchtgefahr mit Bindungsunfähigkeit. Hohe PEA-Spiegel scheinen psychotische Zustände (Manie und Schizophrenie) zu unterstützen; Depressive zeigen niedrige PEA-Spiegel.

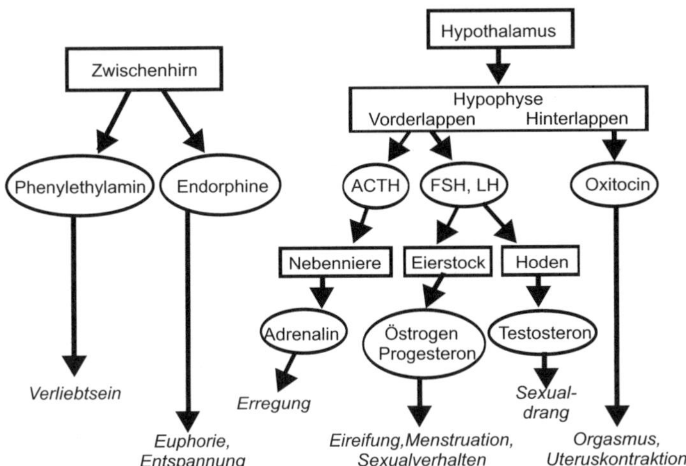

Abb. 48: Das Hormon Phenylethylamin interagiert mit anderen Sexualhormonen.

Phenylketonurie ist eine genetisch bedingte Störung des Aminosäurestoffwechsels. Eiweißhaltige Lebensmittel enthalten die Aminosäure Phenylalanin; normalerweise erfolgt in der Leber die Umwandlung in Tyrosin. Bei den Erkrankten fehlt das entsprechende Enzym zur Umwandlung (Phenylalaninhydroxylase), Phenylalanin häuft sich im Körper an und verursacht eine Hirnschädigung durch Störungen der Myelinbildung. Wenn die Erkrankung frühzeitig entdeckt wird, lässt sie sich durch entsprechende phenylarme Ernährung des Kindes gut behandeln. *Somat.*: Im frühen Kindesalter beginnende Entwicklungsstörungen, Bewegungsdefizite, verminderte Pigmentierung (blaue Augen, hellblondes Haar, helle Haut) und ekzemähnliche Hautveränderungen, mäusekotähnlicher Uringeruch, mangelnde Gehirngröße, psychomotorische Minderentwicklung (mit Dyskinesien, Spastik, Krämpfen), epileptische Anfälle. *Psy.*: Unbehandelt: Schwere geistige Behinderung (IQ unter 50).

Photophobie: → Lichtscheu.

Pick'sche Atrophie (Morbus Pick): Von dem Neurologen A. Pick entdeckte degenerative Hirnerkrankung. Typisch ist eine starke Schrumpfung des Stirnlappens und des Limbischen Systems im Temporallappen (frontotemporale Degeneration). Histologisch findet man sog. Pick-Körper (argentophile Einschlüsse) in neuronalen Ganglienzellen. Beginn meist nach dem 50. Lebensjahr, Krankheitsdauer bis zum Tod etwa 7 Jahre. *Somat.*: Im Anfangsstadium unspezifischer körperl. Leistungsabfall. Erst im Endstadium krankhafte Reflexe (z. B. Greifreflex), Inkontinenz und Ausbildung eines akinetischen → Parkinsonismus. *Psy.*: Anfangs zunehmende Persönlichkeits- und emotionale Veränderungen bei zunächst erhaltenen Intelligenz- und Gedächtnisfunktionen. Später gelingen erst komplexe Arbeiten, dann selbst Routinetätigkeiten, nicht mehr. Es gibt zwei Typen: (1) Apathie oder (2) Enthemmung (Distanzlosigkeit, Verlust des Schamgefühls). Später vergröberte Charaktereigenschaften, zunehmende → neuropsycholog. Störungen. Schließlich Affektverflachung, Vernachlässigung, ungehemmtes Ausleben elementarer Bedürfnisse (z. B. Fresssucht, Onanie in der Öffentlichkeit).

Pilzerkrankungen (Mykosen) können sich auch im Inneren des Körpers ausbreiten und bei Personen mit geschwächtem Immunsystem das ZNS infizieren. *Somat. / Psy.*: Siehe → Hirnhautentzündung (Meningitis) oder → Enzephalitis (siehe auch: → Antimykotika, → Kryptokokkose).

Polytoxikomanie (Mehrfachabhängigkeit, multipler Substanzgebrauch) ist eine Form des Drogenkonsums, bei welcher der Süchtige von mehreren Stoffen gleichzeitig abhängig ist. Zum Teil erfolgt der Konsum chaotisch in dem Verlangen, überhaupt irgendetwas einzunehmen, zum anderen Teil werden wechselweise aufputschende Drogen genommen und dann dämpfende, um schlafen zu können oder Entzugssymptome zu mildern. *Somat. / Psy.*: → Alkohol, → Amphetamin, → Benzodiazepine, → Cannabis, → Codein, → Crack, → Ecstasy, → Energizer, → Freebase, → Frenzy, → Kaffee, → Kokain, → Liquid Ecstasy, → LSD, → Meskalin, → Meth, → Nikotin, → Opiate, → Phenyl-Cyclidin-Piperidin, → Psilocybin, → Salvia divinorum, → Schnüffelstoffe, → Stimulanzien.

Poppers (*rush, jungle juice*) gehören mit zu den → Schnüffelstoffen, d. h. zu den flüchtigen Substanzen, die als Rauschdrogen missbraucht werden. Es handelt sich um chemische Flüssigkeiten mit fruchtigem Geruch (z. B. Amyl-, Isoamyl-, Butyl-, Isobutyl-, Isopropyl-Nitrit). *Somat.*: Anfangs Hustenreiz, dann Gefäßerweiterung, Wärmegefühl, Hautrötung, Schwindel, Muskelentspannung, später Herzklopfen, Kopfschmerzen. Bei Überdosierung rapider Blutdruckabfall, Sauerstoffmangel, Bewusstlosigkeit, u. U. Vergiftung. Bei chronischem Gebrauch: Verätzungen der Atmungsorgane, Herzrhythmusstörungen,

Organ- und ZNS-Schäden, Impotenz, Immunschwäche. *Psy.*: Nach Inhalieren 3–10 Minuten Rausch, Gefühl von Zeit- und Schwerelosigkeit, Abbau von Hemmungen, erhöhtes Berührungsempfinden, Luststeigerung beim Sex. Bei chron. Gebrauch: Dauerhafte → neuropsycholog. Störungen durch Nervenschädigung. Langzeitfolgen: Erheblicher Gesundheitsverfall, Persönlichkeits- u. Intelligenzabbau.

Porphyrie (Porphyria) ist eine meist genetisch bedingte Stoffwechselerkrankung mit Störung des roten Blutfarbstoffs (erythropoetische Form) oder Störung der Leberzellen (hepatische Form), bei der aber z. T. mehrere Generationen übersprungen werden. Infolge Vergiftung (z. B. Blei, Pflanzenschutzmittel) kann die Symptomatik auch erworben auftreten. Porphyrine (organ. Farbstoffe) reichern sich im Gewebe an und schädigen dieses. *Somat*: Bei akutem Auftreten (Auslöser z. B. Medikamente, Hormonveränderungen, Hunger, Nikotin, Alkohol): Tagelange kolikartige Bauchschmerzen, Erbrechen, Rücken- und Gliederschmerzen, Rotfärbung des Urins, neurologische Ausfälle, epilept. Krämpfe, Gefahr der Atemlähmung. Zum Teil chronischer Verlauf. Bei kutaner Porphyrie: Schmerzen der Haut nach Sonnenbestrahlung, Vernarbung der Haut, Absterben von Gewebe (bis hin zum Verlust von Nase, Ohr, Lippen, Fingerkuppen usw.), Leberschädigung bis zur Leberzirrhose. *Psy.:* → Neuropsycholog. Störungen, Depressionen, schizophrenie-ähnliche und andere psychiatrische Symptome, Bewusstseinsstörungen.

Postenzephalitisches Syndrom: Durch eine → Enzephalitis (Hirnentzündung) kann es zu großflächigen Hirnschäden kommen, die nach Ausheilung der Grunderkrankung lange Zeit oder dauerhaft unspezifische Symptome verursachen. *Somat.*: Rasche körperl. Ermüdbarkeit, chron. Schwäche. *Psy.*: → Neuropsycholog. Störungen, Persönlichkeits- und emotionale Veränderungen (Reizbarkeit, Ängstlichkeit, Depressivität).

Postkardiotomie-Psychose (Postkardiotomie-Delirium): → Operationen am offenen Herzen (Kardiotomie, z. B. Bypass- und Herzklappenoperationen, Herztransplantationen) führen unter Umständen zu Sauerstoffdefiziten, die sich nach dem Eingriff (postoperativ) in Verwirrtheitszuständen äußern. Die Dauer der Symptomatik liegt zwischen Stunden und Tagen, bessert sich aber meist mit voranschreitender Heilung. *Somat. / Psy.*: → Hirnorganisches Psychosyndrom.

Postoperative Störungen: → Operation.

Prämenstruelles Syndrom (PMS) + **Prämenstruelle dysphorische Störung** umfassen hormonell bedingte emotionale Veränderungen kurz vor Einsetzen der Menstruationsblutung. Die Symptomatik ist bei der dysphorischen Form ausgeprägter und stärker depressiv getönt als beim leichteren PMS. Ursache ist der Wechsel des Zusammenspiels von → Östrogen und → Progesteron (→ Östrogendominanzsyndrom). *Somat.*: Erhöhte Erschöpfbarkeit und Ermüdbarkeit, Appetitlosigkeit oder Heißhungerattacken, Schlafstörungen, Berührungsüberempfindlichkeit, Spannungsgefühle in der Brust, Kopfdruck, Kopf-, Gelenk- und Muskelschmerzen, Flüssigkeitsansammlung im Gewebe (Ödeme). *Psy.*: Abgeschlagenheit, Stimmungsschwankungen, z.T. im raschen Wechsel (z.B. Reizbarkeit, Streitlust, Aggressivität, Angespanntheit, innere Unruhe, Ängstlichkeit, Lebensangst, Interesselosigkeit, Weinerlichkeit, Depressivität), selten auch leichte → neuropsycholog. Störungen.

PRINT: → Schlaganfall.

Progesteron (Gelbkörperhormon) ist ein Sexualhormon aus der Gruppe der Gestagene (→ Hormone); es wird im Verlauf der → Menstruation vom Gelbkörper des Eierstockes (Ovarium) produziert und in geringer Menge in Hoden und Nebennieren. Große Mengen werden in der Schwangerschaft von der Plazenta (Mutterkuchen) ausgeschüttet, damit sich die Gebärmutter an das Wachstum des Fötus anpasst, sowie die Ovulation gehemmt wird, als auch die Sekretion des Luteinisierenden Hormons. Im Normalfall stehen Östrogen und Progesteron im Gleichgewicht. Die erste Hälfte des Menstruationszyklus wird weitgehend vom Östrogen bestimmt, Progesteron dominiert nach dem Eisprung in der zweiten Hälfte. Bei Beginn der → Wechseljahre sinkt durch Verminderung noch vorhandener Eizellen zunächst der Progesteron-, erst später dann der Östrogenspiegel. Durch den Progesteronmangel kommt es zur → Östrogendominanz. *Somat.*: Vorbereitung der Gebärmutter u. Brustdrüsen auf eine mögliche Schwangerschaft, Schlaf-, Appetit-, Stoffwechselförderung, Erhöhung der Körpertemperatur bei Eisprung (um 0,5 Grad). Bei Progesteron-Mangel (Wechseljahre): Beschwerden wie beim → prämenstruellen Syndrom. *Psy.*: Angstlösende, beruhigende Effekte. Progesteron-Überschuss: Schläfrigkeit, Benommenheit, Depressionen. Progesteronmangel (z.B. Wechseljahre): Stimmungsschwankungen (Ungeduld, Nervosität, Reizbarkeit, Zornausbrüche, z.T. auch Ängstlichkeit).

Progressive Paralyse (Lues, Neurolues, harter Schanker) ist das letzte Stadium einer Syphilisinfektion, die (vorwiegend beim Geschlechtsverkehr) durch das Bakterium Treponema pallidum übertragen wird. Nachdem die Syphilis in den 1990er Jahren fast ausgerottet schien, hat sie seit der Jahrtausendwende wieder stark zugenommen. Bei einer Schwangerschaft kann das ungeborene Kind angesteckt werden (→ Lues, konnatale). *Somat.*: Im (1) Primärstadium d. Syphilis erscheint 10–90 Tage nach der Infektion ein meist schmerzloses Geschwür an der Ansteckungsstelle (harter Schanker), das eine farblose Flüssigkeit absondert, die extrem ansteckend ist. 1–2 Wochen später schwellen die benachbarten Lymphknoten an. Auch unbehandelt heilen die Geschwüre ab. (2) Im Sekundärstadium kommt es zu grippeartigen Beschwerden, Lymphknotenschwellung am ganzen Körper, schwachrosa gefärbter Hautausschlag, der sich in kupferfarbene Knötchen verwandelt. Die dort austretende Flüssigkeit ist erneut hochinfektiös. Zum Teil Schleimhautveränderungen, unvollständiger Haarausfall. Auch diese Symptome heilen nach ca. 4 Monaten wieder aus, können aber später erneut auftreten. Anschließend kommt es zur latenten Phase mit Stillstand ohne Krankheitssymptome für Monate bis Jahre. (3) Im Tertiärstadium (Spätsyphilis) haben die Erreger innere Organe befallen. Es bilden sich im Körperinneren wie auch auf der Haut schmerzlose, gummiartig verhärtete Knoten („Gummen"). Diese können aufbrechen und dabei umliegendes Gewebe zerstören. (4) Das Stadium der Progressiven Paralyse (Neurolues) setzt bei rund 2 % der unbehandelten Patienten gewöhnlich erst 10–20 Jahre nach der Primärinfektion ein. Hierbei kommt es zu schweren neurologischen Störungen mit Hirnentzündung (Syphilis cerebrospinalis) besonders im Frontallappen des Gehirns. Außerdem kommt es zu Rückenmarksschäden mit zunächst massiven Schmerzen, später ist das Rückenmark so zerstört, dass periphere Körperschmerzen nicht mehr wahrgenommen werden. Es kommt zu Geh- und Bewegungsstörungen bis zur Lähmung, Verlust der Kontrolle über Blase und Darm, schließlich zum Tod. *Psy.*: In der letzten Phase stetig zunehmender geistiger Abbau mit anwachsenden → neuropsycholog. Störungen und Einmündung in einen dementiellen Zustand.

Prolaktin ist ein Hormon aus dem Hypophysen-Vorderlappen, Prolaktin-Releasing-Hormon fördert und Prolaktin-Inhibiting-Faktor hemmt die Abgabe, aber auch → Dopamin (→ Dopaminergika, → L-Dopa) hemmt die Prolaktinausschüttung. Zur Prolaktin-Erhöhung kommt es durch Saugen an der Brustwarze, durch Orgasmen, aber auch durch Stress. Eine krankhafte Prolaktinerhöhung findet man bei: → Prolaktinom, Hypophysentumor, Leberzirrhose, Nierenschwäche (→ Hyperprolaktinämie). *Somat.*: Vergrößerung der Brustdrüsen, Milchproduktion, Hemmung des Eisprungs. *Psy.*: Erhöhte Motivation zur „Brutpflege", Rückgang der Libido.

Prolaktinom ist ein Adenom (gutartiger Tumor) des Teils der Hypophyse, der das → Hormon → Prolaktin produziert. Hierdurch entsteht ein Prolaktin-Überschuss. *Somat.*: / *Psy.*: → Hyperprolaktinämie.

Pseudo-Cushing: Alkoholiker, z. T. auch depressive Patienten, können auf Grund eines erhöhten Cortisolspiegels im Blut einen Zustand erreichen, der Pseudo-Cushing genannt wird. Überwiegend handelt es sich um Laborbefunde ohne klinische Anzeichen eines echten → Cushing-Syndroms.

Psilocin ist das Hydrolyse-Produkt des → Psilocybins; es zersetzt sich an der Luft schnell.

Psilocybin (Zauberpilz, *magic mushroom*) ist eine psychedelisch wirkende Droge (→ Alkaloid) aus einem Pilz, der schon von indianischen Frühkulturen ritualisiert eingenommen wurde (z. B. Azteken). Der Rauschzustand ähnelt → LSD, verläuft aber etwas milder. Einnahmeart oral, Wirkungseintritt nach 20 Min. bis 2 Stunden, Wirkungsdauer ca. 4–5 Stunden. *Somat.*: Anfängliche Übelkeit und Erbrechen, Wärme- oder taubes Gefühl in den Gliedmaßen, Schwindel, Zoenästhesien (Körper-Halluzinationen, z. B. Ameisenlaufen, Gefühl der Veränderungen der Größe, Lage oder Existenz von Körperteilen). Selten auch: Plötzliches Fieber, epileptische Anfälle, Auslösung eines → Wolf-Parkinson-White-Syndroms, Herzinfarkt. *Psy.*: Die Drogenwirkung ist entscheidend von der Ausgangsstimmungslage abhängig. Steigerung der Wahrnehmung, Verlust des Raum-Zeit-Gefühls, subjektiver Eindruck spiritueller Erlebnisse mit intensiven halluzinatorischen visuellen Eindrücken, Bewusstseinsstörungen, z. T. Erregungszustände, Angst, melancholisch-depressive Stimmung. Gefahr von → Horrortrips und Auslösung einer → drogeninduzierten Psychose.

Psychoanaleptika sind Medikamente oder Drogen, die im ZNS erregend wirken. Hierzu gehören auch die → Amphetamine. Medikamentöser Einsatz z. B. gegen → Aufmerksamkeits-Defizit-Hyperaktivitäts-Syndrom oder gegen → Narkolepsie. Siehe auch: → Stimulanzien, → Kokain, → Meth, → Methylphenidat. *Mögl. somat. Nebenwirkg.*: Verringertes Schlafbedürfnis, Appetitlosigkeit, Gewichtsverlust, Schwindel, Magen-Darm-Störungen, Erbrechen, Hautausschläge, Kopfschmerzen, epilept. Krämpfe. *Mögl. psy. Nebenwirkg.:* Erhöhte Aufmerksamkeit, Reizbarkeit, Stimmungsschwankungen, Nervosität, Erregungszustände, psychotische Zustände, z. T. Gefahr von Abhängigkeit u. Auslösung einer drogeninduzierten Psychose.

Psychose bezeichnet eine Gruppe von schweren psychischen Erkrankungen, insbesondere Schizophrenien, aber auch Affektive Störungen, wenn diese mit psychotischen Symptomen einhergehen. Psychosen entstehen auf der Basis einer genetischen Disposition, traumatischen Kindheitserfahrungen und späteren Belastungsfaktoren. Bei einem Teil finden sich Anzeichen für minimale Hirnläsionen (vergrößerte Ventrikel, Veränderungen der Hirn-Zellschichten). Entgleisungen der Neurotransmitter (Monoamine: → Dopamin, → Serotonin, → Noradrenalin) spielen eine erhebliche Rolle. Neben ideopathischen Psychosen mit nicht eindeutig geklärter Ursache gibt es eine organische Form, die direkt z. B. durch → Hirnschädigung (→ Hirnorgan. Psychosyndrom), → Demenz, → Hirntumore, Drogenkonsum (→ Psychot. Drogenverlauf, → drogeninduzierte Psychose) und Medikamente (z. B. → L-Dopa) ausgelöst wird. Typisch für Psychosen ist, dass der Betroffene keine Krankheitseinsicht hat; die Veränderungen werden als von außen verursacht erlebt, und die Schuld wird auf die Umwelt projiziert. *Somat.*: Häufig Schlafstörungen, z. T. Appetitverlust, körperbezogene Halluzinationen (Zoenästhesien). Bei Psychosen aus dem katatonen Formenkreis außerdem Bewegungsstörungen (Katalepsie, Stupor). *Psy.*: (1) Schizophrene Psychosen: (a) Positiv-Symptomatik: Wahnvorstellungen (z. B. Verfolgungswahn, Eifersuchtswahn), Halluzinationen, Ich-Zerfall, Veränderungen d. Denkens (Gedankenlautwerden, Gedankenentzug), z. T. inhaltlich unverständliche Sprache, → neuropsycholog. Störungen. (b) Negativ-Symptomatik: Sozialer Rückzug, Apathie, Kommunikationsverweigerung, Motivationslosigkeit. (2) Manische Psychosen: übersteigerte Aktivität, Wahn (meist Größenwahn), Denkstörungen, seltener auch Halluzinationen. (3) Depressive Psychosen: Emotionale Leere, Wahn (Verarmungswahn, Krankheitswahn, Schuldwahn), seltener auch Halluzinationen. (4) Bipolare affektive Psychosen wechseln zwischen manisch und depressiv.

Psychosomatische Erkrankungen sind ein Oberbegriff für körperliche Erkrankungen, die in einem multikausalen Ursachengeflecht durch psychische Störungen mitverursacht werden. *Somat. / Psy.*: Als klassische Beispiele gelten z. B. → Asthma, Bluthochdruck, Bulimia nervosa, Herzinfarkt, → Kopfschmerzen, Magersucht, Magengeschwür, → Neurodermitis oder kardiovaskuläre Erkrankungen. Beispielsweise ist für Letztere bekannt, dass Stress zu Bluthochdruck führt, einem Risikofaktor für Herzinfarkt und Schlaganfall. Angst, Stress und Depressionen erhöhen außerdem die Blutverklumpung (Thrombozyten-Aggregation), was die Wahrscheinlichkeit für Herzinfarkt und Schlaganfall weiter erhöht. Siehe auch → Somatisierungsstörung.

Psychosyndrom, allogeles: → Schmerz.

Psychosyndrom, hirnorganisches: → Hirnorgan. Psychosyndrom.

Psychotischer Drogenverlauf: Insbesondere halluzinogene Drogen (→ LSD, → Meskalin, → Psilocybin, → Cannabis) können zu Zuständen führen, die einer → Psychose ähneln. Nach Entdeckung des → LSD glaubte Albert Hofmann, damit eine Modellpsychose auslösen zu können, es gibt aber zu viele Unterschiede. Allerdings kann es insbesondere bei Überdosierung von Halluzinogenen (→ Horror-Trip) und → Amphetaminen (*speed*) zu meist vorübergehenden Störungsbildern kommen, die einer echten Psychose entsprechen. Siehe auch: → Ecstasy, → Meth, → Kokain. Verschwinden die psychot. Symptome nach Abklingen der Drogenwirkung nicht, so spricht man von → drogenindizierter Psychose. *Somat.*: Abhängig von der eingenommenen Droge z. B. Herzrasen, Schwitzen, beschleunigte Atmung, z. T. Übelkeit, Erbrechen, Kopfschmerzen, Zoenästhesien (Körperhalluzinationen). *Psy.*: Massive Angst, z. T. auch Depressivität, Verzweiflung, völlige Realitätsverkennung, fehlerhafte Interpretation von Ereignissen, z. T. übersteigerter Glaube an die eigenen Fähigkeiten, hyperaktives Verhalten, Euphorisierung mit mystisch-religiöser Besessenheit, bedrohliche akustische, visuelle, taktile Halluzinationen, wahnhaftes Erleben (z. B. Verfolgungswahn), Denkstörungen, z. T. Bewusstseinstrübung, Unfähigkeit, Fragen zu verstehen und realitätsnah zu antworten.

Psychotrope Substanzen sind alle von außen zuführbaren Stoffe, die eine Veränderung psychischer Funktionen verursachen. Hierzu gehören z.B. Drogen wie → Alkohol, → Cannabis, Halluzinogene, → Kokain, → Nikotin, → Opioide, → Stimulanzien (z.B. → Coffein, → Amphetamin), flüchtige Lösungsmittel (→ Schnüffelstoffe) und auch Medikamente wie z.B. Anxiolytika (Angstlöser, z.B. → Benzodiazepine, → Tranquilizer), → Sedativa und → Hypnotika (Beruhigungs-, Schlaf- und Narkosemittel). Diese Stoffe können zur akuten Intoxikation führen (Vergiftung), zu einem schädlichen Gebrauch (z.B. Nikotinabusus), zur körperlichen und psychischen Abhängigkeit, einzelne können Psychosen auslösen (z.B. → drogeninduzierte Psychose). Häufiger Gebrauch kann ZNS-Schäden mit → neuropsycholog. Störungen verursachen (z.B. → Alkoholismus). *Somat./Psy.*: Siehe entsprechende Substanz.

Psychovegetative Störungen (somatoforme autonome Störungen): Das autonome oder vegetative Nervensystem regelt die vom bewussten Willen weitgehend unabhängigen Lebensvorgänge (Atmung, Herzschlag, Blutdruck, Verdauung usw.) und passt sie an die Erfordernisse der Umwelt an. Sympathikus und Parasympathikus sind die beiden Hauptnerven dieses Systems; sie werden stark von Emotionen beeinflusst. Zu psychovegetativen Störungen kommt es, wenn chronische emotionale Belastungen das vegetative System entgleisen lassen. *Somat.*: Z.B. Schwitzen, Erröten, Herzdruck, Herzstiche, Herzklopfen, Herzrasen, Blutdruckanstieg, Harndrang, Atmungsstörungen (z.B. Halsenge, Luftnot, Hyperventilation), Verdauungsstörungen, Reizmagen und Reizdarm, Übelkeit, Durchfall, Reizblase, anhaltende Schmerzen ohne Organschädigung u.a. *Psy.*: Ursächlich stehen meist Angst, Panik, unterdrückte Wut, Depressivität u.a. Emotionen im Hintergrund psychovegetativer Störungen.

Pubertät bezeichnet die genetisch bedingte, hormonelle, aber auch psychosoziale Geschlechtsreifung. Schon Kinder produzieren geringe Mengen Sexualhormone. In der Vorpubertät, mit ca. 8–9 Jahren, kommt es zu ersten hormonellen Veränderungen, welche die sexuelle Reifung fördern. Meist setzen Pubertätszeichen bei Mädchen etwas früher ein. Über das Gonadotropin-Releasing-Hormon und die Gonadotropine FSH und LH (→ Hormone) werden in den Eierstöcken und Nebennieren → Östrogene produziert. Bei Jungen nimmt in der Pubertät insbesondere die Ausschüttung von → Testosteron aus den Hoden zu und bedingt die typische Männlichkeitsentwicklung. Jungen produzieren in geringeren Mengen aber auch Östrogene und Mädchen Testosteron. *Somat.*: Bei Mädchen: Wachstum von Brust, Gebärmutter u. inneren Schamlippen, Behaarung von Scham und Achseln, Beginn von Eireifung und Menstruation, selten: Akne. Bei Jungen: Zunehmende Körperbehaarung, Wachstum von Muskeln, Penis, Hoden, Beginn der Spermienproduktion (z.T. auch vorübergehendes Brustwachstum), häufig: Akne. *Psy.*: Bei beiden Geschlechtern: Trotzphasen, Stimmungsschwankungen, starker Anstieg der Libido, aktive Kontakt- und Partnersuche, Identitätskrisen bis hin zu Depressionen mit Suizidgedanken. Bei Jungen: Spontaner erster Samenerguss, meist frühere u. häufigere Masturbation und stärkerer Sexualdrang. Bei Mädchen: Masturbation meist später.

Q

Quecksilber ist ein normalerweise flüssiges Metall, das schon bei Zimmertemperatur verdampft. Diese Dämpfe sind hochgiftig und schädigen das Nervensystem. Geringe Mengen an Quecksilber sind in Amalgam-Zahnfüllungen und älteren Fieberthermometern enthalten. Erst seit 2006 ist die Verwendung von Quecksilber in Elektronikgeräten untersagt. *Somat.*: Die Symptome einer Quecksilbervergiftung können einer → Multiplen Sklerose ähneln. Oral aufgenommen kommt es zu Erbrechen, Entzündungen, sowie Geschwürbildung im Magen. Bei chron. Vergiftung haben die Betroffenen Metallgeschmack im Mund, sowie einen Quecksilbersaum am Zahnfleischrand. Ebenso können auftreten: Schwächegefühl, Schwindel, Haarausfall, Kopf- u. Gliederschmerzen, Schlafstörungen, Zittern, Durchfall, Hautkrankheiten, erhöhte Infektanfälligkeit, Nieren-, Herz-, Lungen-, Menstruationsstörungen, Fehlgeburten. Bei Vergiftung in der Schwangerschaft: Neurologische Störungen oder erhöhte Sterblichkeitsrate d. Kindes. *Psy.*: Antriebslosigkeit, Stimmungsschwankungen (vorrangig Depression), Nervosität, Reizbarkeit, → neuropsycholog. Störungen (vorrangig Gedächtnisschwäche). Bei Vergiftung d. Mutter in der Schwangerschaft: Entwicklungsverzögerungen und Intelligenzdefizite des Kindes.

R

Radiatio: → Strahlentherapie.

Radikale, freie: → Übertraining.

Raucherentwöhnungsmittel erhöhen den → Dopamin- und → Noradrenalinspiegel im Gehirn, meist über Hemmung der Wiederaufnahme. Dies dient der Milderung von → Nikotin-Entzugserscheinungen. *Mögl. somat. Nebenwirkg.*: Mundtrockenheit, Übelkeit, Verstopfung oder Durchfall, Blutdruckerhöhung, Kopfschmerzen, Schlafstörungen, Schwindel. *Mögl. psy. Nebenwirkg.*: Ruhelosigkeit, Konzentrationsstörungen, Angst, Albträume.

Rauschdrogen: → Alkoholismus, → Amphetamin, → Crack, → drogeninduzierte Psychose, → Ecstasy, → Engelstrompete, → Entzug,

→ Fliegenpilz, → Horrortrip, → Ketamin, → Kokain, → Lösungsmittel, → Meskalin, → Meth, → Nikotin, → Opiate, → Parasympathikomimetika, → Polytoxikomanie, → Psilocybin, → psychotischer Drogenverlauf, → psychotrope Substanzen, → Stechapfel, → Stimulanzien, → Tollkirsche.

Reisekrankheit: → Seekrankheit.

REM-Schlaf-Verhaltensstörung: Neurologisch bedingte Störung des Traumschlafs, z. B. im Vorfeld von → Parkinsonismus. *Somat.*: Starke Bewegungen im REM-Schlaf. Die Patienten fallen oft aus dem Bett oder verletzen sich bzw. den Partner. *Psy.*: Schreien, Lachen, Singen im Traumschlaf, begleitend meist aggressive Trauminhalte. Am Folgetag Amnesie für das Geschehen.

Reserpin: ist ein Antisympathotonika, d. h. es senkt die Aktivität des Sympathikus, indem es die Wiederaufnahme von Noradrenalin und Dopamin vermindert. Als Medikament wird Reserpin gegen Bluthochdruck eingesetzt. *Mögl. somat. Nebenwirkg.*: Gleichgewichts- u. Verdauungsstörungen, verstopfte Nase, Wassereinlagerung (Ödeme), Bewegungsstörungen (daher nicht bei Parkinsonismus). *Mögl. psy. Nebenwirkg.*: Depressionsfördernd.

Restless-Leg-Syndrom beruht auf einer neurologischen Schädigung und bezeichnet ruhelos zuckende Beine (seltener Arme) bei ruhigem Sitzen und Liegen, besonders in der Nacht. Verschlimmerung nach viel Gehen / Laufen am Tag. Vermutet wird eine Störung des Dopamin-Stoffwechsels im Gehirn, evtl. in Zusammenhang mit → Niereninsuffizienz, → Eisenmangel, Wirbelsäulen-Erkrankungen und Schwangerschaft. Ähnlich wie bei → Parkinson-Erkrankten hilft → L-Dopa. *Somat.*: Schlafstörungen, z. T. chronische Schmerzen in den Beinen. Begleitend wird oft von Alkohol- u. Coffein-Unverträglichkeit, häufigen Magen-Darm-Beschwerden u. Kopfschmerzen berichtet. *Psy.*: Albträume, reaktive Depressionen. Psychische Symptome wie Antriebslosigkeit, Erschöpfung, → neuropsycholog. Störungen sind überwiegend auf chronischen Schlafmangel zurückzuführen.

Rhinitis: Schnupfen, → Erkältung.

Riley-Syndrom (Riley-Day-Syndrom, familiäre Dysautonomie): seltene autosomal-rezessiv vererbte Erkrankung des vegetativen Nervensystems mit Defekt der → Noradrenalin-Herstellung. Auftreten erster Symptome schon bei Säuglingen, rund die Hälfte der Betroffenen stirbt vor Erreichen des Erwachsenenalters. *Somat.*: Funktionsstörungen d. vegetativen Nervensystems, zu niedriger Blutdruck, starkes Schwitzen, Bewegungsstörungen (Ataxie), fehlende Tränenbildung, fehlende oder verminderte Schmerz- u. Temperaturempfindung, Schluckstörungen und andere Ernährungsschwierigkeiten, Wachstumsverzögerungen. *Psy.*: Entwicklungsverzögerungen, Sprachstörungen (Dysarthrie), Stimmungsschwankungen, vorrangig Depressivität.

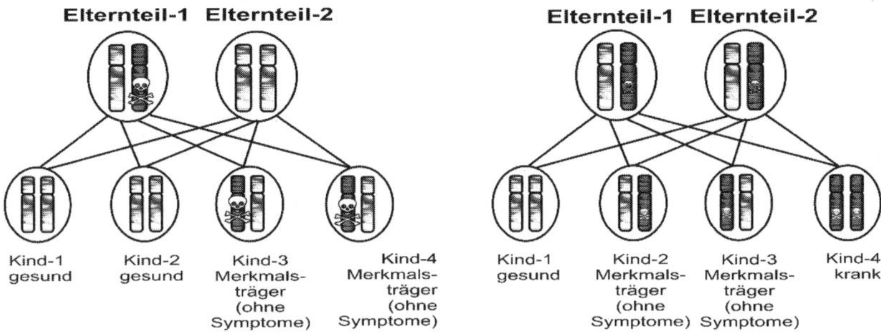

Abb. 49: Rezessiver Erbgang des Riley-Syndroms

Ritalin: Medikament z. B. gegen → Aufmerksamkeits-Aktivitäts-Hyperaktivitäts-Syndrom, siehe auch: → Psychoanaleptika.

Röteln ist eine über Tröpfchen- oder Schmierinfektion verbreitete Viruserkrankung (Rubellavirus). Zwischen Infektion und Symptomausbruch liegen 10–14 Tage. Anfangs grippeähnliche Symptome mit Husten, Schnupfen, Bindehautentzündung, geschwollene Lymphknoten, dann typische rote Flecken auf der Haut, leichtes Fieber. Die Erkrankung wird in der Regel problemlos bewältigt, nur in sehr seltenen Fällen kommt es zu einer → Hirnhautentzündung oder → Enzephalitis. Wenn Mütter während der ersten drei Schwangerschaftsmonate erkranken, kann es zu schweren Schäden des ungeborenen Kindes kommen (Rötelnembryopathie). *Somat.*: Abhängig vom Alter des Embryo / Fötus bei Infektion: schwere körperliche Missbildungen, Seh- und Hörstörungen (bis Blindheit und Taubheit), z. T. → Mikrozephalus, Herzfehler und andere Organschäden. *Psy.*: Abhängig vom Entwicklungsgrad des Embryos / Fötus bei Infektion: schwere bis schwerste Entwicklungsverzögerungen, Intelligenzmängel, geistige Behinderung.

Runner's High: → Sport.

S

Salvia divinorum (Wahrsagesalbei) ist eine halluzinogen wirkende Pflanze, die das psychoaktive Salvinorin-A enthält. Die Blätter werden gegessen oder geraucht, die Wirkung ist ähnlich wie → LSD. Durch völlige Realitätsverkennung besteht starke Unfallgefahr. *Somat.*: Z. T. Schweißausbruch, Gefühl der Körperverformung, Trennung von Körper und Bewusstsein. *Psy.*: Extreme Wahrnehmungs- und Persönlichkeitsveränderungen, Gefühl von Zeitreisen, Heraustreten aus der bekannten Realität, Erleben von „Parallelwelten“, extrem echt wirkende

Halluzinationen. Mitunter Angst, Panik, Desorientiertheit. Gefahr der Auslösung von → drogeninduzierten Psychosen.

Sauerstoffmangel: → Hypoxie.

Sauerstoffvergiftung: Sauerstoff (O_2), ohne den man innerhalb weniger Minuten erstickt, kann in hoher Konzentration auch giftig sein. Der normale Sauerstoffdruck beträgt 0,2 bar, zu einer Sauerstoffvergiftung kommt es nur unter Sauerstoffkompression, z. B. bei einem Taucher ab Partialdruck >1,6 bar und >45 Minuten Einwirkungszeit. Lebensrettende Beatmung, z. B. eines Ertrunkenen, kann bei fehlerhafter Anwendung die ZNS-Schäden sogar noch vergrößern, da es durch die Sauerstoff-Überversorgung zu oxydativem Stress und Schädigung bei der Myelinbildung kommen kann. *Somat.*: Augenflimmern, Übelkeit, Muskelzuckungen, Schwindel, Krampfanfälle, Bewusstlosigkeit. *Psy.*: Anfangs Wahrnehmungs- und Denkstörungen, dann Benommenheit, Desorientiertheit, Verwirrtheit, Bewusstseinsverlust.

Schädel-Hirn-Trauma (SHT) umfasst Verletzungen von Schädel und Gehirn aufgrund äußerer Einwirkung (z. B. Verkehrsunfall). Man unterscheidet (1) Leichte Schädel-Hirn-Verletzungen (80 %): Bei Verkehrsunfall, Stürzen, Schlägereien. Es tritt eine Bewusstlosigkeit von unter 5 Min. auf, sowie Kopfschmerzen, Schwindel, Erbrechen, Nystagmus (→ Commotio cerebri). (2) Beim mittelschweren SHT (10 %) tritt eine Bewusstlosigkeit von bis zu 30 Min. ein. Der Betroffene hat die genannte Symptomatik und zusätzlich Sensibilitätsstörungen, motorische Ausfälle und ein hirnorganisches Durchgangssyndrom (→ Contusio cerebri). (3) Schwere S-H-Verletzungen (10 %) gehen mit tiefer Bewusstlosigkeit, offenen Verletzungen des Schädels, Liquoraustritt aus Nase oder Ohren, sowie mit Halbseitenlähmung einher. Desweiteren trennt man zwischen (I.) spitzer Gewalteinwirkung, bei der Objekte in das Schädelinnere eindringen und (II.) stumpfen Verletzungen mit Prellungen des Gehirns und ggf. Schädelfraktur (→ Commotio cerebri, → Contusio cerebri). Häufige Folge sind Blutungen innerhalb des Schädels (→ Epiduralhämatom, → Subduralhämatom, intrazerebrales Hämatom), die das Hirngewebe verdrängen, da der Druck nicht nach außen entweichen kann. Auch wiederholte leichte Kopfverletzungen (z. B. beim Boxen) können ein SHT mit zerebralen Mikroblutungen verursachen. Während arterielle Blutungen rasch zu Symptomen führen, können venöse Risse kleiner Blutgefäße zur schleichenden Symptomatik führen, die erst Tage nach dem Unfall auffällig wird. *Somat.*: Neurologische Defizite, z. B.: Halbseitenlähmung, Sensibilitätsverlust, Schluckstörungen, Schwäche, Schwindelgefühle, Sprechstörungen, Harn-Inkontinenz, → Koma u. a. *Psy.*: → Neuropsycholog. Störungen, emotionale Veränderungen (→ hirnorgan. Psychosyndrom), Persönlichkeitsveränderungen (→ hirnorgan. bedingte psych. Störungen), → apallisches Syndrom. Bei schwerer Behinderung oft reaktive Depression und sozialer Rückzug.

Schilddrüsenadenom ist ein gutartiges Geschwulst aus Drüsengewebe, das oft überschüssige Hormone produziert. *Somat./Psy.*: Die Symptome entsprechen einer → Hyperthyreose.

Schilddrüsenerkrankung: → Basedow, → Hashimoto-Thyreoiditis, → Hyperthyreose, → Hypothyreose, → Schilddrüsenadenom, → Schilddrüsenhormone, → Schilddrüsenmedikamente.

Schilddrüsenhormone sind Trijodthyronin (T3) und Tetrajodthyronin (T4, Thyroxin); sie wirken aktivierend auf diverse Stoffwechselprozesse. Die Entlassung dieser Hormone in die Blutbahn wird vom Hypothalamus (TRH, Thyreotropin-Release-Hormon) und Hypophyse (TSH, Thyroidea stimulierendes Hormon) gesteuert. Bei einer Überfunktion kommt es zur → Hyperthyreose, bei einer Unterfunktion zur → Hypothyreose. Siehe auch: → Basedow, → Hashimoto-Thyreoiditis, → Schilddrüsenadenom, → Schilddrüsenmedikamente. *Somat.*: Stoffwechsel-Aktivierung, Erhöhung von Körperwärme und Sauerstoffverbrauch, Umsetzung von Nahrung in Energie, Steigerung d. Insulinfreisetzung u. Nebennierentätigkeit, bei Kindern: Förderung der Abgabe von Wachstumshormonen. *Psy.*: → Hyperthyreose, → Hypothyreose.

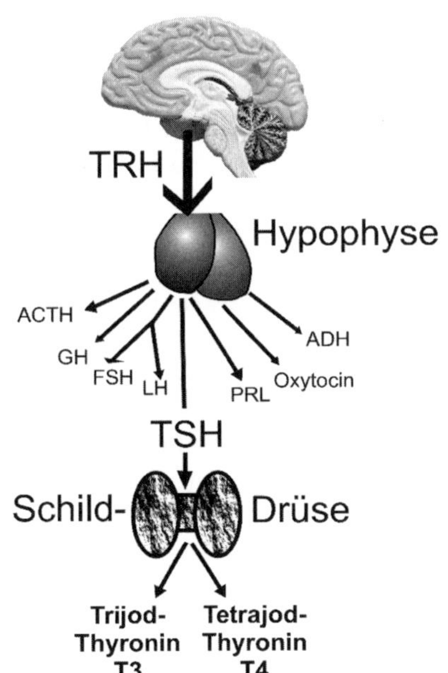

Abb. 50: Schilddrüsenhormone

Schilddrüsenmedikamente: Bei einer Schilddrüsenüberfunktion werden Thyreostatika eingesetzt; sie hemmen die Produktion, z. B. durch Blockade des Jod-Einbaus in das Hormon. Zur Behebung eines Jodmangels bei Schilddrüsenunterfunktion kann Kaliumjodid eingenommen werden. Trijodthyronin (T3) verweilt zu kurz im Blut, daher hat sich als Medikament L-Thyroxin (Levothyroxin) durchgesetzt. *Mögl. somat. Nebenwirkg.*: Herzrasen, Händezittern, Schwitzen, Durchfall, Gewichtsverlust, Hitzewallungen, Herzenge (Angina Pectoris). *Mögl. psy. Nebenwirkg.*: Unruhe, Nervosität, Angst, Stimmungslabilität. Bei zu hoher Dosierung siehe → Hyperthyreose.

Schizophrenie: → Psychose.

Schlafapnoe bezeichnet nächtliches Aussetzen der Atmung für Zeiträume bis zu mehreren Minuten. Risikofaktoren sind Schnarchen, Übergewicht und häufiger Alkoholkonsum. Unruhiger Schlaf durch Atemaussetzer führt zu Symptomen eines → Schlafmangels. *Somat.*: Fraktionierter, wenig erholsamer Schlaf, typische Morgen-Kopfschmerzen mit Besserung im Tagesverlauf, körperl. Leistungsdefizite; erhöhtes Risiko für Herz-Kreislauf-Erkrankungen. *Psy.*: Aufgrund der Müdigkeit, oft reizbare oder mürrisch-depressive Stimmung. Langfristig zunehmende → neuropsycholog. Störungen durch wiederholten Sauerstoffmangel (→ Hypoxie).

Schlaflosigkeit, tödliche (*fatal familial insomnia*, FFI) ist eine seltene, genetisch vererbte Erkrankung mit Ausbruch der Symptome meist zwischen dem 40.–60. Lebensjahr. *Somat.*: Frühsymptome sind Ein- und Durchschlafstörungen; später Muskelzuckungen (Myoklonien), Gleichgewichts-, Gang- und Bewegungsstörungen. In der letzten Phase → Apallisches Syndrom. Tod meist nach wenigen Jahren. *Psy.*: Zunächst ausgeprägte Tagesmüdigkeit durch das Schlafdefizit, später Benommenheit und traumartige Zustände mit Halluzinationen und schlafwandlerischem Verhalten. Später zunehmende → neuropsycholog. Störungen, schließlich demenzähnlicher Zustand.

Schlafmangel: Schlaf unterstützt zahlreiche physiologische Regenerationsprozesse. Versuchstiere sterben schon ab 4 Tagen völligen Schlafentzugs. Kurzfristiger Schlafmangel kann u. U. zwar aktivierend wirken (z. B. Schlafentzugstherapie bei Depression), aber trotz unterschiedlicher, individueller Schlafbedürfnisse hat eine Schlafdauer von regelmäßig <6 Std. / tgl. negative Auswirkungen. Je aktiver ein Mensch körperlich ist, umso länger sind seine Tiefschlafphasen. *Somat.*: Schlafentzug führt zu körperlicher Passivität, hormonellen Veränderungen, höherer Krankheitsanfälligkeit, Appetitsteigerung, Risiko für Fettleibigkeit und Diabetes. *Psy.*: Eine Nacht Schlafentzug wirkt nach anfängl. Müdigkeit oft antriebssteigernd. Chronisches Schlafdefizit führt zu → Neuropsycholog. Störungen, Motivationslosigkeit, Stimmungslabilität (reizbar-mürrisch-depressive Laune), Burnout-Gefühlen. Völliger Schlafentzug über mehrere Tage hinweg erzeugt Benommenheit und halluzinatorische Traumerlebnisse in den Wachzustand, im Extremfall wahnhaft psychotisch wirkende Verhaltensweisen.

Schlafmittel: → Hypnotika.

Schlaf, übermäßiger: Im Schlaf werden etliche Neurotransmittersysteme im Gehirn heruntergefahren, insbesondere die Monoamine (→Dopamin, → Serotonin, → Noradrenalin) und → Azetylcholin. Der niedrige nächtliche Serotoninspiegel erzeugt psych. Labilität und bewirkt z.B., dass belastende Ereignisse bei nächtlichem Erwachen schlimmer erscheinen, als sie es wirklich sind. Menschen, die zu viel schlafen (deutlich >9 Std. pro Nacht), erzeugen über zu lange Zeiten abgesenkte Transmitterspiegel. *Somat.*: Trägheit u. Müdigkeit am nachfolgenden Tag. *Psy.*: Oft Unlust, Leistungsunwillen, Motivationslosigkeit u. Depressivität am Folgetag. Vermehrte (Alb-)Träume, da die Länge der REM-Traumphasen mit steigender Schlafdauer zunimmt.

Schlaganfall: Man unterscheidet den „roten" Schlaganfall, durch Platzen oder Abriss eines Gehirngefäßes vom „weißen" Schlaganfall (→ Ischämie), durch Verengung und Verstopfung eines arteriellen Blutgefäßes. Dabei werden folgende Stadien unterschieden: Stadium 1 umfasst eine symptomlose Gefäßverengung (Stenose). Stadium 2 stellt sich als → Transistorische ischämische Attacke (TIA) dar. Diese dauert 1–10 Min., und die neurologischen Ausfälle sind innerhalb von 24 Stunden vollständig abgeklungen. Die Art der Ausfälle ist vom betroffenen Hirnareal abhängig. Zum 2. Stadium gehört auch das Prolongierte reversible ischämische neurologische Defizit (PRINT), d.h. neurologische Ausfälle, die mehr als 24 Stunden anhalten und sich innerhalb einer Woche vollständig zurückbilden. Das 3. Stadium umfasst den manifesten Schlaganfall. Im ischämischen Areal finden zellschädigende Abläufe statt, die meist zu irreversibler Schädigung führen. Hirnblutungen erfordern häufig eine operative Entlastung, da Unterversorgung und Druck sonst das Gehirn beträchtlich schädigen und Tod eintreten kann. Arterielle Blutungen großer Gefäße führen rasch zur klinisch auffälligen Symptomatik, venöse Blutungen kleiner Gefäße brauchen dazu u.U. mehrere Tage. Verschlüsse von Hirngefäßen lassen sich heute bei sofortiger Behandlung mit blutgerinnungslösenden Medikamenten beheben. Da das Gehirn von einem Gefäßnetz überzogen ist, kann bei kleinen Schäden eine Versorgung durch Nachbargefäße erfolgen. Das Ausmaß der Schädigung ist abhängig von der Größe des betroffenen Blutgefäßes; gerade kleine Infarkte können nach anfänglicher Symptomatik weitgehend ausheilen. Allerdings können sich die Folgen dieser Kleinst-Schlaganfälle so addieren, dass es langfristig zur → Multi-Infarkt-Demenz kommt. Die beiden Halsschlagadern (*Arteria carotis*) versorgen fast zwei Drittel der zugehörigen Hirnhälfte. Die Vorderseite des Gehirns wird durch die *Arteria cerebri anterior* versorgt, der mittlere Bereich durch die *Arteria cerebri media*. Beide teilen sich in eine Vielzahl von kleineren Ästen auf. Direkt an der Wirbelsäule verlaufen die beiden *Arteriae vertebralis*. Beim Eintritt in den Schädel vereinigen sie sich zur *Arteria basilaris*, die sich im Gehirn in die rechte und linke *Arteria* *cerebri posterior* teilt und auch das Kleinhirn versorgt. Die *Arteriae communicantes* verbinden vorderen und hinteren Bereich. *Somat. / Psy.*: (1) Schädigung der *Arteria cerebri anterior*: Intelligenzdefizite, Störungen bei komplexen Bewegungen, Persönlichkeitsveränderungen. (2) Schädigung im Bereich der *Arteria cerebri media*: Bewegungs- (Halbseitenlähmung), Sensibilitäts- (Taubheit einer Körperhälfte) und Sprachstörungen (Wortfindungsprobleme, z.T. aber auch überschießend inhaltsleere Sprache), Lern-, Gedächtnis-, Lese-, Schreib-, Rechen-, Objekterkennungs- und Orientierungsdefizite, bei großflächigen Läsionen: halbseitige Vernachlässigung (Neglekt). (3) Schädigung im Bereich der *Arteria cerebri posterior*: Sehstörungen (Gesichtsfeldeinschränkungen, z.B. homonyme Hemianopsie), Gedächtnisstörungen.

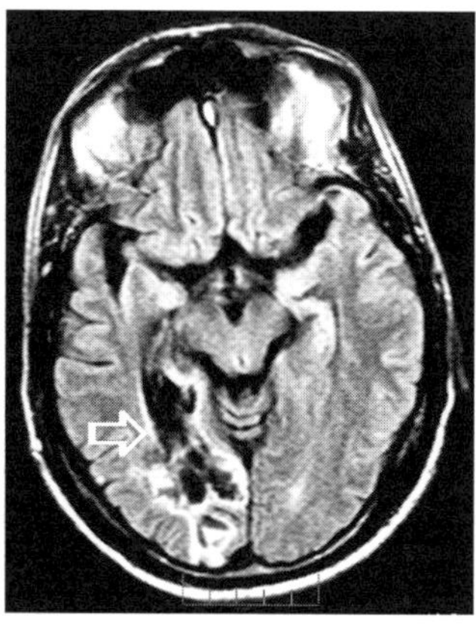

Abb. 51: Schlaganfall (s. Pfeil)

Schmerzen sind ein sinnvolles Alarmsignal und aktivieren Schutzfunktionen (z.B. Reflexe) oder Schonhaltung. Man trennt folgende Schmerzkomponenten: (1) Sensorische (Wahrnehmung); (2) Motorische (Reflexe); (3) Vegetative (z.B. Herzrasen); (4) Affektive (Emotionen) und (5) Kognitive (Bewertung). Bei anhaltenden Schmerzen bildet sich ein Schmerzgedächtnis aus, d.h. neuronale Verknüpfungen zwischen dem schmerzenden Körperteil und dem Schmerzzentrum im Gehirn werden immer dominanter (Bahnung). Schmerzen sind dann kein Symptom mehr, sondern werden zur eigenständigen Erkrankung. Beim „algogenen Psychosyndrom" bildet sich ein Kreislauf, in dem Depressionen, Verzweiflung, Vereinsamung und Schmerz sich gegenseitig verstärken. Häufigste chronische Schmerzen sind Kopf-, Rücken-, Gelenk-, Muskel- und Bauchschmerzen. Bei unfallbedingten Schmerzen kommt es häufig zum posttraumatischen Belastungssyndrom, das die gedankliche Fokussierung auf das Schmerzerleben verstärken kann. *Somat.*: (1) Akuter Schmerz: Aktivierung (→ Schock) mit Adrenalinausschüttung, Erhöhung von Blutdruck und Herzfrequenz bei verminderter Durchblutung des Verdauungssystems. Nachfolgend oft: Übelkeit, Schwindel, Zittern, Muskelschwäche. (2) Chronischer Schmerz: → Schlafmangel, Leistungsabfall, Appetitverlust, psychosomatische Störungen, Daueraktivierung mit erhöhtem Risiko für kardiovaskuläre Erkrankungen (Herzinfarkt, Schlaganfall). Häufige Schonhaltung oder Muskelverkrampfungen, welche die Schmerzen noch verstärken. Durch chronische Schmerzen wird das Schmerzsystems stetig dominanter, d. h. der Patient reagiert schließlich auf alle störenden Umweltreize (z. B. Lärm, Belastung, Wetteränderungen, Streicheln, Sitzen, Liegen etc.) mit Schmerzen. *Psy.*: (1) Bei akutem Schmerz zunächst Alarmzustand mit erhöhter Aufmerksamkeit, später Unruhe, Konzentrationsschwierigkeiten, kognitive Verlangsamung, emotionale Veränderungen (akut: Angst, Lebensangst, Panik). Später je nach Art u. Ursache der Schmerzen auch Depressionen, Apathie. (2) Bei chronischen Schmerzen kommt es zu Persönlichkeitsveränderungen (z. B. mürrisch-reizbar, unruhig-angstvoll, anklammernd-depressiv), Motivationsmangel, Leistungsversagen, Verlust der Libido, mangelndem Selbstvertrauen und z. T. auch Selbstvorwürfen, → neuropsycholog. Störungen, Verlangsamung, Apathie oder Getriebenheit (um sich vom Schmerz abzulenken). Erhöhtes Risiko für Zoenästhesien (Leib- oder Körperhalluzinationen). Zum Teil Suche nach sekundärem Krankheitsgewinn (vermehrte Zuwendung durch die Umwelt aufgrund von Schmerzäußerungen). Chronischer Schmerz verstärkt hypochondrische oder zwanghafte Verhaltensweisen und hat psychosoziale Folgen (Berufsunfähigkeit, Belastung der Partnerschaft), was oft in Vereinsamung u. Depression mündet und besonders bei älteren Menschen ein erhöhtes Suizidrisiko bedeutet.

Schmerzüberempfindlichkeit (Hyperalgesie): Verletzungen, Operationsfolgen, Entzündungen und Allgemeininfektionen (z. B. Grippe) können zur Schmerzüberempfindlichkeit im betroffenen Areal oder im gesamten Körper führen. Die primäre Hyperalgesie entsteht in den peripheren Schmerzbahnen des Körpers, die sekundäre Schmerzüberempfindlichkeit durch Lernvorgänge im Gehirn (Schmerzgedächtnis → Schmerzen). *Somat.*: Sinken der Reizschwelle für Schmerz; schließlich werden schon leichte Berührungen und Wärme oder Kälte als schmerzhaft empfunden. Häufig entstehen Schlafprobleme, da keine schmerzfreie Lage mehr gefunden wird. *Psy.*: → Neuropsycholog. Störungen durch den Schlafmangel, zwanghaftes Vermeiden von Situationen / Stimuli, die den Schmerz verstärken könnten, sozialer Rückzug, Ängste und Depressionen, Verlust d. sexuellen Interesses.

Schmerzunempfindlichkeit: Verringerte Schmerzempfindlichkeit wird als Hypoalgesie bezeichnet, völliges Fehlen als Analgesie. Zur vorübergehenden Hypoalgesie kommt es, wenn das Gehirn schmerzhemmende Botenstoffe auswirft, z. B. bei sportlichen Wettkämpfen, einer Geburt, sadomasochistischen Handlungen oder gewollter Selbstverletzung. Nach

Schädigung des somatosensorischen Hirnareals (z. B. Schlaganfall) kann das Schmerzzentrum so geschädigt sein, dass der Patient in Körperteilen oder einer Körperhälfte keinen Schmerz mehr spürt; bei Querschnittlähmung fühlt der Patient keinen Schmerz mehr unterhalb der Läsion. Es gibt angeborene Formen der Analgesie (Hereditäre sensorische und autonome Neuropathie, *congenital insensitivity to pain and anhidrosis*). *Somat. / Psy.*: Schmerz- und Lustzentrum liegen im Gehirn benachbart und benutzen zum Teil dieselben Bahnen. Bei einigen Menschen wird das → Selbstbelohnungssystem insbesondere durch absichtlich herbeigeführte Schmerzen aktiviert. Borderline-Patienten berichten über Ruhe und Entspannung nach selbstverletzenden Handlungen. Betroffene mit angeborener Analgesie zeigen ein hohes Risiko für Verletzungen und soziale Auffälligkeiten, da die Warnfunktion von Schmerzen entfällt, und sie es nicht gelernt haben, schmerzhafte Situationen zu vermeiden.

Schnüffelstoffe sind flüchtige, flüssige oder gasförmige Substanzen (z. B. handelsübliche Lösungsmittel, Kleb-, Lack- und Verdünnungsstoffe), die zwecks Erzeugung eines Rauschzustandes inhaliert werden. Wirkstoffe sind z. B.: → Aceton (→ Nagellackentferner), Amyl- / Butylnitrit (→ Poppers), Benzin, Butan (Treibgas), Chlorethyl (Wundspray), Chloroform, Distickstoffoxid (→ Lachgas), Nitro (Verdünnungsmittel), Per- oder Trichloräthylen (Farbreiniger), Toluol (Leim), Trichlormethan u. a. *Somat.*: Nach Inhalation zunächst Schleimhautreizung, Husten, Übelkeit, z. T. Erbrechen und Nasenbluten. Bei hoher Dosierung: Krampfanfälle, Narkose, Gefahr von Atemlähmung und Herzstillstand. Nach dem Rausch: Kopfschmerzen, Kater. Langzeitfolgen: Lungen-, Leber-, Nieren-, Nerven- und Hirnschäden, erhöhtes Krebsrisiko. *Psy.*: Leichte Euphorie, Konzentrationsstörungen, Benommenheit, Gefühl der Schwerelosigkeit, Enthemmung, intensivierte Wahrnehmungen, Halluzinationen. Bei hoher Dosierung: verwaschene Sprache, Verwirrtheit, Delirium. Langzeitfolgen: Persönlichkeitsverfall, Intelligenzabbau bis zu dementiellen Zuständen.

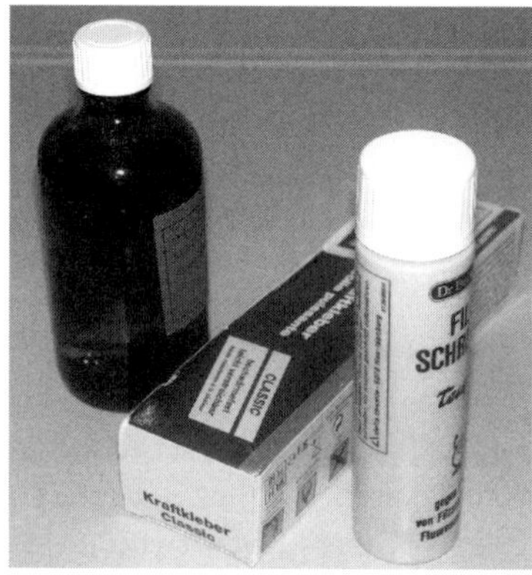

Abb. 52: Schnüffelstoffe

Schock bezeichnet in der Medizin lebensbedrohliche Zustände mit Kreislaufdysregulation. Man unterscheidet: (1) Volumenmangelschock durch starken Blutverlust bei äußeren oder inneren Blutungen (Unfall) bzw. Flüssigkeitsverlust (→ Dehydration). (2) Der kardiogene Schock beruht auf Erkrankungen des Herzens (z.B. → Herzinfarkt, → Herzrhythmusstörungen). (3) Der septische Schock (Blutvergiftung, → Sepsis) entsteht infolge einer Infektion durch Keime (z.B. Meningokokken). (4) Der anaphylaktische Schock wird durch eine allergische Sofort-Reaktion auf Medikamente (z.B. Penizillin) oder Insektenstiche verursacht. Durch massive → Histamin-Freisetzung kommt es zur rapiden Blutgefäßerweiterung, Blutdruckabfall und Verengung der Bronchien. (5) Ein spinaler (neurogener) Schock entsteht durch Schädigung von Rückenmark (z.B. Querschnittlähmung: paralytischer Schock) und ZNS (z.B. apoplektischer Schock) oder bei Hirn(haut)-entzündung. Auch extreme → Schmerzen können dazu führen. (6) Der endokrine Schock ist bedingt durch Über- oder Unterfunktionen von Hormonen (z.B. → Addison-Krise). Hierzu gehört auch der Insulin-Schock (hypoglykämischer Schock) durch stark erniedrigten → Blutzuckerspiegel. (7) Zu einem elektrischen Schock kommt es infolge eines Stromunfalls. (8) Der psychische Schock entsteht durch ein emotionales Trauma. *Somat.*: Gefäßerweiterung, Blutdruckabfall, schwacher, aber schneller, Puls, Übelkeit, Erbrechen, Atembeschwerden, z.T. Durst. Im Verlauf kann der Puls kaum noch tastbar sein, die Atmung wird flach und schnell, die Nierenfunktion fällt aus. Im schlimmsten Fall: Schwere Atemnot, massiver Blutdruckabfall, Herzrasen und schließlich Herz- und Atemstillstand. *Psy.*: Angstzustände, starke Unruhe, Aufmerksamkeits-, Gedächtnis-, Orientierungsstörungen, Verwirrung mit unsinnigen Antworten oder Handlungen, Bewusstseinsstörungen, bei fortschreitendem Schock u.U. Bewusstseinsverlust.

Schwangerschaft hat durch Veränderungen des Hormonhaushaltes neben körperlichen auch psychische Veränderungen zur Folge. *Somat.*: Nach Befruchtung der Eizelle hält zunächst der Restfollikel die Produktion von Gelbkörperhormonen (→ Progesteron) aufrecht. Später übernimmt die Plazenta (Mutterkuchen) die Hormonproduktion. Progesteron bereitet die Gebärmutter auf das Einnisten der Eizelle vor. Progesteron und Östrogen bewirken die Vergrößerung der Brust zwecks Milchbildung. Von der Plazenta wird das Humane Choriongonadotropin (HCG) produziert, übliche Schwangerschaftstests beruhen auf dem Nachweis von HCG im Urin. Es erleichtert die Einnistung der befruchteten Eizelle in der Gebärmutter, erhöht die Produktion anderer Schwangerschaftshormone und verursacht Übelkeit. Nach der Geburt werden (u.a. durch den Saugreflex des Neugeborenen) → Prolaktin (Bildung der Muttermilch) und Oxytocin (Mutter-Kind-Bindung) ausgeschüttet. *Psy.*: Erhöhte Reizbarkeit und depressive Symptome in der

Frühschwangerschaft können durch die Hormonumstellung bedingt sein, häufiger sind sie aber Folge von Ambivalenz-Konflikten hinsichtlich der Mutterwerdung. Im Verlauf durch hohen → Progesteronspiegel meist eher ruhige Glücklichkeit der werdenden Mutter. Selten treten hypomanische Symptome mit übersteigerter Aktivität, Rededrang und Euphorie auf.

Schwerhörigkeit: → Hörstörungen.

Schwindelgefühle (Vertigo) ist eine subjektiv empfundene Störung der Orientierung des Körpers im Raum. Man unterteilt in (I.) unsystematischen Schwindel (z.B. Unsicherheits-, Benommenheitsgefühl) und (II.) systematischen Schwindel (z.B. Drehschwindel, Schwankschwindel, Liftgefühl). Wichtigste Organe für die Wahrnehmung der Stellung des Körpers im Raum sind der Vestibularapparat am Innenohr, die Augen und die propriozeptiven Nervenzellen im Körper, welche die Stellung der Körperteile wahrnehmen. Zum Schwindel kommt es, wenn eines dieser drei Bestandteile gestört ist oder sie sich widersprüchliche Informationen liefern. Schwindel kann anfallsweise auftreten oder dauerhaft vorhanden sein. *Somat.*: Man unterscheidet (1) Drehschwindel, (2) Schwankschwindel, (3) Liftschwindel, (4) Pulsion (Gefühl des Seitwärtssinkens, oft mit heftigen Körperbewegungen) und (5) Taumelgefühle. Schwindelgefühle gehen oft einher mit Übelkeit, Herzrasen, Schweißausbrüchen, z.T. Engegefühl in der Brust. Der Attackenschwindel tritt vor allem bei Morbus Menière, der Sekundenschwindel bei → Vertebralis-Basiliarinsuffizienz, der Schwindel mit Aura bei → Epilepsie und der psychogen bedingte Schwindel in Zusammenhang mit Angst auf. Ursachen z.B.: Sauerstoffmangel (→ Hypoxie) in schlecht belüfteten Räumen. Die Menière-Krankheit (Morbus Menière) entsteht durch vermehrte Flüssigkeitsbildung im Innenohr mit Druckerhöhung. Es kommt zu anfallsweisem Drehschwindel, Tinnitus und Schwerhörigkeit. Labyrinthitis ist eine bakterielle Infektion des Innenohrs. Beim Lermoyez-Syndrom kommt es einseitig zur Störung des Gleichgewichtsorgans. Bei einer Vestibularisschädigung kann es zum Ausfall des Gleichgewichtsorgans kommen. Zentral-vestibuläre Schädigungen im Hirnstamm- oder Kleinhirn (z.B. Unfall, Tumor, Entzündung) führen zum Schwindel. Manche Medikamente können als unerwünschte Nebenwirkung Schwindelgefühle hervorrufen (z.B. → Antikonvulsiva, → Antidepressiva, → Anticholinergika, Antihypertensiva, → Tranquilizer). Schwindel kann auch ein Begleitsymptom anderer Erkrankungen sein (z.B. fieberhafte Infektionen, Stoffwechsel-, Hormon-, Durchblutungsstörungen, Bluthochdruck, Herzerkrankungen). Begleitsymptome, die auf eine Herz-Kreislauf-Erkrankung hinweisen, sind: Sternchensehen, häufiges Schwarzwerden vor Augen, Schweißausbrüche, Herzrasen, Kollaps. Beim anfallsweisen benignen paroxysmalen Lagerungsschwindel (BPL) lagern sich (meist nur einseitig) Partikel in den Bogengängen ab; bei Wechsel der Lage stimmen dann die Informationen aus dem rechten und linken Vestibularapparat nicht mehr überein, es kommt zu starkem Drehschwindel mit Übelkeit, Erbrechen, Oszillipsien (Zittern fixierter Objekte). Der zentrale Lagerungsschwindel entsteht durch Störungen der Augenbewegungen (z.B. Augenzittern, Nystagmus). Einen visuell bedingten Schwindel rufen auch hervor: Augenmuskellähmungen, → Winkelfehlsichtigkeit, unkorrigierte Weitsichtigkeit, minimale Doppelbilder, ungleich große Abbildungen auf der Netzhaut (Aniseikonie). *Psy.*: Körperlich begründete Schwindelgefühle lösen Angst aus. Umgekehrt tritt Schwindel häufig in Verbindung mit Stress und Angsterkrankungen, insbesondere Phobien auf (Höhenphobien, phobischer Attackenschwindel). Oft ist Schwindel gepaart mit Derealisationsphänomenen (Unwirklichkeitsgefühle) oder dem Gefühl zu schweben (Levitationsphänomen). Körperliche und psychische Symptome schaukeln sich dabei gegenseitig auf.

Scopolamin ist ein → Alkaloid, das in Nachtschattengewächsen wie → Stechapfel, Bilsenkraut, Alraune, → Engelstrompeten vorkommt, aber auch künstlich hergestellt werden kann. Es hat hemmende Wirkung auf muscarinische Acetylcholinrezeptoren. *Somat.*: Mundtrockenheit, Pupillenerweiterung, Sehstörungen, wirkt hemmend auf Brechzentrum u. Speichelproduktion, krampfhemmend Probleme bei der Blasenentleerung. Überdosierung: Koordinationsstörungen, Bewusstlosigkeit, Atemlähmung, Tod. *Psy.*: Bei niedriger Dosierung leicht beruhigend, bei höherer Dosierung dämpfend bis zur Apathie, Zustand der Willenlosigkeit („Wahrheitsserum"), absolut real wirkende, visuelle, akustische und taktile Halluzinationen, Gedächtnisstörungen, Delirium.

Seasonal Affective Disorder: → Wetterschwankungen.

Sedativa (Beruhigungsmittel) sind Medikamente mit dämpfender Wirkung. Dazu gehören u.a. Barbiturate und → Benzodiazepine, aber auch → Antihistaminika und niederpotente → Neuroleptika. Sie werden eingesetzt z.B. gegen Unruhezustände, Agitiertheit, Aggressivität, Ängste, zur Distanzierung von Problemen, als Prämedikation vor einer Operation und zur Schlafförderung. Abhängig von der Substanz und der Dosierung kann der Patient beruhigt aber ansprechbar sein, bis hin zu Bewusstseinsverlust, Schlaf, Narkose. *Somat./Psy.*: Siehe → Alpha-2-Rezeptoragonisten, → Antidepressiva (sedierende), → Benzodiazepine, → Hypnotika, → Narkotika, → Neuroleptika (niederpotente), → Opioide, → Antihistaminika.

Seekrankheit (Reise- bzw. Bewegungskrankheit, Kinetose, *motion sickness*) entsteht durch ungewohnte Bewegungen, z.B. in Verkehrsmitteln (Schiff, Flugzeug, Zug, Auto, Bus), Achterbahn, aber auch bei Seeleuten auf Landgang und in Simulatoren, die sich gar nicht wirklich bewegen (*simulator sickness*). Dauer meist nur mehrere Tage bis Gewöhnung eintritt. *Somat*: Anfangssymptom ist Gähnen, dann Druck in der Magengegend, Unwohlsein, Kopfschmerz, Frösteln, Blässe, kalter Schweiß, Übelkeit, Brechreiz, Erbrechen (Gefahr der → Dehydration), Schwindel, Schläfrigkeit. *Psy.*: Abgeschlagenheit, Interesselosigkeit, geistige Leere, sozialer Rückzug, Depression, Gefühl am liebsten sterben zu wollen.

Sehschwäche (Fehlsichtigkeit, Sehstörung) ist ein Oberbegriff für Kurz- und Weitsichtigkeit (Ametropie), Altersfehlsichtigkeit (Presbyopie), Nachtblindheit (Hemeralopie), Schielen (Strabismus, → Winkelfehlsichtigkeit), Doppelbilder (Diplopie), Grauer Star (Katarakt), Makuladegeneration (zunehmende Blindheit des Sehzentrums), Glaukom (überhöhter Augeninnendruck). Ursachen sind z. B. Verformungen des Auges, Trübungen des Glaskörpers, Entzündung von Sehnerv oder Auge (Uveitis), Netzhautablösung, Augenmuskelstörungen, Tumore im Bereich der Sehbahnen, Verletzungen oder Schlaganfälle im Bereich des Sehzentrums am Hinterhaupt oder höherer visueller kortikaler Areale. *Somat.*: Je nach Sehstörung: z. B. unscharfe, verschwommene, verschleierte oder verzerrte Bilder, Blendempfindlichkeit oder erhöhter Lichtbedarf, Schwarzwerden vor den Augen, Flimmern (z. B. bei Migräne), völlige oder teilweise Blindheit (→ Gesichtsfelddefekte, Tunnelblick), Doppelbilder, Farberkennungsstörungen (Rot-Grün-Sehschwäche, Achromatopsie). Sehstörungen verursachen häufig Begleitsymptome wie → Kopfschmerzen, → Schwindel, Übelkeit, mangelnde körperl. Belastbarkeit. *Psy.*: Sehen ist für Menschen die wichtigste Sinnesfunktion; Sehstörungen führen zu einer erheblichen Verminderung der Lebensqualität (z. B. Fahruntauglichkeit, Berufsunfähigkeit). Folgen von schweren Sehstörungen können sein: Rasche Ermüdbarkeit, Konzentrationsschwäche, reaktive Depressionen, Ängste, soziale Isolation. (Teil-)Blindheit kann zu visuellen Halluzinationen führen (→ Charles-Bonnet-Syndrom). Minimales Schielen (Heterophorie, → Winkelfehlsichtigkeit) führt zu Ungeschicklichkeit und Schulleistungsschwächen, oft mit der Folge von mangelndem Selbstbewusstsein (→ Asthenopie).

Selbstbelohnungssystem: Essen, Trinken, Shopping gehen, Verliebtsein und sogar Lernen für eine Prüfung, werden im Gehirn durch das, über → Dopamin gesteuerte, mesolimbische Selbstbelohnungssystem gelenkt. Die meisten Dinge, die ein Mensch freiwillig zu tun glaubt, werden nur getan, weil dieses System ihn dafür mit positiven Gefühlen belohnt (Euphorie, Freude, Stolz, Glück). Einer der wichtigsten Kernbereiche ist der Nucleus accumbens im Limbischen System. Drogen wie z. B. → Coffein, → Nikotin, → Alkohol, → Benzodiazepine, → Opiate, → Kokain, → Amphetamine wirken direkt oder über Hemmung des Dopamin-Gegenspielers auf diesen Teil des Gehirns. *Somat./Psy.*: Durch Hirnschädigung (z. B. Schlaganfall, Demenz) kann es zur Unterfunktion des Selbstbelohnungssystems kommen. Werden Glücksbotenstoffe als Drogen im Übermaß ständig von außen zugeführt, stellt das Gehirn die eigene Produktion ein. Hierdurch entsteht das amotivationale Syndrom. Die Betroffenen zeigen von sich aus keinerlei Leistungsbereitschaft mehr und sind unfähig, Lebensfreude zu empfinden.

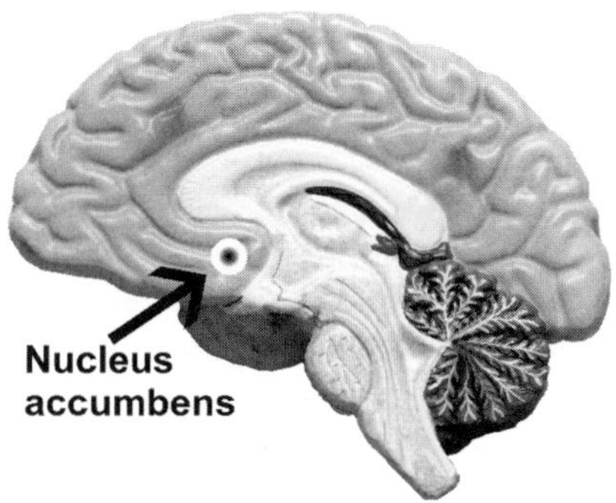

Abb. 53: Selbstbelohnungssystem

Sepsis (Blutvergiftung) ist eine lebensbedrohliche Infektion, gegen die das körpereigene Immunsystem (insbesondere bei Immunschwäche) keine ausreichenden Abwehrkräfte hat, es kann zum septischen → Schock kommen. Erreger (z. B. Strepto-, Meningo-, Staphylokokken), die in den Körper eingedrungen sind, haben sich bei einer Sepsis über den Blutkreislauf ausgebreitet. Es kommt zu einer Entzündung des gesamten Körpers mit der Gefahr von Multiorganversagen (Herz, Lunge, Niere, Leber, ZNS). *Somat.*: Ein geröteter Hautstrich von infizierter Wunde Richtung Herz zeigt eine Entzündung der Lymphbahnen an, die sich zur Sepsis entwickeln kann; Sepsis kann aber auch von inneren Infektionsquellen ausgehen. Durch Ausbreitung kommt es zu Symptomen einer systemischen Infektion (Fieber, erhöhte Herz- und Atemfrequenz, erhöhte Anzahl weißer Blutkörperchen usw.). Durch Herz- oder Lungenbefall Sauerstoffmangel (→ Hypoxie), bei Nieren- oder Leberbefall Vergiftung des Körpers, bei Besiedelung des Gehirns mit Erregern kommt es zur → Enzephalopathie. Beim septischen → Schock rapide Absenkung von Blutdruck u. Körpertemperatur. Für rund 50 % der Erkrankten endet die Sepsis tödlich. *Psy.*: Zunächst Unruhe, dann Benommenheit; kommt es zum Leber- oder Nierenversagen und / oder zur Hirnschädigung liegen zunehmende → neuropsycholog. Störungen vor, im Verlauf Desorientiertheit, Delirium. Wird die Sepsis überlebt, später z. T. anhaltende → neuropsychologische und → hirnorganisch bedingte psychische Störungen.

Serotonin (5-Hydroxytryptamin , 5-HT) gehört zu den monoaminergenen Botenstoffen. Es kommt als → Hormon und als → Neurotransmitter vor und spielt eine regulierende Rolle, z. B. für Verdauungs- (Darm, Leber, Milz) und Herz-Kreislauf-System; es wirkt z. B. bei Verletzungen gefäßverengend und auf die Thrombozyten (Blutplättchen). Ausgeschüttetes Serotonin wird im ZNS durch Monoaminooxydase (MAO) wieder abgebaut, bzw. von der Ursprungszelle wieder aufgenommen (*re-uptake*). Im Zentralnervensystem befindet sich in den Raphe-Kernen (im Stammhirn) eine Steuerungszentrale des Serotoninsystems, dessen Nerven in fast alle Hirnbereiche ausstrahlen. Serotonin wird in den Zielarealen aber eher diffus ausgeschüttet, je nach Ort kann es erregend oder hemmend wirken. Das Serotoninsystem beeinflusst eher größere Erregungsmuster des Gehirns. *Somat.*: Serotonin steuert Kontraktion und Erweiterung von Blutgefäßen (→ Kopfschmerzen, → Migräne), fördert die Blutgerinnung, regt die Darmbeweglichkeit an. Medikamentöse Serotonin-Antagonisten (Hemmer) reduzieren Übelkeit und Reizdarm-Symptome. *Psy.*: Niedrige Serotoninspiegel findet man im Schlaf, bei Depressionen, Angststörungen, Magersucht, Selbstverletzung, Suizid, Zwangsstörungen, Borderline und frisch Verliebten. Medikamentöse Erhöhung des Serotonin-Spiegels hat eine antidepressive, emotional stabilisierende Wirkung (→ Antidepressiva). Viele psychedelische Drogen (z. B. Ecstasy) beeinflussen das Serotoninsystem.

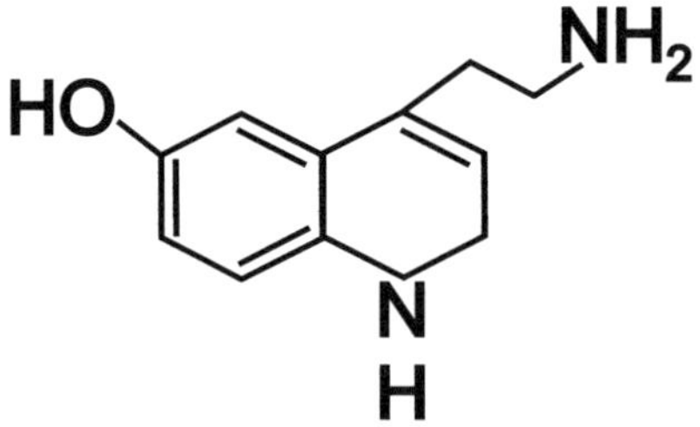

Abb. 54: Chemische Formel von Serotonin

Sexualhormone: → Hormone, → DHEA, → Östrogen, → Progesteron, → Testosteron, Abbildung siehe → Phenylethylamin.

Sick-Building-Syndrom: Ursache für die sog. „gebäudebezogene Erkrankung“ sind Schadstoffe aus neu eingerichteten Innenräumen (Ausdünstungen von Teppichklebern, neuen Möbeln, Mineralstoffen aus Dämmmaterialien), Klimaanlagen, mit Schimmelpilzen oder anderen Keimen verseuchte, Gebäude und z. T. Geräte, die Giftstoffe freisetzen (z. B. → Ozon aus Kopierern, Laserdruckertoner). *Somat.*: Kopfschmerzen, Schleimhautreizung, häufige Infektionskrankheiten, allergische Reaktionen, asthmatische Beschwerden, Schlafstörungen, Schwindel. *Psy.*: Abgeschlagenheit, Leistungsminderung, Konzentrationsstörungen u. andere neuropsycholog. Störungen, depressionsähnliche Zustände.

Sinusitis: → Nasennebenhöhlenentzündung.

Smog bezeichnet eine durch Rauch, Auto- und Industrieabgase verursachte Luftverschmutzung, insbesondere in Ballungsräumen bei fehlendem Wind. Tallage einer Stadt fördert die Ansammlung von Smog. Man trennt den (1) u. a. durch Nebel bedingten Winter- (London-Smog) vom

(2) durch Abgase bedingten Sommersmog (→ Ozon-Smog, Los-Angeles-Smog) mit unterschiedlicher Anreicherung giftiger Substanzen in der Luft. *Somat.*: Kopfschmerzen, Atemwegreizung, Husten, brennende Augen, Übelkeit, Herz-Kreislaufstörungen, allg. Befindlichkeitsstörungen, Schwäche, Schwindel, Schlafstörungen, rasche Ermüdbarkeit. *Psy.*: Konzentrationsstörungen, Stimmungslabilität, bei Sommersmog bis zu gereizt-aggressivem Verhalten; u. U. Benommenheit.

Somatisierungsstörung bezeichnet körperliche Symptome ohne organischen Befund; typisch sind ausufernde Klagen über ständig wechselnde Beschwerden meist aus dem Bereich → psychovegetativer Störungen. Extrem häufige Arztbesuche, Einnahme diverser rezeptfreier und -pflichtiger Medikamente. Es handelt sich nicht um Simulanten, den Betroffenen geht es tatsächlich schlecht, sie fühlen sich körperlich und nicht psychisch krank, psychische Probleme können nicht zugegeben werden, hinsichtlich Psychotherapie daher meist unkooperativ. Differentialdiagnostisch problematisch ist, dass Somatisierungsstörungen fast immer in Verbindung mit tatsächlichen körperlichen Erkrankungen auftreten. Nicht selten handelt es sich bei Somatisierungsstörungen um eine Fehldiagnose, bei der sich erst später doch eine körperliche Erkrankung findet (z. B. → Multiple Sklerose, → Borreliose, → Nahrungsmittelallergie, → Lupus erythematodes, → Fibromyalgie). Die undifferenzierte Somatisierungsstörung stellt eine Sonderform dar, bei der relativ wenige Symptome berichtet werden, die dramatische Beschwerde-Schilderung fehlt und psychische Anteile werden zugegeben. *Somat.*: Unspezifische Allgemeinsymptome wie rasche Erschöpfbarkeit, ständige Müdigkeit, häufige Kopfschmerzen. Meist sind mehrere Körpersysteme gleichzeitig oder wechselweise betroffen, z. B. Herzrasen, Herzstolpern, Übelkeit, Erbrechen, Durchfall, Rücken-, Gelenk-, Glieder- oder → Kopfschmerzen, → Schwindel, Sensibilitätsstörungen, Muskelschwäche, Schluckschwierigkeiten, Kloßgefühl im Hals, Seh- (z. B. Doppelbilder) oder Hörstörungen (Ohrensausen), Hitzewallungen, Kälteschauer, Menstruationsbeschwerden, sexuelle Probleme. *Psy.*: Die Krankheitssymptome überdecken die eigentlichen psychischen Probleme. In der Entstehung spielt sekundärer Krankheitsgewinn (vermehrte Zuwendung bei Erkrankung) eine wesentliche Rolle. Letztlich kommt es aber zu negativen psychosozialen Folgen, da die Betroffenen in ihren Klagen immer ausufernder werden.

Somatoforme Störung ist ein Oberbegriff für alle körperlichen Symptome, für die sich keine Fehlfunktion eines Organs nachweisen lässt. Hierzu gehören z. B. → Somatisierungsstörung, → körperdysmorphe Störung, Konversionsstörung, Hypochondrie, somatoforme autonome Funktionsstörung, Schmerzstörung, Neurasthenie. Weiteres → Psychovegetative Störung.

Somatoforme autonome Störungen: → Psychovegetative Störung.

Speed: Drogenjargon für → Amphetamine.

Spirale: → Intrauterinpessar.

Spiritus ist hochkonzentrierter Alkohol (99 %), der als Trinkspiritus, z. B. zur Anfertigung medizin. Kräuteressenzen, zur Verfügung steht oder als billigerer vergällter Brennspiritus. Letzterem wurden Vergällungsmittel beigefügt, die z. B. bitter schmecken und Übelkeit hervorrufen. Somat. / Psy.: → Alkohol.

Sport: Biologisch sind Lebewesen seit Jahrmillionen darauf ausgerichtet, sich viel zu bewegen, da Fortbewegung die Chance erhöht, Nahrung und Sexualpartner zu finden. Das mesolimbische → Selbstbelohnungssystem schüttet daher bei Bewegung Glücksbotenstoffe (körpereigene Opiate, Beta-Endorphine) aus. *Somat.*: Sport bewirkt Vergrößerung des Herzvolumens, normalisiert den Blutdruck, erhöht das Lungenvolumen, Muskelwachstum, körperliche Leistungssteigerung, Abbau von Stresshormonen, Verbesserung von Immunsystem, Fettverbrennung, Durchblutung und Sauerstoffaufnahme, erhöhte Knochendichte, tieferer Schlaf, verringertes Risiko für Herzinfarkt oder Schlaganfall. Sportliche Überlastung → Übertraining. Negativ ist erhöhtes Verletzungsrisiko. *Psy.*: Abbau von Angstsymptomen und Aggressionen. Infolge verstärkter Ausschüttung körpereigener Glücksbotenstoffe erhöhte Zufriedenheit. Vermehrte Testosteronproduktion mit intensiverer sexueller Aktivität. Infolge Verbesserung des Nachtschlafs, der Sauerstoffaufnahme und der Durchblutung kommt es zur kognitiven Leistungssteigerung. Insbesondere Sportarten mit mittlerer Dauerbelastung (Gymnastik, Wandern, Walking, Radfahren, Schwimmen) haben eine antidepressive Wirkung. Positiv empfundene Veränderungen von Körperproportionen erhöhen das Selbstbewusstsein; Mannschaftsspiele führen zur besseren Sozialisation und Teamfähigkeit.

Sprue: → Zöliakie.

Spurenelemente sind Stoffe, die nur in winzigen Mengen im menschlichen Organismus vorkommen, deren Fehlen aber schwerwiegende Stoffwechselveränderungen zur Folge hat. *Somat. / Psy.*: Siehe Tabelle. Siehe auch → Normwertetabelle am Buch-Ende.

Tab. 7: Verschiende Spurenelemente, ihre Aufgaben und Folgen bei Mangelerscheinung

Spurenelement	Aufgabe	Mangelerscheinung
Eisen	Blutbildung	Anämie, Müdigkeit, Atemnot, Nervosität
Fluor	Zahn- und Knochenhärte	Karies, Osteoporose

Jod	Bildung von Schilddrüsenhormonen	Kropfbildung, Müdigkeit, Antriebsverlust
Selen	Zellschutz	Infekt-Anfälligkeit, Sehstörungen, Herzschwäche, erhöhtes Risiko für Tumore
Silizium	Bildung von Haut, Haaren, Nägel, Bindegewebe und Knorpel	Hautentzündungen, Haarausfall, Bänderschwäche etc.
Zink	Stoffwechselfunktionen, Wundheilung, Wachstum	Wundheilungsstörungen, Haarausfall

SSRI (Selektive Serotonin-Wiederaufnahmehemmer) hemmen die Wiederaufnahme (*re-uptake*) des Neurotransmitters → Serotonin; hierdurch höhere Verfügbarkeit dieses Botenstoffes im synaptischen Spalt. SSRI werden überwiegend als aktivierende → Antidepressiva eingesetzt, Wirkungseintritt erst 1–3 Wochen nach regelmäßiger Einnahme. *Mögl. somat. Nebenwirkg.*: Schlafstörungen, Kopfschmerzen, Übelkeit, Erbrechen, Durchfall, sexuelle Störungen. *Mögl. psy. Nebenwirkg.*: Antriebssteigernd bis zu Agitiertheit (ängstlich-aggressive Erregtheit), Bewusstseinsstörungen.

Stechapfel ist eine Pflanze, die das Halluzinogen → Scopolamin und den Azetylcholinhemmer → Atropin enthält. Nach Aufnahme von Samen oder Pflanzenteilen kommt es zu einem Rauschzustand zwischen 6 und 36 Stunden Dauer. *Somat.*: Erweiterte Pupillen, Mundtrockenheit, Schluck-, Seh- und Gleichgewichtsstörungen, motorische Unruhe. Bei Überdosis: Herzrhythmusstörungen, komatöse Zustände, Bewusstlosigkeit, Tod durch Atemlähmung. *Psy.*: Halbwaches Erleben von sehr real wirkenden Halluzinationen, Auflösung des Zeitempfindens, psychoseähnliche Zustände, z. T. Angst, Unruhe, Weinkrämpfe.

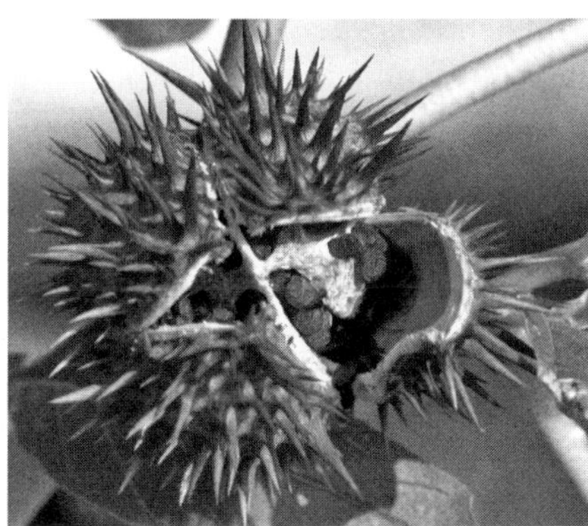

Abb. 55: Der Stechapfel enthält Scopolamin und Atropin.

Stenose: Verengung (z.B. Darm, Blutgefäße usw.). Wenn diese arterielle Blutgefäße betrifft, die das Gehirn versorgen (z.B. Arteria carotis), kommt es zum Sauerstoff- und Energiemangel im Gehirn. *Somat./Psy.*: Siehe → Ischämie, → Schlaganfall.

Sterbe-Erlebnisse: (*near death studies*, Todesnähe-Erfahrungen): Raymond A. Moody fand Mitte der 1970er Jahre eine kulturübergreifende Abfolge von Erlebnissen, die reanimierte Sterbende berichteten: Verlassen des Körpers (*out-of-body-experience*), Bildabfolge von Szenen aus dem eigenen Leben, Erblicken von Geisterwesen bereits verstorbener Freunde/Verwandter, Treffen eines intensiven weißen Lichts mit spiritueller Ausstrahlung. Die Rückkehr in den reanimierten Körper wurde als unangenehm empfunden. Kritische, neuere Studien zeigten, dass nur ein Bruchteil reanimierter Patienten solche Erlebnisse erinnert und kaum jemand alle Sterbephasen durchläuft. Die Erlebnisse werden heute durch Ausschüttung köpereigener Halluzinogene als Folge einer neuronalen Katastrophenreaktion erklärt. *Somat.*: Akuter Sauerstoffmangel (→ Hypoxie) im Gehirn bei den meisten Sterbevorgängen mit entsprechenden Auswirkungen. *Psy.*: → Lebensbedrohliche Krankheiten. Das Wissen, schon einmal klinisch tot gewesen zu sein, ändert bei vielen Betroffenen Persönlichkeit und Lebensstil, oft suchen sie sich sinnvolle Ziele, leben intensiver und genießen mehr.

Steroid-Therapie: → Corticoide/Corticosteroide, → Cortisol/Cortison.

Stimulanzien sind Stoffe mit aktivierender Wirkung, z.B. → Amphetamine, Cathin (Blätter des Kathstrauchs), → Crack, → Ephedrin, → Ecstasy, → Energizer (Energy-Drinks), → Freebase, → Nikotin, → Kokain, Xanthine (→ Kaffee). Sie dienen als sog. „Wachmacher", „Appetitzügler", um sportliche Höchstleistungen zu erzielen, und aufgrund der euphorisierenden Effekte z.T. auch als Suchtdroge. Etliche Stimulanzien werden als Medikament eingesetzt, z.B. Xanthintype (→ Theophylin) zur Therapie von → Asthma, obstruktiven Lungenerkrankungen (COPD) und → Schlafapnoe, → Methylphenidat wird zur Behandlung der → Aufmerksamkeits-Defizit-Hyperaktivitäts-Störung eingesetzt und bei → Narkolepsie. *Somat.*: Vorübergehende körperliche Leistungssteigerung, Bluthochdruck, Herzfrequenzerhöhung bis zum Herzrasen, Pupillenerweiterung, z.T. auch Schweißausbrüche, Übelkeit, Unvermögen zu schlafen. Erhöhtes Risiko für Schlaganfall und Herzinfarkt. Nachwirkung: Massive Erschöpfungszustände. *Psy.*: Kurzfristige kognitive Leistungssteigerung mit verbesserter Aufmerksamkeit, Erregtheit, z.T. Enthemmung bis zu manischem Verhalten, erhöhte Aggressivität, Selbstüberschätzung, Libidoanstieg. Einige Stimulanzien (z.B. Amphetamine) können Halluzinationen und wahnhaftes Denken hervorrufen und den Ausbruch einer → drogeninduzierten Psychose zur Folge haben. Nachwirkung: Unlust, Motivationslosigkeit, Albträume.

Stirnhöhlenentzündung: s. → Nasennebenhöhlenentzündung.

Stoffwechselerkrankungen (Stoffwechselstörungen) ist ein Sammelbegriff für eine schwer definierbare Gruppe von Erkrankungen. Hierzu gehören z.B. Störungen im Eiweiß-, Fett-, Kohlenhydrat- oder Mineralstoffwechsel. Bei Stoffwechselstörungen können einzelne Substanzen zu viel oder zu wenig vorhanden sein, zum Teil fehlen Enzyme, um Stoffwechselprodukte weiter zu verarbeiten oder giftige Stoffwechselprodukte abzubauen. *Somat./Psy.*: Siehe z.B.: → Adrenogenitales Syndrom, → Ahornsirupkrankheit, → Bilirubinenzephalopathie, → Blutzucker, → Elektrolytentgleisungen, → Funikuläre Myelose, → Gangliosidose, → Hartnupsche Krankheit, → Hepatitische Enzephalopathie, → Hepatozerebrale Degeneration, → Histidinämie, → Homozystinurie, → Hormone, → Hyperglyzinämie, → Hyper-/Hypothyreose, → Leberfunktionsstörungen, → Leukodystrophien, → Lipidstoffwechselstörung, → MELAS-Syndrom, → Morbus Gaucher, → Morbus Krabbe, → Morbus Niemann Pick, → Mukolipidose, → Mukoviszidose, → Nebenschilddrüse, → Phenylketonurie, → Schilddrüsenhormone, → Spurenelemente.

Strahlentherapie (Radiatio) wird gegen Krebs eingesetzt. Energiereiche Strahlen können Tumorzellen so stark schädigen, dass sie absterben, während gesunde Zellen noch überleben und sich erholen. Zum Schutz des gesunden Gewebes wird meist eine Maske für das betroffene Gebiet angefertigt. Der Tumor kann auch aus unterschiedlichen Richtungen bestrahlt werden, so dass sich die Strahlen nur im Karzinom kreuzen, das hierdurch höhere Dosierungen erhält als das umliegende Gewebe. *Mögl. somat. Nebenwirkg.*: Sonnenbrandähnliche Hautstellen, allgemeines Krankheitsgefühl, Müdigkeit, Kopfschmerzen, Appetitlosigkeit, z.T. auch Übelkeit, Erbrechen, Durchfall, Schädigung von gesundem Gewebe (Strahlennekrosen, Narben), je nach Ort ggf. Schäden an Immunsystem, Nieren, Lunge. Langfristig erhöhtes Krebsrisiko durch Strahlenschäden. *Mögl. psy. Nebenwirkg.*: Mitunter Angstzustände u. Depressionen durch die Situation der Bestrahlung. Während der Behandlung z.T. halluzinatorische Erlebnisse; vorübergehende Aufmerksamkeits- und Konzentrationsdefizite durch Oedembildung.

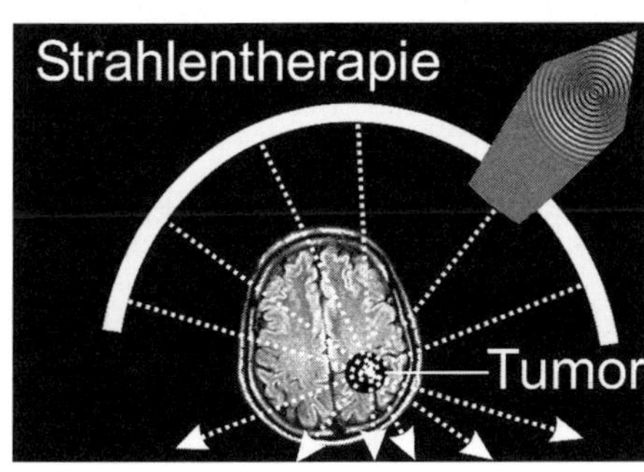

Abb. 56: Strahlentherapie gegen Krebs

Stress: → Adrenal Fatigue

Sturge-Weber-Syndrom (meningofaciale Angiomatose, enzephalo-trigeminale Angiomatose) ist eine angeborene Fehlbindung (Phakomatose), bei der sich in Gesicht, Auge und Hirnhäuten hohlräumige gutartige Gefäßtumore (Angiome) bilden. *Somat.*: Meist rötliches Feuermal an Gesicht, Hals oder Oberkörper, einseitige Augenvergrößerung, Missbildungen von Blutgefäßen, vermindertes Größenwachstum von betroffenen Kinder. Mit Voranschreiten der Erkrankung: migräneartige Kopfschmerzen, epileptische Anfälle, Halbseitenlähmung, intrakranielle Kalzifizierungen (Verkalkungen), Sehstörungen (Glaukom, → Gesichtsfeldeinschränkungen), Durchblutungsstörungen d. Gehirns, → Hirnatrophie. *Psy.*: Entwicklungsverzögerungen, geistige Behinderung infolge d. Durchblutungsstörungen.

Subduralhämatom und **Subarachnoidalblutung:** Blutung unter den Hirnhäuten (Dura mater, Arachnoidea, Pia mater). Hierdurch kommt es zur Kompression des Gehirns, da der Druck nicht entweichen kann. *Somat.*/*Psy.*: Symptome abhängig vom Ort der Blutung, siehe: → Schädel-Hirn-Trauma.

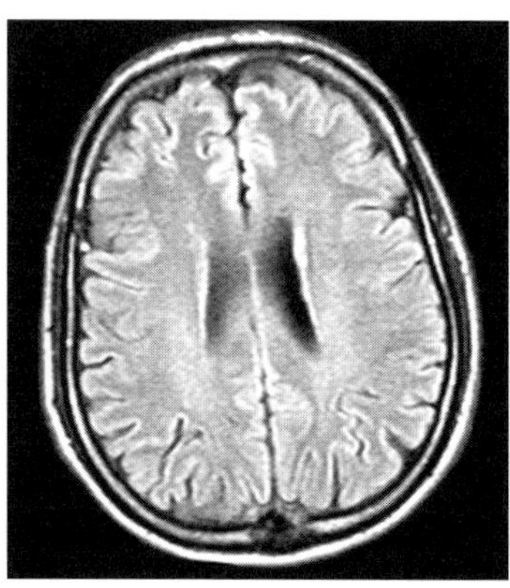

Abb. 57: Blutung unter den Hirnhäuten: Subduralhämatom

Sympathomimetika (Betamimetika) sind Medikamente, die den Sympathikus beeinflussen. Wichtigster Botenstoff des Sympathikus ist Adrenalin mit aktivierender Wirkung, man unterscheidet den Beta-1- und den Beta-2-Rezeptor. Beta-1-Wirkstoffe werden z. B. bei Herzstillstand oder Schock eingesetzt. Beta-2-Mimetika haben eine erschlaffende Wirkung auf die glatte Muskulatur und werden als Asthma- und wehenhemmendes Mittel eingesetzt. Für die Asthma-Behandlung unterscheidet man kurzfristig wirkende Beta-2-Sympathomimetika (innerhalb von Minuten) und solche mit Langzeitwirkung (ca. 4 Std.). Indirekte Sympathomimetika werden auch als Abmagerungsmittel benutzt. *Mögl. somat. Nebenwirkg.*: Feines Muskelzittern; bei höherer Dosierung: Herzklopfen, Herzrasen, Herzrhythmusstörungen, Schlafstörungen, Übelkeit, erhöhte Schweißproduktion, Schwindel, Kopfschmerzen, Fieber. *Mögl. psy. Nebenwirkg.*: Grundlose Nervosität (leicht als Angstgefühl interpretiert), z. T. Hitze- / Kältegefühl und Hautkribbeln (Parästhesien). Unter → Adrenalin / Epinephrin selten auch Halluzinationen. Unter Amfepramon: Unruhe, Nervosität, Depressionen, psychotische Zustände. Unter Phenylpropanolamin: Unruhe, Reizbarkeit, Persönlichkeitsveränderungen, z. T. aber auch Benommenheit. Unter Sibutramin: Angstgefühle.

Syphilis: → Progressive Paralyse.

Systemische Infektionen sind Entzündungen eines gesamten Körpersystems → Immunreaktion.

T

Tachykardie: → Herzrasen.

Taubheit: → Hörstörungen.

Teilleistungsstörung: Intellektuelle Störung in einem abgrenzbaren Bereich, z. B. Legasthenie (Lese-Rechtschreibschwäche bei hoher Intelligenz) oder Rechenschwäche (Dyskalkulie), meist durch → Wahrnehmungsstörungen, z. B. infolge frühkindlicher Hirnläsion.

Temperatur: Der menschliche Körper arbeitet nur in einem vergleichsweise geringen Temperaturbereich optimal; er besitzt daher ein Wärmeregulationszentrum, um die Kerntemperatur konstant auf 37 Grad zu halten. *Somat.*: (1) Kälte: Bei einer Kerntemperatur von <35 °C kommt es zu ersten Symptomen der Unterkühlung. Absinken auf <28 °C führt zu verminderten Stoffwechselvorgängen, Herzrhythmusstörungen, Herzschwäche, Atemproblemen und schließlich zum Todeseintritt. (2) Hitze: Steigt die Kerntemperatur >42,6 °C (→ Fieber), so kommt es zur Zerstörung des körpereigenen Eiweißes. Hohe Außentemperaturen führen durch Gefäßerweiterung zum Blutdruckabfall und belasten dadurch das Herz. Umwelttemperaturen >30 °C führen zum Verlust von Körperflüssigkeit durch Schwitzen; kommt es durch mangelndes Trinken außerdem zur → Dehydration, können z. B. Kreislaufversagen, Hitzekrämpfe durch Elektrolytmangel, Hitzschlag auftreten; erhöhtes Risiko für Herzinfarkt oder Schlaganfall. Weitere Symptome der Überhitzung sind: Starker Durst, allgemeines Unwohlsein, Schwächegefühl, → Schwindel, Appetitlosigkeit, Übelkeit, Kopfschmerzen. *Psy.*: (1) Kälte: Bei Absinken der Kerntemperatur treten rasch Hirnfunktionsstörungen auf (→ neuropsycholog. Störungen, Benommenheit, Verwirrung), bei starker Unterkühlung kommt es oft zu Halluzinationen, dann zur Bewusstlosigkeit. Im Verlauf des Erfrierens kann es Phasen plötzlicher Euphorie geben, mitunter tritt ein paradoxes Hitzegefühl auf, die Person entkleidet sich und erfriert nun erst recht. (2) Hitze: Insbesondere in Verbindung mit mangelnder Flüssigkeitszufuhr kommt es rasch zu → neuropsycholog. Störungen, dann Müdigkeit und Benommenheit. Ab 30 °C Temperatur im Büro tippen Sekretärinnen nur noch ca. 50 % ihrer normalen Arbeitsleistung. Heißes Wetter macht Menschen aggressiver.

Testosteron gehört zu den androgenen Hormonen (Testosteron, Androstendion, Androsteron, Dehydroepiandrosteron → DHEA). Es wird in den Hoden, Eierstöcken und in der Nebennierenrinde produziert. In der → Pubertät steigt der Testosteronspiegel rasant an und führt zum wachsenden Interesse an Sexualität, aber auch zu typischen Trotzphasen. → Sport erhöht den Spiegel. Ein Überschuss kann durch hormonaktive Tumore von Hoden und Nebennieren entstehen. Testosteronmangel ist meist altersbedingt und tritt auch bei einigen Krankheiten auf (z.B. Hodentumore, → Akromegalie). Wenn die Östrogenproduktion bei Frauen in den → Wechseljahren nachlässt, kann es durch Testosteron zur Vermännlichung kommen (z.B. vermehrte Körperbehaarung). Stress, aber auch Einnahme von → Anabolika (Muskelaufbaupräparate) vermindern die eigene Testosteronproduktion. *Somat.*: Förderung von Eiweißsynthese, Wachstum, Muskelaufbau (anaboler Effekt), Energieumsatz, Bildung roter Blutkörperchen. Testosteronmangel: Sexuelle Funktionsstörungen (Erektions- und Ejakulationsprobleme bzw. verminderte Scheidenlubrikation), vermehrte Fettansätze, verminderter Muskelaufbau. Testosteronüberschuss: Akne, Glatzenbildung bei verstärktem Haarwuchs am restlichen Körper, tiefere Stimmlage, vermehrter Muskelaufbau. *Psy.*: Testosteron erhöht sexuelles Interesse, Sensitivität erogener Zonen, Erektions- und Orgasmusfähigkeit und aggressive Verhaltensweisen. Testosteronmangel: Verminderung der sexuellen Lust. Testosteronüberschuss: Stimmungsschwankungen, Aggressivität, übermäßiger Sexualdrang mit Hang zu Perversionen.

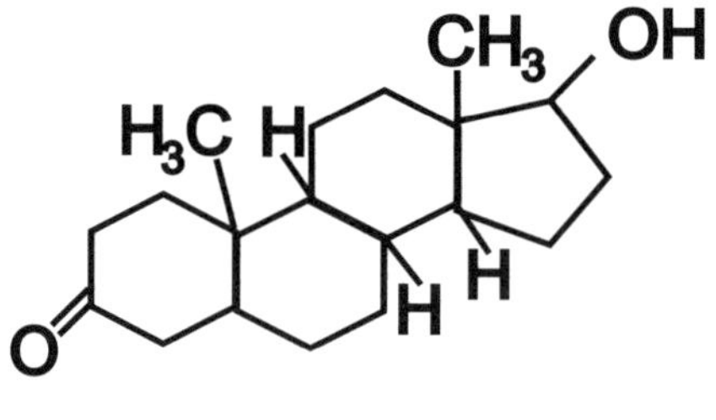

Abb. 58: Chemische Formel von Testosteron

Theophyllin ist ein Medikament (Methylxanthine) aus der Gruppe der → Stimulanzien (wie Coffein). Mittels Inhalation mit Dosier-Aerosolen wird es überwiegend zur Dauertherapie von → Asthma und anderen

Atemwegserkrankungen eingesetzt, kann aber auch als Zäpfchen, Kapsel, Tropfen oder intravenös verabreicht werden. *Somat.*: Erweiterung der Bronchien, Verbesserung der Lungenatmung, Gefäßerweiterung, harntreibend. *Mögl. somat. Nebenwirkg.*: Kopfschmerzen, Gliederzittern, Schlaflosigkeit, beschleunigter bzw. unregelmäßiger Herzschlag, Blutdruckabfall, Übelkeit, Erbrechen, Durchfall, erniedrigter Kalzium- und Kaliumspiegel im Blut. *Mögl. psy. Nebenwirkg.*: Aktivitätssteigernde Wirkung, Unruhe. Bei hoher Dosis: Reizbarkeit, Erregungszustände, Schlafstörungen, Albträume.

THC: → Cannabis.

Thiaminmangel: Thiamin (Vitamin B1) ist ein wasserlösliches Vitamin (z. B. in Fleisch, Hanfsamen, Hefe, Kartoffeln, Löwenzahn, Sesam, Sojabohnen, Sonnenblumenkernen, Vollkorngetreide, weißen Bohnen, Weizenkeimen). Mangel an Vitamin B1 führt zur Beri-Beri-Erkrankung. Siehe auch: → Hypovitaminose, → Vitamin-B-Mangel. *Somat.*: Bei Thiaminmangel: Leistungsminderung, Störungen des Kohlenhydratstoffwechsels (verminderte Energieproduktion), Nerven-, Herz-Kreislauf- und Immunstörungen, Blutarmut (→ Anämie), Ödeme, niedriger Blutdruck, Kurzatmigkeit, Muskelschwund, Kopfschmerzen, Müdigkeit, Sehstörungen. Erheblicher Thiaminmangel kann bei Alkoholikern auftreten (→ Wernicke Enzephalopathie). Überdosierung hat kaum negative Folgen, da überschüssige wasserlösliche Vitamine rasch ausgeschieden werden. *Psy.*: Thiaminmangel führt zu Abgeschlagenheit, Reizbarkeit, Depressionen, Appetitlosigkeit, Konzentrationsschwäche, Gedächtnisstörungen (Korsakow-Syndrom), Verwirrtheitszuständen.

Thyreotoxikose entsteht durch einen Überschuss an Schilddrüsenhormonen. Neben der echten → Hyperthyreose (Überfunktionen der Schilddrüse) kommt es zur Thyreotoxikose insbesondere durch medikamentös zugeführtes Thyroxin, nach übermäßiger Einnahme von Jod oder Absetzen von Thyreostatika (→ Schilddrüsenmedikamente). 20 % der Fälle enden tödlich. *Somat. / Psy.*: Man unterscheidet: 1. Stadium: Psychomotorische Erregung, Agitiertheit, Angst, Überhitzung des Körpers (über 41 °C, Hyperthermie), Herzrasen (Tachykardie), Herzrhythmusstörungen, Durchfall, Flüssigkeitsmangel (→ Dehydration), → Zittern, Muskelschwäche. 2. Stadium: Bewusstseinsstörungen, Desorientiertheit, Halluzinationen, psychotische Symptome, Somnolenz (Schläfrigkeit), Stupor (Unfähigkeit sich zu bewegen). 3. Stadium: Koma, Tod.

Todesnähe-Erfahrungen: → Sterbe-Erlebnisse.

Tollkirsche gehört zu den hochgiftigen Nachtschattengewächsen; die Beeren haben einen hohen → Atropingehalt, das im Gehirn → Azetylcholin hemmt und das Halluzinogen → Hyoscyamin enthält. *Somat.*: Hautrötung, Pulsbeschleunigung, erweiterte Pupillen, Schluck-, Seh- und Gleichgewichtsstörungen, Mundtrockenheit, motorische Unruhe. Bei Überdosis: Herzrhythmusstörungen, Koma, Atemlähmung, Tod.

Psy.: Unruhe, Sprachstörungen, Verwirrung, sehr real wirkende Halluzinationen.

Tollwut ist eine Infektion mit Rabies- bzw. Lyssavirus, die das Zentrale Nervensystem befällt. Ansteckung meist durch Biss oder Belecktwerden von einem tollwütigen Tier (Fuchs, Hund, Katze, selten auch Reh, Marder, Fledermaus, Maulwurf usw.), welches das Virus im Speichel trägt. Befallene Wildtiere fallen durch fehlende Scheu vor Menschen auf. In den Körper eingetretene Viren vermehren sich zunächst lokal an der Eintrittsstelle für ca. drei Tage, dann wandern sie entlang der Nervenbahnen bis zum Gehirn und führen dort zu einer Entzündung. Von dort ausgehend, kann das Virus dann auch in andere Organe streuen (bevorzugt Speicheldrüse und Nieren). Man trennt die „rasende" und die „stumme Tollwut". *Somat.*: Inkubationszeit je nach Biss einige Tage bis drei Monate. (1) Prodromalstadium: Brennen der Wunde, Übelkeit, Erbrechen, Fieber, Kopfschmerzen, Schwindel. (2) Sensorisches Stadium: Bereits verheilte Bissstelle juckt und schmerzt, Parästhesien. (3) Exzitationsstadium: Krämpfe in Schlund, Rachen und Kehlkopf, übermäßiger Speichelfluss, das Schlucken ist durch die Muskelkrämpfe schmerzhaft bzw. unmöglich; dadurch typischer Speichelfluss aus dem Mund. (4) Paralysestadium: Lähmungen. Unbehandelt: Tod durch Ersticken nach 3–4 Tagen. *Psy.*: (1) und (2) leichte Depression, Unruhe und Unwohlsein. (3) Typisches Tollwutstadium mit unkontrollierbarer Erregung, Hydrophobie (Angst vor Wasser), plötzliche Wutanfälle mit Schreien, Schlagen, Beißen, Treten, Angstzuständen, motorischer Unruhe, Geräuschempfindlichkeit, Photophobie. (4) Teilnahmslosigkeit.

Torticollis spasticus: Unwillkürliche Drehbewegungen im Halsbereich aufgrund einer angeborenen oder erworbenen neurologischen Schädigung (cervikale Dystonie). Ursachen z. B.: → Schlaganfall, → Hirntumor, → Schädel-Hirn-Trauma, Schleudertrauma, → Stoffwechselstörung, Medikamenten-Nebenwirkung, aufsteigende Entzündungen aus dem Nasen-Rachen-Bereich. Z. T. entwickelt sich später eine → Chorea oder eine → Hepatozerebrale Degeneration. *Somat.*: Langsame, gequält wirkende, Drehbewegungen von Kopf und Hals mit Schiefstellung, die für Sekunden beibehalten und dann auf die Gegenseite geneigt wird, als ob zwei Kräfte gegeneinander kämpfen. *Psy.*: Emotionale Faktoren verstärken die Bewegungen. Häufig zeigen die Betroffenen gestörte Persönlichkeiten, bei denen unbekannt ist, ob sie eine Folge des Torticollis sind, oder ob es eine gemeinsame Basis gibt. Der „Torticollis mentalis" scheint ausschließlich auf psychischen Ursachen zu beruhen.

Tourette-Syndrom ist eine meist vor dem 18. Lebensjahr beginnende neurologische Erkrankung, benannt nach dem franz. Neurologen George Gilles de la Tourette. Ursachen sind weitgehend unbekannt, vermutlich Hirnschädigung im vorderen Teil des Stirnlappens (frontoorbital). *Somat.*: Anfallsweise, nicht unterdrückbare Bewegungs-Tics (Grimassieren, Blinzeln, Nasenrümpfen, Kopfwerfen), Husten, Grunzen, Springen, Stampfen, Zupfen, Schnüffeln. *Psy.*: Zwanghaftes Aussprechen von Schimpfworten oder aggressiv-beleidigenden Worten, Nachahmen anderer, Nachsprechen (Echolalie), Tiergeräusche, obszöne Gesten. Folge ist meist Stigmatisierung und dadurch reaktive Depressivität und sozialer Rückzug.

Toxoplasmose wird durch den, vorwiegend auf Katzen lebenden, Parasiten Toxoplasma gondii übertragen. Die Infektion verläuft meist unbemerkt, danach besteht in der Regel lebenslange Immunität. *Somat.*: Meist nahezu beschwerdefreier Verlauf. 1–3 Wochen nach Ansteckung kann es zu leichtem Fieber, Abgeschlagenheit, Müdigkeit, Kopf- und Gliederschmerzen und Schwellung der Lymphknoten kommen. Bei immungeschwächten Personen können sich bevorzugt im Gehirn große Entzündungsherde bilden, mit der Folge neurologischer Ausfälle (z.B. Lähmungen, epileptische Anfälle). Je früher in der Schwangerschaft die Infektion auftritt, umso höher das Risiko für Fehlgeburten oder schwere Missbildungen des Kindes (insbesondere Gehirn, Herz, Augen). *Psy.*: Bei Personen mit Immunschwäche kommt es durch den Befall des Gehirns zu Wesensveränderung und → neuropsycholog. Störungen. Bei Infektionen in der Frühschwangerschaft entsteht bei dem Kind oft schwere geistige Behinderung. Im letzten Schwangerschaftsabschnitt meist nur geringe Intelligenzmängel; häufige Spätfolgen, wie Entwicklungsverzögerungen, Aufmerksamkeitsstörungen und Verlangsamung.

Tranquilizer (Anxiolytika, Ataraktika, → Sedativa) ist ein Sammelbegriff für alle Medikamente, die eine beruhigende (sedierende), angstlösende (anxiolytische) und müde machende Wirkung haben. Hierzu gehören: → Benzodiazepine, sedierende (niederpotente) → Neuroleptika, sedierende → Antidepressiva (Amitriptylin-Typ), → Antiepileptika, → Beta-Blocker, → Histamin, → Hypnotika (Schlafmittel), Barbiturate (älteres Schlafmittel, heute nur noch als Injektionsnarkotika), → Narkotika (in niedriger Dosierung, z.B. Chloroform) und pflanzliche Beruhigungsmittel (z.B. Baldrian, Melisse, Hopfen, Passionsblume, Kava, Johanniskraut). Hauptanwendungsgebiete sind Nervosität, Stressauswirkungen, Prüfungsängste, Angststörungen, Phobien, Panikanfälle, erregte Formen der Depression, Belastungsstörungen, Agitiertheit, Aggressivität, psychosomatische Erkrankungen, Schlafprobleme, Prämedikation vor Operationen, z.T. auch gegen Epilepsie und gegen Schmerzen. Alkohol verstärkt die Wirkung der meisten Tranquilizer. Einige (insbesondere Benzodiazepine) sind suchterregend und bewirken bei Absetzen → Entzugssyndrome. Verkehrstauglichkeit ist oft nicht gegeben. Näheres siehe unter den genannten Medikamenten.

Transidentität (Transsexualität, Transgender, *gender identity disorder*) beschreibt Personen, die das Gefühl haben, in einen Körper mit dem falschen Geschlecht hineingeboren worden zu sein. Die mentale Geschlechtsidentität passt nicht zum körperlichen Aussehen. Angestrebt wird die operative Angleichung der Geschlechtsorgane an die Selbstwahrnehmung. *Somat.*: Vermutlich fehlerhafte hormonelle Prägung des Gehirns in einer frühen Phase der fötalen / kindlichen Entwicklung auf eine Geschlechtsidentität, die dem Chromosomensatz nicht entspricht. *Psy.*: Unzufriedenheit mit der sozialen Rolle als Mann / Frau, sexuelle Probleme, Identitätskrisen, da viele Betroffene jahrzehntelang mit sich ringen, ob sie eine operative Geschlechtsumwandlung durchführen sollen. Sekundär häufig Depressionen.

Transitorische ischämische Attacke (TIA) ist eine vorübergehende Minderdurchblutung des Gehirns mit der Folge kognitiver Ausfälle. Die Dauer kann zwischen wenigen Minuten bis zu 24 Std. betragen. Fließender Übergang zu kleinen Schlaganfällen (*minor stroke*). Ursachen sind Blutdruckabfall (Hypotonie), Verengung oder kurzfristige Verschlüsse (Embolie, Territorialinfarkt) der hirnversorgenden Gefäße. *Somat. / Psy.*: Symptome wie bei cerebraler → Ischämie bzw. → Schlaganfall, aber leichter, kürzer und vorübergehend. Meist völlige Wiederherstellung.

Traveler's Amnesia: Mitunter berichteten Flugreisende, die große Entfernungen zurückgelegt haben, dass sie am Zielort nicht mehr wussten, wie sie dort hingekommen seien. Ursache ist vermutlich Reisestress und die Einnahme von → Benzodiazepinen als Schlafmittel, um den Körper an die Zeitumstellung anzupassen. Beides wirkt sich negativ auf Gedächtnisfunktionen aus.

Trisomie-21: s. → Down-Syndrom.

Trypanosomen sind bewegliche Einzeller, die sich mit einer Geißel fortbewegen. Sie leben überwiegend in Körperflüssigkeiten (Blut, Liquor). Die Übertragung auf den Menschen geschieht meist durch stechende Insekten. Die bekannteste Erkrankung ist die afrikanische Schlafkrankheit. *Somat.*: Nach Einstich zunächst Schwellung (Trypanosomenschanker); ca. 2 Wochen später haben die Erreger Blut- und Lymphbahn besiedelt und verursachen eine Lymphknotenschwellung mit periodischen Fieberanfällen. Sobald sie die Blut-Hirnschranke überwunden haben, kommt es zur Hirnhautentzündung. *Psy.*: → Hirnhautentzündung.

Tuberkulose (Tbc, Schwindsucht) ist eine durch Tröpfchen übertragene Infektionskrankheit; Erreger sind Mykobakterien, die mehrere Stunden außerhalb des menschlichen Körpers überleben können. Nachdem Tuberkulose in Westeuropa lange keine Rolle mehr spielte, gibt es inzwischen eine Zunahme durch resistente Bakterienstämme. *Somat.*: Je nach Art der Infektion entstehen in Lunge, Haut oder Darm kleine knötchenförmige Entzündungen (Primärkomplexe), die kaum oder nur leichte grippeähnliche Beschwerden verursachen. Bei gesundem Immunsystem bleibt dies das einzige Symptom. Wenn sich die Bakterien über die Blutbahn verbreiten, schwellen die Lymphknoten an, es kommt zu Entzündungen, z.B. von Lunge, Rippenfell, Herzbeutel, Hirnhäuten und anderen inneren Organen. Zum Teil werden diese Herde abgekapselt, dort überleben die Bakterien jahrelang. Sobald das Immunsystem geschwächt ist, kommt es zur ansteckenden, offenen Tuberkulose. Bei der „galoppierenden Schwindsucht" schreitet der körperliche Verfall rasch voran. Im Fall der Miliartuberkulose bilden sich unzählige kleine Krankheitsherde in vielen Organen, und es kommt schnell zum lebensbedrohlichen Zustand. Symptome des Frühstadiums sind Nachtschweiß, ständiges Hüsteln ohne größere Mengen an Auswurf, atemabhängige Schmerzen. Im Spätstadium hustet der Patient Blut. *Psy.*: Typische Symptome einer → Infektionserkrankung mit zunehmender Abgeschlagenheit, → neuropsycholog. Störungen, sozialer Rückzug. Bei Befall des Gehirns siehe → Hirnhautentzündung.

Tumorschmerz: → Krebserkrankungen.

U

Übergewicht: → Adipositas.

Übertraining: → Sport ist gesund, aber ein Übermaß kann gesundheitliche Störungen erzeugen. U.a. entstehen freie Radikale, ein aggressives Stoffwechselprodukt des eingeatmeten Sauerstoffs. Hier fehlt ein Elektron, das nun anderen Molekülen im Körper entzogen wird, dabei können Proteine, Zellmembran oder Erbsubstanz geschädigt werden. Normalerweise fangen Antioxidantien (Radikalefänger, z.B. in Obst) freie Radikale ab. Bei extremer körperlicher Belastung werden freie Radikale aber angehäuft, es kommt innerhalb der Zelle zu oxidativem Stress, dies beschleunigt die Zellalterung und erhöht das Krebsrisiko. Darüber hinaus belastet Übertraining Herz, Muskeln und Gelenke zu stark, es kann zu Entzündungen kommen und vorzeitigem Verschleiß. *Somat.*: Muskelschmerzen u. -krämpfe, psychovegetative Störungen, Schlaflosigkeit, Verschlechterung des Immunsystems, Mangelerscheinungen, wenn nicht für ausreichende Zufuhr von Flüssigkeit, energiereicher Ernährung und Mineralien (Kalzium, Magnesium etc.) gesorgt wird. *Psy.*: Erschöpfungssyndrom mit Leistungsunfähigkeit, Libidoverlust, depressionsähnliche Symptome (insbes. wenn Sport d. wichtigste Lebensinhalt ist).

Umweltschadstoffe können entweder das ZNS direkt vergiften oder aber Organe schädigen (→ Leberfunktionsstörungen, → Lungenerkrankungen, → Nierenfunktionsstörungen) und dann sekundär schädigend auf das Zentrale Nervensystem wirken. Das Ausmaß gesundheitlicher Störungen ist abhängig von der Höhe der Dosis, sowie der Dauer und Häufigkeit des Kontakts. Neben akuter, hochdosierter Vergiftung ist häufiger die schleichende Schädigung durch niedrige Dosen, die besonders bei erhöhter individueller Empfindlichkeit oder bei zusätzlichen gesundheitsrelevanten Belastungsfaktoren zum Tragen kommt. Giftige Substanzklassen: (1) Metalle (z.B. Aluminium, Arsen, Blei, Cadmium, Quecksilber, Vanadium). (2) Lösungsmittel u. verwandte Chemikalien (z.B. Chloromethan, Formaldehyd, Polychlorierte Biphenyle, Trichlor-Ethylene, Vinylbenzene). (3) Nahrungsmittel und Nahrungsmittel-Zusatzstoffe (z.B. Farb- u. Konservierungsstoffe, Oxidationsprodukte durch Überhitzung von Nahrung). (4) Natürliche Tier- und Pflanzengifte (z.B. Tetrodotoxin, → Alkaloide, Terpene, Muskarin). (5) → Pestizide/Insektizide (z.B. Organophosphate, Carbamate, Dioxin=Agent Orange). *Somat.*: Müdigkeit, Zittern, Störungen d. Bewegungskoordination (Ataxie) und der Feinmotorik, vegetative u. neurologische Störungen, Impotenz, Schwindel, Kopfschmerzen, Übelkeit, → Enzephalopathie, Stupor, Koma, Tod. *Psy.*: Leistungsminderung, → neuropsycholog. Störungen, emotionale Veränderungen (je nach Substanz: Nervosität, Reizbarkeit, Agitiertheit oder Depressivität, Apathie), Verhaltensstörungen, z.T. Halluzinationen, psychotisch-wahnhaftes Erleben, Libidoverlust, Verwirrtheit. Bei Dauerkontakt kann es zu Persönlichkeitsveränderungen und Entwicklung einer Demenz kommen (siehe auch: → Vergiftung). Wenn Schwangere oder kleine Kinder Giftstoffen ausgesetzt sind: Geistige Behinderung u. Entwicklungsverzögerung des Kindes.

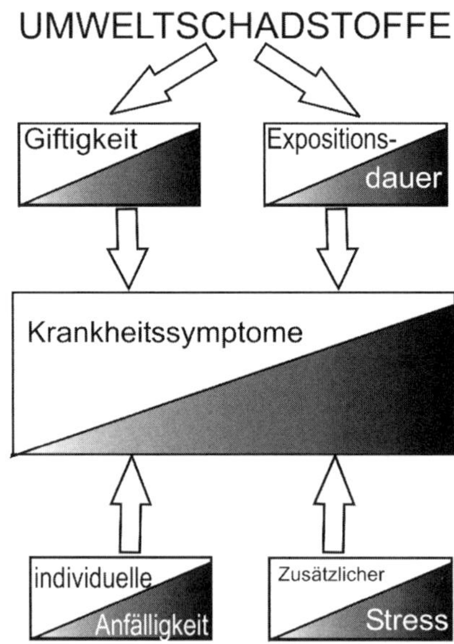

Abb. 59: Wirkung von Umweltschadstoffen

Untergewicht: → Hungern.

Urämische (nephrogene) Enzephalopathie ist eine diffuse Funktionsstörung des ZNS infolge einer → Nierenfunktionsstörung. Ursache ist ein Anstieg giftiger Substanzen, die normalerweise über die Nieren ausgeschieden werden, was u.a. zur → Elektrolytentgleisung führt (insbes. → Hyperkalzämie). Hierdurch kommt es zu diffusen Nervenschädigungen und ZNS-Funktionsstörungen. *Somat.*: Bei allgemeiner Nierenschwäche langsam ansteigende, bei akutem Nierenversagen abrupt auftretende, Symptomatik: Ödeme (Wassereinlagerung im Gewebe, insbes. Hirnödem), Kopfschmerzen, Schlafstörungen, Zittern, Muskelzuckungen (Myoklonien), Übelkeit, Erbrechen, Blutdruckkrisen, Untergang von Nervenzellen, neurologische Ausfälle, Lähmungserscheinungen, epileptische Anfälle, Koma, Tod. *Psy.*: Unruhe, Stimmungsschwankungen, zunehmende → neuropsycholog. Störungen, Bewusstseinstrübung. Z.T. hirnorganisch bedingte Psychosen mit Wahn und Halluzinationen. Unbehandelt in der Endphase Verwirrung, demenzähnlicher Zustand. Siehe auch: → Dialyse-Enzaphalopathie.

Urbach-Wiethe-Syndrom (Lipoproteinose) ist eine selten vorkommende Erkrankung mit Haut- sowie Schleimhautveränderungen (z.B. Heiserkeit) und selektiven Verkalkungen und Funktionsausfall der → Amygdala (Teils des limbischen Systems). Die Betroffenen haben Einschränkungen im Gefühls-, Sozialverhalten sowie Gedächtnisstörungen. Sie können die emotionale Bedeutung von Gesichtsausdrücken nicht erschließen. Auch können sie der Emotion Angst keine Bedeutung zuordnen. Sie können weder beschreiben, wie ein ängstliches Gesicht aussieht, noch verspüren sie selbst Angst. Die Beeinträchtigung hat starke Auswirkungen auf das soziale Leben.

V

Vaskuläre Demenz: → Multiinfarkt-Demenz.

Vaskulitis: Entzündung von Blutgefäßen. Die Blutgefäße schwellen an, und es kommt zur Minderversorgung der Zielorgane (z.B. Magen-Darm, Leber, Niere, Lunge, ZNS). Die Folgen hängen von Größe und Anzahl betroffener Gefäße ab. *Somat./Psy.*: Die Symptome ähneln einer → Arteriosklerose bzw. einem → Herzinfarkt, → Schlaganfall, → Leberfunktionsstörung, → Lungenerkrankung, und/oder → Nierenfunktionsstörung.

Vasopressin (antidiuretisches → Hormon, ADH) ist ein Peptidhormon. Es wird im Hypothalamus produziert, im Hypophysenhinterlappen gespeichert, direkt in die Blutbahn abgegeben und wirkt dann auf das autonome Nervensystem, in der Körperperipherie, aber auch direkt im Gehirn selbst. In der Hypophyse regt Vasopressin die Ausschüttung von Corticotropin an. Vasopressin stimuliert die → Amygdala, während Oxytocin (→ Hormone) diese hemmt; das bestimmt u.a. die individuelle emotionale Reaktion auf Stress. *Somat.*: Gefäßverengende, blutdrucksteigernde Wirkung, Entstehung von Durst u. Steuerung der Flüssigkeitsausscheidung in den Nieren durch Zurückhaltung von Wasser (Antidiurese). Bei Vasopressinmangel kommt es zu starkem Wasserverlust, bei Vasopressinüberschuss (z. B. hormonproduzierender Tumor) zur verminderten Wasserausscheidung mit Ödembildung und Symptomen einer → Nierenfunktionsstörung. Alkohol hemmt die Vasopressinausschüttung, Folge ist eine vermehrte Wasserausscheidung, dadurch Flüssigkeitsmangel, späterer „Nachdurst" und Kopfschmerzen durch → Dehydration. *Psy.*: Stress und Angst führen zu einer Vasopressinfreisetzung. Das Hormon gilt als Regulator für Angstverhalten. Bei Frauen fördert es das mütterliche Fürsorgeverhalten (ängstliche Sorge um den Nachwuchs).

Vegetatives Nervensystem: → psychovegetative Störungen.

Vergiftungen können das Zentrale Nervensystem schädigen. Giftige Substanzen sind z. B.: Pestizide (Pflanzenschutzmittel), Lösungsmittel und andere chem. Stoffe (z. B. Nitroverdünnung, Nagellackentferner), Frostschutzsubstanzen, Reinigungsmittel, giftige Tiere (Schlangen, Skorpion) und Pflanzen (z. B. Fingerhut, → Tollkirsche, Schierling, → Engelstrompete oder → Stechapfel), Drogen (z. B. → Alkohol, → Nikotin), Medikamente (z. B. Herz-Kreislaufmedikamente, Schlafmittel). *Somat.*: Je nach Art und Aufnahme (eingeatmet, getrunken/gegessen), der Höhe der Dosis, der Dauer des Kontakts und dem Allgemeinzustand des Betroffenen sind die Symptome unterschiedlich. Akute Vergiftung: Brechreiz, Durchfall, Fieber, (Schleim-)Hautreizung (besonders am Aufnahmeort), Husten, Kopfschmerzen, Krämpfe, Bewegungsstörungen, allergieähnliche Reaktionen, → Nierenfunktionsstörungen, Pulsrasen, Schwindel, Sehstörungen, Zittern, Kreislaufkollaps, Atemlähmung, unter Umständen Koma und Tod. Bei chronischen Vergiftungen mit geringen Dosen zeigt sich eher häufiges Auftreten von: Mattigkeit, rascher Erschöpfbarkeit, Kopfschmerzen, Schwindel, Appetitlosigkeit, Magen-Darm-Problemen, Übelkeit, Schlafstörungen, untypische Nerven- und Gelenkschmerzen, Hautausschläge, Haarausfall. *Psy.*: Bei akuter Vergiftung je nach aufgenommenem Gift meist Bewusstseinsstörungen, Benommenheit bis Narkotisierung, z. T. aber auch Rauschzustände u. Euphorie (→ Schnüffelstoffe, → Poppers), Erregtheit, Reizbarkeit oder z. T. psychotische Episoden mit Wahn und Halluzinationen, Derealisations- und Depersonalisationsphänomene. Bei langfristig chronischer Vergiftung zunehmende → neuropsycholog. Störungen, Persönlichkeitsveränderung, Antriebsmangel, z. T. dementielle Entwicklung. Bei Vergiftung Schwangerer und kleiner Kinder u. U. geistige Behinderung und Entwicklungsverzögerungen. Siehe auch: → Umweltschadstoffe.

Vertebralis-Basiliarinsuffizienz (Vertebrobasiliäre Insuffizienz) ist eine Minderdurchblutung der hinteren Hirnarterien. Die beiden an der Wirbelsäule hochsteigenden Arteria vertebralis vereinigen sich beim Eintritt in den Schädel zur Arteria basiliaris, die sich dann in zwei Arteria cerebri posterior aufteilt. Bei den meisten Menschen verlaufen diese Arterien mehrfach abgeknickt, was sie störanfällig machen. Eine vorgeschädigte Arteria vertebralis führt leicht zur Mangeldurchblutung im hinteren Drittel des Gehirns und stellt einen Risikofaktor für Schlaganfall dar. *Somat.*: Häufige Kopfschmerzen im hinteren Beeich, Schwindel, Gleichgewichtsstörungen, Sehstörungen (→ Gesichtsfeldausfälle), z.T. Nackenschmerzen. *Psy.*: Wahrnehmungsstörungen, Benommenheit, reaktive Angstgefühle durch die körperl. Symptomatik.

Vertigo: → Schwindelgefühle.

Viagra ((Sildenafil) ist ein sog. Phosphodiesterase-5-Hemmer. Das Enzym PDE-5 befindet sich u.a. in der glatten Muskulatur von Lunge und Gefäßen des Schwellkörpers des Penis. Wenn diese Gefäße erschlaffen, kommt es zu einem höheren Bluteinstrom und damit zur Erektion. *Mögl. somat. Nebenwirkg.*: Gesichtsrötung, Kopfschmerzen, Schwindel, Sehstörungen, schmerzhafte Dauer-Erektionen, Zittern. *Mögl. psy. Nebenwirkg.*: Psychische Erregungszustände.

Virustatika sind Medikamente gegen Virus-Infektionen; sie greifen in die Vermehrung der Viren ein. Das bekannteste ist → Amantadin gegen Grippe, aber auch andere Virustatika (z.B. Reverse Transkriptase Inhibitoren) haben psychische Nebenwirkungen. *Mögl. somat. Nebenwirkg.*: Hautausschlag, Übelkeit, Fieber, Kopfschmerzen, Schwindel, Schlaflosigkeit, veränderte Leberwerte, Schwächegefühl. *Mögl. psy. Nebenwirkg.*: Benommenheit, Müdigkeit, Konzentrationsstörungen.

Vitamine: → Hypervitaminose und → Hypovitaminose, → Vitamin-B-Mangel.

Vitamin-B-Mangel: Mangel an Thiamin (Vitamin B1), Riboflavin (Vitamin B2), Pyridoxal (Vitamin B6), Cobalamin (Vitamin B12) und → Folsäure führt zur Blutarmut (→ Anämie). Ursachen sind zu geringe Vitamin-Bestandteile der Nahrung, Alkoholismus, mangelhafte Aufnahme im Darm oder Stoffwechselstörungen mit gestörter Weiterverarbeitung. *Somat./Psy.*: → Anämie. Siehe auch: → Hypovitaminose, → Megaloblastic Madness, → Niacin, → Perniziöse Anämie, → Thiaminmangel, → Wernicke-Enzephalopathie.

Vorhofflimmern ist eine Herzrhythmusstörung, bei der die Vorhöfe nur noch ungeordnet flimmern. Das Herz hat keine Pumpleistung mehr, was es mit einer noch schnelleren Schlagfrequenz auszugleichen versucht. Der Puls ist schnell, unregelmäßig (arrhythmisch) und schlecht tastbar. Folge ist mangelnde Versorgung der Organe mit Blut. *Somat.*: (Herz-)Schmerzen hinter dem Brustbein, Schwindel, Atemnot, Bewusstlosigkeit, Gefahr d. Schädigung des Gehirns durch mangelnde Blutversorgung. *Psy.*: Im Anfall: Todesangst. Bei häufigem Vorhofflimmern reaktive depressive Reaktionen.

W

Wahrnehmungsstörungen ist ein unklar definierter Begriff, früher z.T. mit Minimale cerebrale Dysfunktion (MCD) gleichgesetzt; Überlappungen mit dem → Aufmerksamkeits-Defizit-Hyperaktivitäts-Syndrom (ADHS) und den → Teilleistungsstörungen. Ursachen sind leichte Fehlfunktionen eines Wahrnehmungssystems, etwa geringfügige Fehlsichtigkeit (z.B. → Winkelfehlsichtigkeit), leichte Farberkennungs- oder Hörschwächen usw., bzw. Störungen der Verarbeitung solcher Wahrnehmungen auf einer höheren Ebene des Gehirns. Die geringfügigen Defizite führen aber zu Schulleistungsproblemen (z.B. Legasthenie). *Somat.*: Z.T. grob- und feinmotorisch ungeschickt wirkende Kinder. *Psy.*: Schnelles Gefühl der Reizüberflutung mit ängstlichen, depressiven oder aggressiven Reaktionen, rasche Überlastung mit Rückzug aus der Aufgabenstellung, verminderte Diskriminationsfähigkeit im Bereich des gestörten Wahrnehmungssystems, mangelndes Zusammenfügen von Informationen mehrerer Sinnessysteme.

Wasserkopf: → Hydrocephalus, → Normdruck-Hydrocephalus.

Wassermangel: → Dehydration.

Wechseljahre (Klimakterium) ist die Übergangszeit vom reproduktionsfähigen Alter der Frau zur hormonellen Ruhe der Eierstöcke. Sie setzen bei der Frau im Alter zwischen etwa 40–55 J. ein. In der ersten Phase kommt es zu einem Progesteronmangel, weil der Eisprung immer öfter ausfällt. Da sich Progesteron und Östrogen normalerweise die Waage halten, leiden die Frauen zunächst an den Symptomen eines → Östrogendominanzsyndroms. Ein Östrogenmangel wird erst in den späteren Stadien der Wechseljahre zum Problem. *Somat.*: Zyklusstörungen bis zum Aussetzen der Menstruationsblutung (Menopause), Anfälle von Herzrasen, Hitzewallungen, Schweißausbrüche, Schwindel, vaginale Trockenheit, vermehrte Scheidenentzündungen, Schlafstörungen, Risiko für Knochenschwund (Osteoporose), Gelenkentzündungen, Arteriosklerose. *Psy.*: Stimmungsschwankungen (Angst, Depression, Reizbarkeit, z.T. Panikanfälle). Siehe auch: Klimakterium virile unter: → Midlife-Crisis.

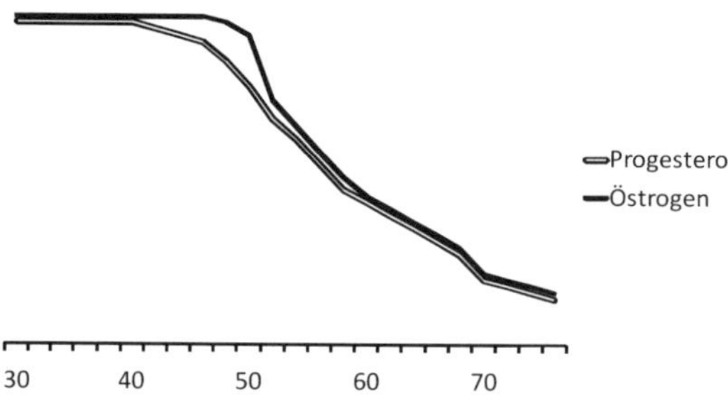

Abb. 60: Absinken der Hormone Progesteron und Östrogen in den Wechseljahren

Wehenhemmer sind Medikamente, die vorzeitige Wehen verhindern (Tokolyse). Dabei handelt es sich um ß2-Sympathomimetika, wie z. B. Fenoterol und Terbutalin. Sie entspannen die glatte Muskulatur des Uterus. *Mögl. somat. Nebenwirkg.*: Herzrasen, Kopfschmerzen, Übelkeit, Blutdruckentgleisungen, Blutzuckeranstieg, feinschlägiger Tremor. *Mögl. psy. Nebenwirkg.*: Unruhe, Nervosität, Angststörungen.

Wernicke-Enzephalopathie ist eine Erkrankung des Zentralnervensystems (ZNS), die meist auf → Thiaminmangel (→ Vitamin-B-Mangel, → Hypovitaminose) infolge von chronischem Alkoholismus beruht. Es kommt zum Absterben von Nervenzellen in Hirnbereichen, die hohen Thiaminbedarf haben, z. B. Thalamus und die für die Gedächtnisbildung wesentlichen Mammillarkörper. *Somat.*: Reflex-, Gang-, Augenmuskel- und vegetative Störungen (geringer Blutdruck u. Körpertemperatur, übermäßiges Schwitzen, Verdauungsbeschwerden), Augenzittern, Polyneuropathie (vielfache Nervenschädigung). *Psy.*: → Hirnorganisches Psychosyndrom, → neuropsycholog. Störungen, intellektueller Abbau, z. T. Bewusstseinsstörungen, Desorientiertheit, psychotische Episoden mit Wahn und Halluzination.

Wetterschwankungen (Wetterfühligkeit, Meteorotropie, Biotropie, *atmosphere related syndrome*): Die meisten meteorologischen Parameter (z. B. Temperatur, Luftfeuchtigkeit, Luftdruck, elektromagnetische Strahlung, und Umweltbelastungen der Luft) beeinflussen den Menschen auch in geschlossenen Räumen. Wetterumschwünge (z. B. durch niederfrequente Luftdruckschwankungen und *sferics* = elektromagnet. atmosphärische Impulsstrahlung) haben größeren Einfluss als längerfristig stabile Hitze oder Kälte. Allerdings bestehen komplexe Wechselwirkungen zwischen den meteorologischen Einflussgrößen, die überdies nur individuelle Auswirkungen haben (z. B. in Abhängigkeit von Alter, Gesundheitszustand, Geschlecht, Anpassungsfähigkeit, Wohnlage). Wettereinflüsse verursachen Erkrankungen nicht direkt, sondern verstärken oder vermindern bereits vorhandene Vorerkrankungen. Die gravierendsten, metereotrophischen Einflüsse findet man in geographischen Bereichen mit der stärksten Wetteränderung. Derzeit hat man Biowetterklassen definiert, z. B.: 1 = Hochdruckgebiet, 2 = warmluftadvektive Tiefvorderseite, 3 = Tiefdruckzentrum, 4 = kaltluftadvektive Tiefrückseite, 5 = indifferentes Wetter, Wetterberuhigung. Klasse 1 stellt meist die günstige Wetterlage dar (abgesehen von großer Hitze im Hochsommer bzw. nasskaltem Nebel im Winter). Insbesondere die Wetterklassen 2 und 4 zeigen die höchste Zunahme von Befindlichkeitsstörungen. Die Ursachen sind nur z. T. geklärt. Hohe Windgeschwindigkeiten führen zum Aufwirbeln von Teilchen, die dann inhaliert werden und Atemprobleme verstärken. Windstilles Wetter kann in Tälern den Luftaustausch verhindern, so dass die Schadstoff-Belastung immer höher wird. Extrem trockene Luft kann zur Austrocknung der

Atemwege beitragen. Plötzliche Kälte führt zum Zusammenziehen der Bronchien und Blutgefäße (Blutdruckerhöhung) mit Risiko für Herzinfarkt und Schlaganfall. Extreme Hitze führt bei mangelnder Flüssigkeitszufuhr zur → Dehydration und → Elektrolytentgleisung. Nächtliche Hitze führt zu Schlafstörungen und Leistungsminderung. Bei Depressionen ist über den Melatoninstoffwechsel (→ Hormone) bekannt, dass wenig Tageslicht in der dunklen Jahreszeit die Symptomatik verstärken kann (*seasonal affective disorder*, *winterblues*). *Somat.*: Meist eher unspezifische Störungen des Allgemeinbefindens (z.B. Erschöpfung, Schlafstörungen) bzw. Verstärkung von vorhandenen Grunderkrankungen, wie z.B. Kopfschmerzen, Migräne, Herz-Kreislaufbeschwerden, Schwindel, Atembeschwerden, Asthma, Rheuma, Arthritis usw. Erhöhtes Risiko für Herzinfarkt, Schlaganfall. *Psy.*: Allgemeine Abgeschlagenheit, verminderte Konzentration (besonders Daueraufmerksamkeit), Lern- und Denkstörungen, Stimmungsschwankungen (Reizbarkeit, Nervosität, Depressionen), sozialer Rückzug, erhöhte Unfallgefahr. Siehe auch: → Temperatur.

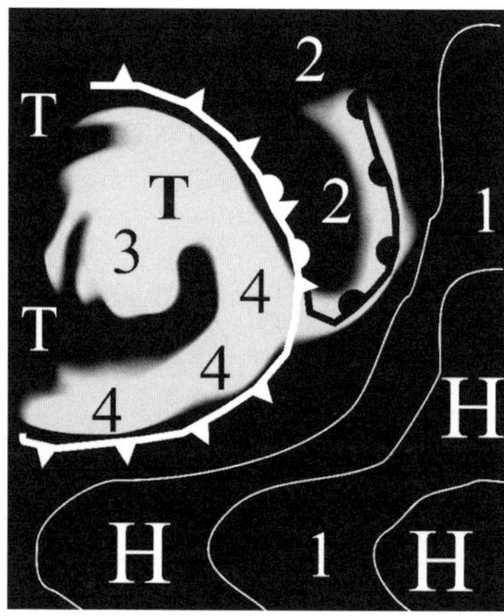

Abb. 61: Wetterschwankungen

Williams-Beuren-Syndrom (Williams-Syndrom, Fanconi-Schlesiner-Syndrom, idiopathische Hyperkalzämie, *elfin-face-syndrome*) ist eine angeborene Störung mit Stückverlust des 7. Chromosoms. *Somat.*: Frühe Wachstumsverzögerungen, Trink- bzw. Essprobleme (Verweigern fester Nahrung), häufige Infektionen, Hör- und Schlafstörungen, hoher Kalziumspiegel (→ Hyperkalzämie), meist kleiner Kopf und verkleinertes Gehirn (Mikrozephalus), auffällige Gesichtsform (Elfen- oder Koboldgesicht, *funny face*) mit breiter Stirn, kugeliger Nase mit nach vorne gerichteten Nasenlöchern, Pausbäckchen, kleines Kinn, volle

Lippen, weit auseinanderstehende „Mäusezähne", meist offenstehender Mund, schmaler Brustkorb mit hängenden Schultern, Minderwuchs, häufige Herz- und Nierenfehlbildungen. *Psy.*: Z.T. kognitive Behinderungen unterschiedlichen Ausmaßes in Teilbereichen, Konzentrationsprobleme, eingeschränktes räuml. Vorstellungsvermögen, hohe Geräuschempfindlichkeit. Andererseits häufig intensives Musik- u. Rhythmikgefühl, gutes Lese- u. Sprachvermögen, meist kontaktbereit und sprachgewandt, dadurch aber leicht Überschätzung der Gesamtintelligenz. Stimmungslage insgesamt freundlich-fröhlich, z.T. aber auch ängstlich oder distanzlos.

Winkelfehlsichtigkeit (Heterophorie): verstecktes (latentes) Schielen, das sich nur mit speziellen optometrischen Untersuchungsverfahren feststellen lässt. Es kommt zur minimalen Abweichung der Sehachsen, deren Ausgleich von dem Betroffenen aber ständige Anspannung verlangt. *Somat.*: Häufige Kopfschmerzen, Schwindel, Augenbrennen, Verschwommensehen, Nackensteifheit, schnelle Ermüdbarkeit. *Psy.*: Konzentrationsschwäche, mangelnde Belastbarkeit, Schulleistungsprobleme. Siehe auch: → Asthenopie, → Wahrnehmungsstörungen.

Winterblues: → Wetterschwankungen.

Wochenbettdepression: Nach der → Entbindung kommt es zu Hormonschwankungen; → Progesteron und → Östrogen, die in der Schwangerschaft einen hohen Spiegel hatten, sinken plötzlich ab und führen bei 50–70 % der Mütter zur emotionalen Labilität (→ *Baby Blues*). Parallele psychosoziale Probleme (ungewollte Schwangerschaft, Beziehungsprobleme, alleinstehende Mütter, Rückzug aus Ausbildung / Beruf, fehlende Unterstützung) können die Symptomatik verstärken. Bei ca. 10 % der Gebärenden kommt es zur ausgeprägten Wochenbettdepression. Erhöhtes Risiko haben Erstgebärende und Frauen mit früheren psychischen Störungen. *Somat.*: Körperl. Symptome ähnlich den → Wechseljahren, Appetitverlust, Kopfschmerzen, Herzbeschwerden, Engegefühl beim Atmen, Schlafstörungen usw. *Psy.*: Alle Schweregrade einer Depression mit Weinen, Grübeln, Hoffnungslosigkeit, innerer Leere, Interesse- und Antriebslosigkeit, Konzentrations- u. Denkstörungen, Schwierigkeiten, Entscheidungen zu fällen, oft gepaart mit Symptomen einer Angststörung. Mitunter Schuldgefühle, da die Mutter glaubt, keine Liebe zum Säugling empfinden zu können. Z.T. Zwangsgedanken, etwa Vorstellungen, das Kind unbeabsichtigt zu töten. Siehe auch: → Wochenbettpsychose.

Wochenbettpsychosen Neben dem → Baby Blues (Stimmungslabilität der Mutter nach der Geburt) und der → Wochenbettdepression kommt es bei 1–2 von 1.000 Geburten zur Wochenbettpsychose, die mit der Hormonumstellung alleine nicht mehr erklärbar ist. Überwiegend handelt es sich um psychotische Depressionen, z.T. auch schizo-affektive Psychosen, selten manische und schizomanische Störungen. *Somat.*:

Unterschiedliche Symptomatik, abhängig von der Art der Psychose, z. B. Gefühl der Körper sei wie versteinert oder nicht der eigene, z. T. katatone Bewegungsstörungen, bei manischen Zuständen auch Übererregung, Unfähigkeit zu schlafen, Appetitverlust. *Psy.*: Meist Depressionen, massive Hoffnungslosigkeit, wahnhaftes Denken, Schuldgefühle, das Kind nicht richtig versorgen zu können bzw. keine Muttergefühle zu spüren. Bei der schizo-depressiven Form auch Beeinträchtigungs- oder Verfolgungswahn (z. B. Überzeugung, das Kind sei vertauscht oder vom Teufel gezeugt worden). Risiko eines erweiterten Suizides (Mittötung des Kindes). Mitunter belastende Halluzinationen (Hören befehlender oder kommentierender Stimmen), Ich-Störungen, Gefühle, dass Gedanken und Bewegungen von außen gelenkt werden. Weiteres → Psychose.

Wolff-Parkinson-White-Syndrom ist eine krankhafte Herzrhythmusstörung durch eine überzählige Nervenbahn im Herzen (quasi Kurzschluss zwischen rechtem Vorhof und rechter Kammer oder zwischen linkem Vorhof und linker Kammer unter Umgehung des AV-Knotens). Somit kann es durch das sog. Kent-Bündel (akzessorische Leitungsbahn) zu einer verfrühten Kammeraktivierung kommen. Diese meist angeborene Anomalie kann schon im Kindesalter oder auch erst im Erwachsenenalter symptomatisch werden. *Somat.*: Plötzlich einsetzendes Herzrasen (Puls >180 / Min.), Schwindel, z. T. Luftmangel u. Bewusstlosigkeit, extrem selten plötzlicher Herztod durch Kammerflimmern. Der Anfall endet so plötzlich, wie er gekommen ist. Bestimmte Stimuli fördern das Auftreten (z. B. Pressen, Luftanhalten, kaltes Wasser). *Psy.*: Die Symptomatik wird häufig als Angst- oder Panikstörung fehlgedeutet.

XYZ

Zittern (Tremor) ist definiert als ungewollte, rhythmisch-oszillierende Bewegung an Finger, Hand, Kopf, Kiefer, am ganzen Körper, aber auch die Stimme kann einem Tremor unterliegen. Aus physiologischer Sicht zittert jeder Mensch etwas, dies begünstigt sogar Bewegungsabläufe. Der krankhafte Tremor dagegen stört bei Handlungen. Man unterscheidet z. B. Ruhetremor und Aktionstremor (Haltetremor, Bewegungstremor, Intentionstremor, Pillendreher-Tremor, Geldscheinzählen-Tremor). *Somat.*: Ursachen sind: Temperaturveränderungen (Kälte, → Fieber, Schüttelfrost), → Kreislaufdysregulation und Muskelermüdung (→ Übertraining); Erkrankungen des ZNS (z. B. → Chorea Huntington, → Hepatozerebrale Degeneration, → Hirntumore, → Multiple Sklerose, → Parkinson, → Schädel-Hirntrauma, → Schlaganfall); Erkrankungen der peripheren Nerven (z. B. entzündliche Neuropathie, Guillain-Barré-Syndrom, spinale Muskelatrophie); Stoffwechsel-Erkrankungen

(z. B. → Blutzucker-Störungen, → Elektrolytentgleisungen, → Hyperthyreose, → Leber- u. → Nierenfunktionsstörungen, Vitamin-B12-Mangel); → Vergiftungen (z. B. Arsen, Blei, DDT, Dioxin, → Kohlenmonoxid, Lindan, Phosphor, → Quecksilber); Medikamente (z. B. → Amphetamine, Antiarrhythmika, → Antidepressiva, Bronchodilatoren, → Dopaminergika, → Coffein, → Lithium, → Neuroleptika, → Progesteron, → Schilddrüsenhormone, → Sympathomimetika, → Stimulanzien, Steroide, → Zytostatika, Immunsuppressiva) und Drogen bzw. Drogenentzug (z. B. → Alkohol, → Kokain, → Nikotin). *Psy.*: Auch psychische Ursachen (Stress, Angst, Verliebtsein und andere starke Emotionen) führen zum Zittern. Typisch ist, dass dieses Zittern bei Stress und Richtung der Aufmerksamkeit auf das Zittern zunimmt (stressinduzierte Amplituden-Zunahme des Tremors).

Zöliakie (Sprue) ist eine Autoimmunerkrankung, die auf einer Gluten-Unverträglichkeit beruht. Gluten kommt in Weizen, Roggen, Hafer, Gerste, Dinkel und Grünkern vor (nicht dagegen in Reis, Hirse, Mais, Buchweizen). Bei Zöliakie produziert das Immunsystem Antikörper; es kommt zu Entzündungen und Rückbildung der Darmschleimhaut. Hierdurch können Nährstoffe nicht in ausreichendem Maß aufgenommen werden. Erste Symptome zeigen sich bei Kleinkindern nach Umstellung von Milch auf normale Ernährung; die Erkrankung wird aber oft erst sehr spät richtig diagnostiziert. Zöliakie kann auch im Erwachsenenalter erstmals auftreten, die Krankheitssymptome sind dann meist weniger stark ausgeprägt. *Somat.*: Unbehandelt (ohne glutenfreie Diät): Bauchschmerzen, häufiges Erbrechen, fettglänzende Durchfälle, aufgetriebener Bauch, Blähungen, Mangelerscheinungen, Muskelschwäche, Gewichtsabnahme, ständige Müdigkeit, Leistungsversagen, Blässe, Appetitlosigkeit, bei Kindern Minderwuchs. *Psy.*: Unbehandelt kommt es durch die Mangelernährung zu Konzentrations- u. Leistungsschwächen, Entwicklungsverzögerungen, Stimmungslabilität.

Zytomegalie wird durch das Humane-Zytomegalie-Virus oder Humane-Herpes-Virus-5 ausgelöst. Dieses Virus wird durch Körperflüssigkeiten (z. B. Speichel, Blut) übertragen und bleibt nach einer Infektion lebenslang im menschlichen Körper. *Somat.*: Erstinfektion oft unbemerkt mit geringen Krankheitssymptomen. Nach 2–6 Wochen Symptome ähnlich einer milden Grippe (Fieber, Lymphknotenschwellung, Kopf- und Gliederschmerzen); z. T. auch Lungenentzündung, Blutarmut (Anämie), Vaskulitis (Entzündung von Blutgefäßen), Netzhaut- oder Darmentzündung. Bei Infektion während der Schwangerschaft kann es zu Fehlbildungen des Kindes kommen, u. a. Hörstörungen, Blindheit, Missbildungen von Skelett, Muskeln und inneren Organen, Mikrozephalus (zu kleines Gehirn), intrazerebrale Verkalkungsherde. Bis zu 30 % der Kinder sterben noch während der Schwangerschaft, die Überlebenden weisen Spätfolgen auf. Auch Infektionen von Neugeborenen über die

Muttermilch sind möglich, Folge können sein: Vergrößerungen von Milz und Leber und frühkindliche Hirnschäden. *Psy.*: Bei Infektion während der Schwangerschaft kann es zu Entwicklungsverzögerungen u. zur geistigen Behinderung des Kindes kommen.

Zytostatika sind Medikamente, die hemmend auf → Krebserkrankungen wirken. Zytostatika schädigen alle Zellen, die gerade im Begriff sind, sich zu teilen. Dies hat erhebliche Nebenwirkungen insbesondere auf alle normalen Zellen, die einen schnellen Zellzyklus haben (z. B. Haare, Haut, Schleimhaut, Blut, Immunsystem). *Mögl. somat. Nebenwirkg.*: Übelkeit, Erbrechen, Haarausfall, Schädigungen der Blutbildung (→ Anämie), Müdigkeit, Abgeschlagenheit, Schwäche, Kopfschmerzen, Schleimhautentzündungen, Fieber, erhöhte Infektanfälligkeit. Bei hoher Dosierung sind Schäden innerer Organe möglich (Leber, Nieren, ggf. auch Herz und Lunge). Zytostatika sind Zellgifte und beinhalten das Risiko, langfristig selbst Krebs auszulösen. *Mögl. psy. Nebenwirkg.*: Chemotherapie stellt für den Betroffenen immer eine Belastung dar, bei der es zu reaktiven Angststörungen, Depressionen und posttraumatischem Belastungssyndrom kommen kann. Bei einer → Anämie (Blutarmut) → neuropsycholog. Störungen. Bei hoher Dosierung kann es zu ZNS-Schäden kommen.

Literatur

Birbaumer, N. & Schmidt, R. F. (1996) Biologische Psychologie. Springer-Verlag.

Härter, M., Baumeister, H. & Bengel, J. (2006) Psychische Störungen bei körperlichen Erkrankungen. Springer Verlag.

Helmchen, H., Henn, F., Lauter, H. & Sartorius, N (1999) Psychische Störungen bei somatischen Krankheiten. Springer Verlag.

Joas, A. (1999) Blutwerte. Südwest-Verlag.

Kaschka, W. P., Kretzschmar, R. & Jandl, M. (2009) Psychopharmaka kompakt. Schattauer-Verlag.

Köhler, T. (2006) Medizin für Psychotherapeuten. DGVT-Verlag.

– (2005) Biologische Grundlagen psychischer Störungen. Hogrefe-Verlag.

– (2003) Medizin für Psychologen und Psychotherapeuten. Schattauer-Verlag.

Kunze, K. (1992) Lehrbuch der Neurologie. Thieme-Verlag.

Lewin, L. (2000) Phantastica – Über die berauschenden, betäubenden und erregenden Genußmittel. Parkland-Verlag.

Möller, H.-J., Laux, G. & Deister, A. (2001) Psychiatrie und Psychotherapie. Thieme-Verlag.

–, Müller, W. E. & Volz, H.-P. (2000) Psychopharmakotherapie. Kohlhammer-Verlag.

Saß, H., Wittchen, H.-U. & Zaudig, M. (2003) Diagnostisches und statistisches Manual psychischer Störungen DSM-IV-TR. Hogrefe-Verlag.

Schiepek, G. (2004) Neurobiologie der Psychotherapie. Schattauer-Verlag.

Spinas, G. A. & Fischli, S. (2001) Endokrinologie und Stoffwechsel. Thieme-Verlag.

Anhang: Tabellen Normwerte

Blutbild

Albumine (Plasmaeiweiß)	55–65 %
Alpha-1-Globuline (Plasmaprotein)	2–6 %
Alpha-2-Globuline (Plasmaprotein)	6–12 %
Basophile (Unterart weißer Blutkörperchen)	0–2 %
Beta-Globuline (Plasmaprotein)	8–15 %
Blutsenkungsgeschw. 1 Std.	Mann 3–8 mm, Frau 5–18 mm
Blutsenkungsgeschw. 2 Std.	Mann 6–10 mm, Frau 5–20 mm
Eosinophile (Unterart weißer Blut-körperchen)	0–6 %
Erythrozyten (rote Blutkörperchen)	3,5–5,9 Mio/ml
Gamma-Globuline (Entzündungsprotein)	11–20 %
Hämatokrit (Zellen im Blut)	33–49 %
Hämoglobin (roter Blutfarbstoff)	12–17 g/dl
Leukozyten (weiße Blutkörperchen, Immunabwehr)	4.000–10.000/ml
Lymphozyten (Unterart weißer Blutkörperchen)	15–30 %
Monozyten (Unterart weißer Blutkörperchen)	1–12 %
Segmentkernige Neutrophile (Neutrophile = Unterart weißer Blutkörperchen)	30–80 %
Stabkernige Neutrophile	0–5 %
Thrombozyten (Blutplättchen, Blutgerinnung)	140.000–345.000/ml

Blutgase

pH	7,37–7,43 (Säure-Base-Haushalt)
pCO_2	32–45 mmHg (Kohlendioxid)
pO_2	65–100 mmHg (Sauerstoff-Partialdruck)
SO_2	90–96 % (Sauerstoff-Sättigung)
HCO_2	22–26 mmol/l

Blutfette

Cholesterin (gesamt)	unter 24 mg/dl
LDL-Cholesterin	unter 160 mg/dl
HDL-Cholesterin	über 60 mg/dl
Triglyzeride	unter 200 mg/dl

Blutzucker (nüchtern)

Serum/Plasma	70–115 mg/dl (kritisch bis 140, über 140 Diabetes)

Elektrolyte

Chlorid	97–108 mmol/l
Kalium	3,6–5,0 mmol/l
Kalzium	2,2–2,6 mmol/l
Magnesium	0,64–1,05 mmol/l
Natrium	135–145 mmol/l
Phosphat	0,84–1,45 mmol/l

Herzwerte
(erhöhte Werte treten nach Herzinfarkt auf)

Gesamt CK (Kreatininkinase)	unter 80 U/l
CK-MB	unter 10 U/l
GOT (Glutamin-Oxalazetat-Transaminase)	unter 15 U/l
LDH (Laktathydrogenase)	80–240 U/l
Myoglobin	Männer unter 55, Frauen unter 35 mg/ml
Troponin T	unter 0,2 mg/l
Troponin I	unter 0,1 mg/l

Hormone

Aldosteron	2–15 mg/dl
DHEA (Sex.-Hormon)	Männer 5–31 nmol/l, Frauen 3,5–28 nmol/l
Follikelstim. Hormon	Männer 1,2–10,1 U/l, Frauen* 2–20 U/l
Humanes Choriogonadotropin (HCG)	unter 5 U/l, Schwangersch.: 19–1.500 U/l
Cortisol (morgens)	5–25 mg/dl
Luteinisierendes Hormon	Männer 0,8–8,3 U/l, Frauen* 2–20 U/l
Östradiol	Männer unter 40 pg/ml, Frauen* 30–400 pg/ml
Östriol	Frauen 1,5–20,3 pg/ml (Schwangerschaft)
Progesteron	Frauen* 0,1–12 ng/ml
Teststosteron	Männer 3–10 mg/l, Frauen 0,06–0,9 mg/l
T4 (Thyroxin)	5–12 mg/dl
T3 (Trijodthyronin)	50–200 ng/dl
TSG (thyreotropes Hormon)	0,3–3 Mikro-U/ml

(* = zyklusabhängig)

Immunglobuline

IgG	7–16 g/l
IgA	0,7–4,0 g/l
IgM	0,4–2,3 g/l
IgE	12–240 mg/l

Leberwerte

CHE (Cholinesterase)	2500–8500 U/l
Gesamt-Bilirubin	unter 1,1 mg/dl
Direktes Bilirubin	unter 0,6 mg/dl
GOT (Glutamin-Oxalazetat-Transaminase)	unter 15 U/l
GPT (Glutamat-Pyruvat-Transferase)	unter 22 U/l
Gamma-GT (Gamma-Glutamyl-Transferase)	Männer unter 28, Frauen unter 18 U/l
AP (alkalische Phosphatase)	10–190 U/l

Nierenwerte

Harnsäure	2,5–7,0 mg/dl
Harnstoff	12–50 mg/dl
Kreatinin	0,5–1,1 mg/dl
Kreatinin-Clearance	über 95 ml/min

Spurenelemente

Ferritin	Frauen 15–20 Männer 20–500 mg/dl
Serumeisen	45–160 mg/dl
Transferritinsättigung	15–45%

Abkürzungen:
dl = Deziliter, g = Gramm, mg = Mikrogramm, ml = Milliliter, mm = Millimeter, mmHG = mm Quecksilbersäule (Druck), mmol = Millimol, ng = Nanogramm, pg = Picogramm, U = Units, U/l = (Enzymaktivität).

Bildnachweis

Abb. 4: Allergietestung: Claudia Hautumm (pixelio.de);
Abb. 19: Digitalis: Ursula Dreiucker (pixelio.de);
Abb. 22: Engelstrompete: Hans-Jörg Kubbe (pixelio.de);
Abb. 24: Fliegenpilz: Peter Sommerfeld (pixelio.de);
Abb. 29: Herzinfarkt + Hirnorg. bed. psy. Störungen: CorelDraw Clipart;
Abb. 30: Hirnhautentzündung (Zecke): Karl-Heinz Klein (pixelio.de);
Abb. 33: Hormone: modifiziertes CorelDraw Clipart;
Abb. 37: Johanniskraut: JPW Peters (pixelio.de);
Abb. 39: Lungenerkrankung + Magen-Darm-Erkrankung: Uta Herbert;
Abb. 55: Stechapfel: Peter Röhl (pixelio.de).

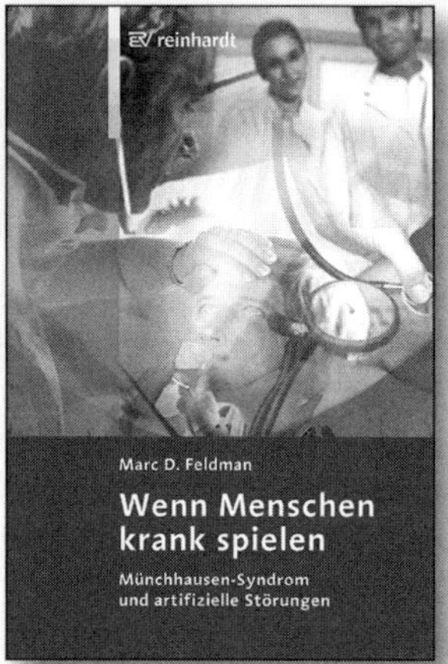
reinhardt
Marc D. Feldman
Wenn Menschen krank spielen
Münchhausen-Syndrom und artifizielle Störungen

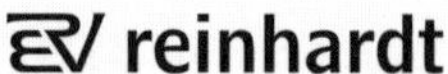
reinhardt